SUZY COHEN

Schlank und schön trotz HASHIMOTO

SUZY COHEN

Schlank und schön trotz HASHIMOTO

WIE SIE IHRE SCHILDDRÜSEN-GESUNDHEIT OPTIMIEREN

mvgverlag

Bibliografische Information der Deutschen Nationalbibliothek:
Die Deutsche Nationalbibliothek verzeichnet diese Publikation in der Deutschen Nationalbibliografie; detaillierte bibliografische Daten sind im Internet über http://d-nb.de abrufbar.

Für Fragen und Anregungen:
info@mvg-verlag.de

1. überarbeitete Auflage 2017
Dieses Buch ist 2015 unter dem Titel *Schön, schlank und gesund. Wie Sie trotz Hashimoto und anderer Schilddrüsenerkrankungen ein ausgeglichenes und beschwerdefreies Leben führen können* erschienen.

Nymphenburger Straße 86
D-80636 München
Tel.: 089 651285-0
Fax: 089 652096

Die englische Originalausgabe erschien 2014 bei Dear Pharmacist Inc. unter dem Titel *Thyroid Healthy*.

Übersetzung: Elisabeth Liebl
Redaktion: Petra Holzmann
Umschlaggestaltung: Isabella Dorsch
Umschlagabbildung: Shutterstock.com/illustratioz
Satz: Daniel Förster, Belgern
Druck: GGP Media GmbH, Pößneck
Printed in Germany

ISBN Print: 978-3-86882-879-5
ISBN E-Book (PDF): 978-3-96121-131-9
ISBN E-Book (EPUB, Mobi): 978-3-96121-132-6

Weitere Informationen zum Verlag finden Sie unter

www.mvg-verlag.de

Beachten Sie auch unsere weiteren Verlage unter www.m-vg.de

Ein guter Rat

Was Sie in meinem Buch lesen, kann den Rat Ihres Arztes nicht ersetzen. Sie sollten nicht versuchen, Ihre gesundheitlichen Probleme mithilfe dieses Buches selbst zu diagnostizieren, zu behandeln und zu heilen. Bitte besprechen Sie alle Veränderungen Ihres Lebensstils, die Ihre Gesundheit beeinflussen – vor allem die Dosierung Ihrer Medikamente – zuvor mit Ihrem Arzt. Die hier vorgeschlagenen Nährstoffe (sowie ihre Dosierung, sofern angegeben) sind als Empfehlung gedacht und nicht für jedermann geeignet. Jede Schilddrüsenstörung ist eine ernsthafte, komplexe Erkrankung, die sofortige ärztliche Behandlung erfordert. Folgen Sie Ihren Instinkten, aber hören Sie auch auf den Rat Ihres Arztes. Für Ihre Gesundheit und alle damit zusammenhängenden Entscheidungen tragen Sie selbst die Verantwortung. Dieses Buch soll Sie nur informieren. Außerdem rate ich Ihnen, bei jeder Störung den Rat mehrerer Ärzte einzuholen.

Für meine guten Freunde Richard
und Jean Nickoloff und all die Menschen weltweit,
die unserem Land gedient und ihm von Herzen
gern gegeben haben.

Inhalt

Vorwort

Von Dr. David Brownstein
Autor von *Overcoming Thyroid Disorders*

Suzy Cohens Buch *Schlank und schön trotz Hashimoto* sollte Pflichtlektüre für alle sein. Schilddrüsenerkrankungen haben sich in unserer Zeit zur Epidemie entwickelt. Und doch wissen viele Ärzte immer noch nicht, was genau sie eigentlich untersuchen müssen, um festzustellen, ob ihre Patienten an einer Schilddrüsenstörung leiden oder nicht. Immer häufiger ist dann die Eigenverantwortung des Patienten selbst gefordert, sich einen guten Arzt zu suchen, der ihn in seiner Bemühung um eine normale Schilddrüsenfunktion unterstützt. Eben hier kommt Suzy Cohens Buch ins Spiel. Sie vermittelt alle Informationen, die man braucht, um die Funktion einer Schilddrüse zu optimieren.

Die Schilddrüse produziert die Schilddrüsenhormone, die rund um die Uhr den Stoffwechsel jeder Zelle im Körper regeln. Winzige Veränderungen der Hormonmengen haben eine große Auswirkung auf die Zellen und damit auch auf unser Wohlbefinden. In den letzten 40 Jahren haben Ärzte den Zustand der Schilddrüse nur getestet, indem sie den Wert des Thyreotropin (TSH), des schilddrüsenstimulierenden Hormons, im Blutkreislauf gemessen haben. Suzy Cohen erklärt, warum der TSH-Test nicht unbedingt die beste Methode ist, um Schilddrüsenprobleme zu erkennen, und warum auch andere Laborwerte wie der T4- und T3-Wert sowie der der Schilddrüsen-Antikörper herangezogen werden sollten. Außerdem wird dargestellt, warum die basale Körpertemperatur überprüft werden sollte, wenn ein Patient Schilddrüsenprobleme hat. Das Buch erklärt unmissverständlich, weshalb der TSH-Test allein nicht ausreicht und welche Werte Sie zusätzlich kontrollieren lassen müssen, um die Funktion Ihrer Schilddrüse korrekt einschätzen zu können.

Suzy Cohen ist Apothekerin. In ihrem Buch *Vorsicht Nährstoffräuber!* beschreibt sie, wie Medikamente den Körper um Vitamine und Nährstoffe bringen können. Davon ist natürlich auch die Schilddrüse betroffen.

Auch unsere Nahrungsmittel selbst weisen mittlerweile einen fast besorgniserregenden Mangel an Vitalstoffen auf. Kunstdünger und Pestizide haben die Böden zahlloser wichtiger Spurenelemente beraubt. Ich habe in meiner Laufbahn als Arzt die Nährstoffversorgung zahlloser Patienten geprüft und festgestellt, dass fast jeder Patient den einen oder anderen Mangel aufwies. Ebendieses Ungleichgewicht in der Vitalstoffversorgung beeinträchtigt die Schilddrüse. Es auszugleichen, schafft häufig auch die Grundlage, damit diese wichtige Drüse unseres Körpers einwandfrei funktionieren kann. Suzy Cohen stellt dies so klar und einleuchtend dar, dass Sie Ihre Nährstoffversorgung selbst in die Hand nehmen können.

Eine der Hauptfunktionen der Schilddrüse ist die Regulierung des Körpergewichts. Was das Körpergewicht betrifft, kann man in den USA heutzutage schon von einer Fettsucht-Epidemie sprechen. Fast zwei Drittel der Amerikaner sind übergewichtig, die Hälfte davon steht an der Grenze zur Fettsucht. Das hat schwerwiegende Folgen. Die Betroffenen leiden an Diabetes, erhöhtem Blutdruck und anderen chronischen Erkrankungen. Doch warum gibt es so viele Übergewichtige? Suzy Cohen ist der Ansicht, dass man diese Epidemie erst in den Griff bekommen kann, wenn es möglich ist, die Schilddrüsenunterfunktion korrekt zu diagnostizieren und zu behandeln.

Die USA sind die reichste Nation der Erde, und die Amerikaner bezahlen für ihre gesundheitliche Versorgung mehr als in jedem anderen Land auf der Welt. Und doch leiden sie so häufig unter Übergewicht und chronischen Krankheiten. Ich persönlich bin davon überzeugt, dass die Gründe hierfür in Nährstoffmangel, Schadstoffen und hormonellen Schwankungen zu suchen sind. Dieses Buch wurde geschrieben, um diesem traurigen Trend entgegenzuwirken. Es wird Sie informieren und Ihnen helfen, Entscheidungen zu treffen, die Ihrer Gesundheit zuträglich sind. Meiner Meinung nach sollte jeder Medizinstudent dieses Buch lesen. Immer wenn Suzy Cohen ein Buch veröffentlicht, lerne ich etwas Neues dazu. Ihnen wird in diesem Buch beigebracht, wie Sie Ihre Schilddrüsenfunktion verbessern können.

Dr. David Brownstein
Autor mehrerer Bestseller, unter anderem: *Overcoming Thyroid Disorders, The Miracle of B12 and Iodine: Why You Need It, Why You Can't Live Without It*

Einführung

Wir alle versuchen, jeden Augenblick unseres Lebens so gut wie möglich auszukosten und uns in unserer Haut wohlzufühlen. Jeder hat im Leben so seine Herausforderungen zu meistern. Die Gesundheit steht dabei an erster Stelle. Wenn Sie nicht gesund sind, ist alles andere von untergeordneter Bedeutung. Aus diesem Grund will ich Ihnen helfen! Ich möchte fast wetten, dass auch Sie schon einmal zu Ihrem Arzt gesagt haben: »Ich bin müde, deprimiert und wiege mehr als je zuvor.« Und vermutlich hat Ihr Arzt darauf wie die meisten Ärzte geantwortet: »Essen Sie weniger und treiben Sie mehr Sport!« Ich zumindest habe schon mit solchen Medizinern zu tun gehabt, und genau aus diesem Grund habe ich dieses Buch geschrieben.

Jede Gewebeart in Ihrem Körper benötigt Schilddrüsenhormone, um bestimmte Aufgaben zu erledigen. Hier liegen die Ursachen, weshalb Sie ständig müde sind und frieren, warum Ihre Freundin mit der Schilddrüsenunterfunktion einfach nicht von ihrem Gewicht runterkommt und die ganze Zeit deprimiert ist. Ja, ich weiß, auch Ihre Kollegin leidet unter Schilddrüsenunterfunktion und sie hat ganz verschiedene Symptome!

Ich bin Mutter, und jetzt, da dieses Buch gerade fertig ist, in mittleren Jahren. Ich habe im Leben schon einiges mitgemacht. Beruflich bin ich seit 25 Jahren als Apothekerin und Gesundheitsberaterin mit dem Spezialgebiet Naturheilkunde tätig. Gelernt habe ich allerdings die klassische, mit allopathischen Medikamenten arbeitende Schulmedizin. Außerdem bin ich Beraterin für Functional Medicine, die sich mit den funktionellen Zusammenhängen der körperlichen Systeme beschäftigt. Diese Tätigkeit übe ich seit mehr als 15 Jahren aus.

Wenn Sie Gewicht verlieren, schön sein und ein erfülltes Leben führen möchten, müssen Sie einige Schlüsselhormone des menschlichen Körpers im Auge behalten. Dazu gehören vor allem die Schilddrüsenhormone. Ich weiß das, weil ich selbst mit einem niedrigen Schilddrüsenhormonspiegel zu kämpfen hatte. Als Pharmazeutin kann ich Ihnen versichern, dass sich in puncto Diagnose und Behandlung von Schilddrüsenerkrankungen in den letzten Jahrzehnten kaum etwas bewegt hat. Das Resultat davon ist, dass Sie immer noch – völlig unnötig – leiden.

Wussten Sie, dass Schilddrüsenhormone auf jede Zelle Ihres Körpers wirken? Die meisten Menschen denken, Schilddrüsenhormone hätten nur etwas mit der Schilddrüse zu tun, die vorne unten am Hals sitzt. Doch in Wahrheit verursacht eine Unterfunktion so gravierende Symptome, dass es schon fast lächerlich ist, wenn Ihr Arzt *nicht* die richtige Diagnose stellt. Die häufigsten Symptome haben Bezug zu unserem Stoffwechsel und unserer Stimmungslage: Der Zeiger auf der Waage schnellt nach oben, und Ihre Stimmung geht in den Keller. Das nächste klare Symptom ist Müdigkeit. Sie werden leicht müde, und ohne erkennbaren Grund geht Ihnen schneller als gewohnt die Kraft aus. Oder Sie frieren viel. Und Sie können nicht mit Stress umgehen. Sie fühlen sich wenig attraktiv und weinen schnell. Ihr Körper reagiert nicht mehr so wie früher, und das liegt nicht daran, dass Sie älter werden! Schilddrüsenerkrankungen treffen schon Leute um die zwanzig. Es handelt sich also nicht um Alterserscheinungen!

Ihre Schilddrüse ist buchstäblich für Ihr Leben verantwortlich. Sehen Sie sich die Fotos auf der nächsten Seite an. Entweder Sie sehen aus wie die Frau links oder wie die rechts. Der Vergleich dieser Bilder soll klar zeigen, wie wichtig Schilddrüsenhormone für die Gesundheit sind. Beides sind Bilder von mir: Auf dem Foto links bin ich zehn Jahre jünger als auf dem Foto rechts, das erst vor wenigen Monaten aufgenommen wurde. Meine Schilddrüsenfunktion verbessert zu haben, hat meinen Körper um 15 Pfund leichter gemacht. Ich war nie besonders schwer, doch bei einer Körpergröße von 1,59 Meter sind 15 Pfund eine ganze Menge. Mein Gewicht betrug zuerst 125 Pfund, dann 110. Welchen Unterschied das macht, sehen Sie selbst.

Heute habe ich viel mehr Energie als zu der Zeit, als das linke Foto aufgenommen wurde. Ich schlafe gut und fühle mich für eine Frau von fast 50 Jahren super. Ich bin aktiv, mache Yoga und tanze Zumba. Und wenn Sie mich besuchen kommen, können wir gerne in meinem heimatlichen Colorado wandern gehen. Früher konnte ich nie länger Sport treiben. Ich hatte dunkle Ringe unter den Augen und musste mich täglich mehrmals hinlegen. Das ging einige Jahre so. Damals lebte ich noch in Florida. Ich kann mich noch erinnern, dass ich 2007 einem Arzt erzählte, dass ich dauernd so müde sei. Ich hatte meinen Satz noch gar nicht zu Ende gesprochen, da stellte er mir schon ein Rezept für ein Antidepressivum aus. Nur war ich gar nicht depressiv. Ich war müde, obwohl ich mehr als neun Stunden täglich schlief. Würden Sie mich kennen, wüssten Sie auch, dass ich eigentlich eine recht unkomplizierte Person bin und viel lache. Daran hat sich bis zum heutigen Tag nichts geändert. Um ehrlich zu sein: Damals arbeitete ich halbtags in einer Apotheke, schrieb mein erstes Buch und kümmerte mich um meine Kinder. Ich war ziemlich ausgepumpt, was meine Energiereserven anging, aber die Art Müdigkeit, unter der ich litt, fühlte sich irgendwie nicht normal an und war schwer zu beschreiben. Ich glaube, Sie wissen schon, was ich meine. Ich fühlte mich schwer, schnell ausgelaugt, kurzatmig und beim Zumba wurde mir manchmal schwindlig. Ich konnte mich eigentlich immer gut konzentrieren, aber damals hatte ich auch damit Schwierigkeiten, was ich höchst eigenartig fand.

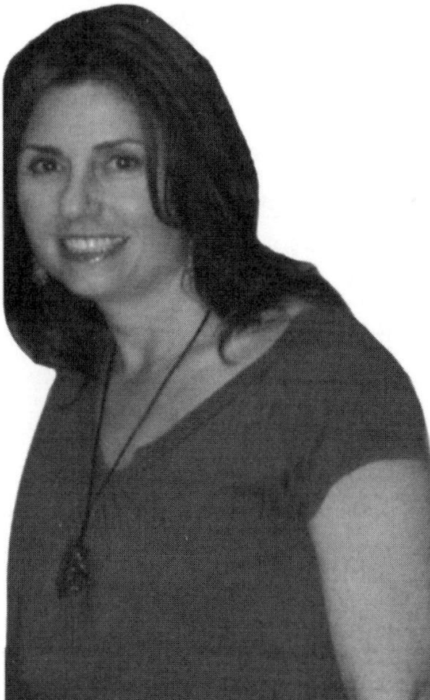

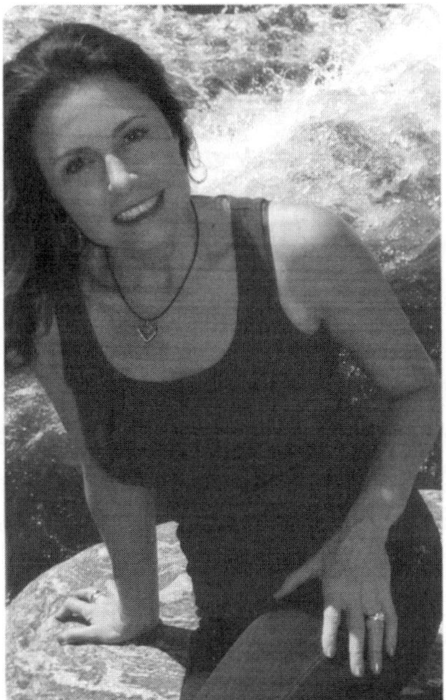

Wie auch immer, der Arzt erkannte die Ursache für meine ständige bleierne Müdigkeit nicht und verschrieb mir stattdessen ein Psychopharmakon. Mir war klar, dass ich das nicht brauchte, und fühlte mich sehr allein und verängstigt. »Soll mein Leben künftig so ausschauen?«, fragte ich mich. »Ist das alles, was es an Medikamenten gibt?« Gleichzeitig wurde ich Zeugin, wie der Gesundheitszustand meines Mannes schlechter wurde. Obwohl er Rat bei verschiedenen Ärzten suchte, wurde er immer kränker. Er hatte damals Lyme-Borreliose, eine Infektionskrankheit, doch wussten wir das zu jener Zeit noch nicht. Die Antibiotika, die er bekam, schädigten sein Nervensystem dauerhaft. (Wir werden uns später noch mit der Wirkung von Antibiotika beschäftigen.) Jedenfalls war das damals eine schrecklich belastende Situation! Ich fing an, ernsthaft über mein weiteres Leben und die Frage nachzudenken, wie ich mir und meinem Mann helfen konnte. Dabei schwor ich mir eines: Sollte ich etwas finden, was uns beide wieder auf die Beine bringen konnte, würde ich mich dafür erkenntlich zeigen. Das Ergebnis dieses Bemühens halten Sie hier in Händen.

Langer Rede kurzer Sinn: Ich begab mich zu einem anderen Arzt, der dann meinen Ferritinwert bestimmen ließ. Der Ferritinwert sagt aus, wie es um die Eisenspeicher des Körpers steht. Meiner war erschreckend niedrig. Er lag bei 8, dabei sollte er zwischen 70 und 90 liegen. Meine Eisenmangelanämie beeinflusste meine Schilddrüsenhormone und verursachte diese abnorme Müdigkeit. Aha! Das war schon ein interessantes Ergebnis, denn die Standardtests für Eisen und Schilddrüsenhormone fielen »normal« aus. All dies beeinflusste auch meine Nebennierenhormone. Einige waren schlicht nicht mehr messbar. Das bedeutet: Sie lagen nahe null. (Eisen und Schilddrüsenhormone sind sozusagen Kumpels. Mehr darüber erfahren Sie in Kapitel 14: Eisenmangel und chronische Müdigkeit.)

Doch es gibt noch mehr aus meinem Leben zu berichten. Mein Mann Sam bekam Schilddrüsenprobleme aufgrund der Antibiotika, die er hatte einnehmen müssen. Wir kamen dahinter, weil ihm ständig kalt war. Gut, jetzt leben wir im kalten Colorado, aber damals wohnten wir in Florida, wo meistens Temperaturen über 30 Grad Celsius herrschen! Wenn wir miteinander ausgingen, stiegen wir ins Auto, und er saß dort erst einige Minuten in der brütenden Hitze, bevor wir das Fahrzeug anließen und damit auch die Lüftung einschalteten. Er meinte, er fühle sich im aufgeheizten Auto am wohlsten. (Ich schnappte nach Luft, ich persönlich hasse nämlich Hitze.) Ich saß ruhig und gelassen da, solange ich es eben durchhielt, aber früher oder später bellte ich ihn doch an: »Jetzt lass endlich den verdammten Wagen an!«

Bei einer Routineuntersuchung beim Arzt erfuhren wir, dass seine Körpertemperatur um drei Uhr nachmittags bei 34,8 Grad Celsius lag! Wir nahmen weitere Messungen vor und fanden heraus, dass sie zwischen 34,7 und 35,6 Grad Celsius schwankte. Normalerweise liegt die Körpertemperatur eines Erwachsenen bei 37 Grad Celsius. Kein Wunder also, dass er sich gerne in die Autosauna zurückzog! Jetzt, da wir in Colorado leben, haben wir uns eine richtige Sauna zugelegt. Darin kann er sich nach Herzenslust aufhalten, statt mich im Auto durchkochen zu lassen.

Sie können sich vielleicht vorstellen, dass Sams aberwitzig niedrige Temperatur alle seine Körperfunktionen beeinträchtigte. Die Schilddrüse ist für die Regulierung der Körpertemperatur und für die Empfindung von kalt und warm zuständig. Das ist nicht unbedingt etwas Neues. Wenn Sie auf einschlägigen Webseiten zu diesem Thema recherchieren, finden Sie tonnenweise wissenschaftliche Artikel dazu. Ich habe auf *Pubmed.com* recherchiert und aus den dort publizierten wissenschaftlichen Aufsätzen und den ihnen zugrunde liegenden klinischen Versuchen Tipps zusammengestellt, die Ihr Leben verändern werden.

Einige der Aufsätze, die ich in diesem Buch zitiere, sind nicht neu. Sie fragen sich jetzt vielleicht, warum ich so alte Daten verwende. Die bessere Frage würde allerdings lauten: »Wenn diese Informationen schon so lange vorliegen, warum habe ich bis jetzt nicht davon gehört?« Traurigerweise braucht die Mainstream-Medizin offenkundig 20 bis 30 Jahre, bis sie ihre wissenschaftlichen Erkenntnisse praktisch verwertet. Außerdem herrscht ein gewisser Glaubenskrieg in der Frage, mit welchen Laborergebnissen eine Schilddrüsenerkrankung am besten diagnostiziert werden kann. Leider werden viele medizinische Fakten zum Politikum, weil Ärzte ständig davon ausgehen, dass das, was sie damals an der Uni gelernt haben, heute immer noch absolut richtig ist. Sie streiten untereinander, und wir müssen währenddessen weiterleiden.

Das typische Szenario sieht so aus: Der Arzt hat eine Überprüfung Ihrer Schilddrüsenwerte angeordnet. Die Resultate sind da, alles ist im Bereich des Normalen. Der Arzt erklärt Ihnen: »Alles in Ordnung. Es geht Ihnen gut.« Sie wissen natürlich, dass das nicht stimmt! Und Sie sollten auch nicht Dr. Google konsultieren müssen, um herauszufinden, ob Sie eine Schilddrüsenunterfunktion haben, wenn Sie eigentlich einen Arzt dafür bezahlen. Ein Ziel meines Buches ist, Ihnen Informationen an die Hand zu geben, und wenn ich kann, werde ich Ihnen auch einfache Lösungen aufzeigen. Doch ich werde Ihnen nicht einzureden versuchen, dass ein Detox-Cocktail oder ein Drei-Tages-Programm Sie von Ihren jahrelangen Problemen befreien wird. Sie werden von mir keine leeren Versprechungen hören. Stattdessen verspreche ich Ihnen Hoffnung – und werde Ihnen alle Informationen zur Diagnose und Behandlung von Schilddrüsenkrankheiten liefern, sodass Sie selbst herausfinden können, wie es gesundheitlich um Sie steht. Denn keine zwei Menschen sind gleich, daher können sie auch nicht gleich behandelt werden. Jeder von uns ist einzigartig – und unsere Reaktion auf Medikamente und Nahrungsergänzungsmittel ist das auch.

Welche Blutwerte man für eine Diagnose heranzieht, ist von entscheidender Bedeutung. Hätte man bei mir die richtigen Tests gemacht, wäre es mir innerhalb weniger Monate besser gegangen. So aber musste ich mich jahrelang durch den Tag schleppen. Dass man Schilddrüsenunterfunktion haben kann, ohne dass dies bei Bluttests festgestellt wird, empört mich immer noch zutiefst. Denn es bedeutet, dass Sie krank bleiben, weil Sie nicht die nötige Behandlung erhalten. Das ist möglich, weil Standard-Schilddrüsentests in 80 Prozent der Fälle nicht in der Lage sind, eine Schilddrüsenunterfunktion festzustellen! Also fast immer. Ich glaube Ihnen, wenn Sie sagen, Ihre Schilddrüsenwerte seien normal, aber Sie fühlen sich trotzdem mies. Genauso ging es mir ja auch.

Mit »Standard-Schilddrüsentest« meine ich den TSH-Test, der den Wert des schilddrüsenstimulierenden Hormons, Thyreotropin, bestimmt. Dies ist der erste Test, den der Arzt machen lässt. In den USA ist dies »gängige Praxis«, das heißt, die Ärzte halten sich genau daran. Andere Tests gehören nicht zur »gängigen Praxis«, aber ich kenne Ärzte, die sie trotzdem machen lassen und dafür von ihren Kollegen kritisiert werden. Beachten Sie: Zu einem guten Arzt zu gehen, ist der erste Schritt zur Gesundung.

Ich fühle mich geehrt, dass Sie mir Ihr Vertrauen schenken, und ich bin fest entschlossen, Sie auf Ihrem Weg zu mehr Gesundheit zu begleiten. Nichts würde mich glücklicher machen, als wenn Sie endlich ein erfülltes Leben führen könnten, ein schönes, glückliches, starkes und gesundes Leben. Sie müssen einen Arzt finden, der Ihnen glaubt! Ich werde Sie darüber informieren, welche Laborwerte aussagekräftig sind, sodass Sie selbst darauf drängen können, dass diese überprüft werden. Ich werde Sie die »Sprache« der Schilddrüse lehren. Und zwar so, dass man Sie ernst nimmt und der Arzt Ihnen mit Respekt begegnet.

Sie müssen sich mit Ihrer Schilddrüse auskennen, wenn Sie gesund werden wollen! Das heißt, Sie müssen sich mit neuen Ideen auseinandersetzen, die auf den ersten Blick kompliziert wirken können, sich aber im Endeffekt doch stets wiederholen. Auf meiner Webseite finden Sie Videos, die Ihnen zusätzlich helfen, noch besser zu verstehen, wovon ich hier spreche.

Sie verdienen es, ein von Energie, Gesundheit und Glück erfülltes Leben zu führen. Es ist an der Zeit, Ihre Schilddrüse endlich gesunden zu lassen! Bei all dem Geld, das Sie möglicherweise für Labortests, Medikamente und Nahrungsergänzungsmittel ausgegeben haben, sollten Sie sich doch längst besser fühlen! Ich verspreche Ihnen, Ihnen so gut zur Seite zu stehen, wie ich nur kann.

Ihre

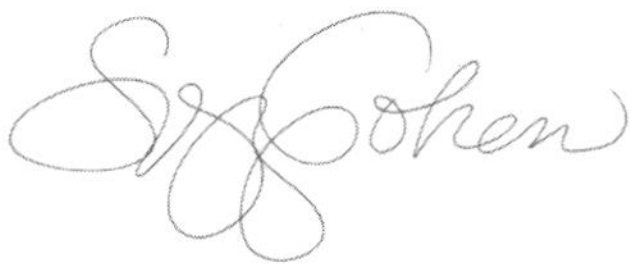

Teil I

Die Schilddrüse

Kapitel 1

Eine Drüse – viele Aufgaben

Ihre Schilddrüse ist ein wichtiges, kostbares Organ, Sie haben ja schließlich nur eine. Sie ist fragil, geformt wie ein Schmetterling umschließt sie die Luftröhre tief unten am Hals. Sie reagiert massiv auf Chemikalien, ob sich diese im Swimmingpool, in der Zahnpasta, im Trinkwasser oder in Ihrem neuen Auto befinden. Viele dieser Stoffe stören Ihre Schilddrüse in ihrer Funktion, die darin besteht, Schilddrüsenhormone zu produzieren.

Die Schilddrüsenhormone wirken auf jede einzelne Körperzelle, und von denen haben wir Milliarden. Sie regeln rund um die Uhr all Ihre Aktivitäten. Eine ihrer Hauptaufgaben ist es, Nahrungsbestandteile in Energie umzuwandeln. Die Schilddrüse verwandelt also Essen in Treibstoff. Und wenn sie nicht richtig arbeitet? Dann sind Sie natürlich müde. Deshalb gehört Müdigkeit, vor allem am Morgen, zu den Leitsymptomen der Schilddrüsenunterfunktion. Dauert die Müdigkeit den ganzen Tag an, dann ist das eher ein Zeichen für eine schlechte Funktion der Nebennieren, die möglicherweise mit einer Schilddrüsenunterfunktion einhergeht. Wenn die Schilddrüsenhormone ausbleiben, pumpen die Nebennieren für eine gewisse Zeit mehr Hormone in den Körper. Wenn Ihre Nebennieren ständig zu viel Cortisol ausstoßen, weil Sie noch dazu unter starkem Stress stehen, breiten sich im Körper Entzündungen und Schmerzen aus.

Wenn Ihre Schilddrüsenfunktion gestört ist, haben Sie entweder zu wenig Schilddrüsenhormone (Unterfunktion oder Hypothyreose) oder zu viel (Überfunktion oder Hyperthyreose). In Amerika leiden etwa 20 Millionen Menschen unter Schilddrüsenstörungen, doch nur etwa 60 Prozent wissen dies auch. Vor allem Frauen sind anfällig für Schilddrüsenerkrankungen. Im Vergleich zu Männern entwickeln sie fünf- bis achtmal häufiger Schilddrüsenfunktionsstörungen. Im Zuge einer Schilddrüsenstörung kommt es unweigerlich auch zu einer Ermüdung der Nebennieren, was zu weiteren hormonellen Störungen führt. Am Erscheinungsbild einer Frau lassen sich solche hormonellen Störungen sofort ablesen:

- Dünnes, trockenes Haar
- Die Augenbrauen sinken an den äußeren Enden in gerader Linie ab.
- Der äußere Rand der Brauen ist nur dünn behaart.
- Der untere Wimpernkranz ist dünn oder fehlt ganz.
- Um Mund und Kinn kommt es wegen der hormonellen Störung zur Ausbildung von Akne.
- Die Ermüdung der Nebennieren zeigt sich in einem dunklen Schatten am inneren Augenwinkel.
- Trockene Haut
- Leichte Schwellung rund um den Adamsapfel

Da die Symptome von Schilddrüsenerkrankungen häufig nicht so ausgeprägt sind, werden sie leicht übersehen oder auf andere Ursachen zurückgeführt. Ich empfehle Ihnen, Ihre Schilddrüsenwerte einmal jährlich testen zu lassen. Viele Menschen leiden unter einer nicht erkannten Schilddrüsenunterfunktion. Haben Sie deswegen vielleicht auch schon einmal Sätze wie die folgenden von Ihrem Arzt zu hören bekommen?

- Das ist eine leichte Depression.
- Sie sind einfach übergewichtig.
- Sie sind im Wechsel.
- Sie sind halt in der Menopause.
- Das ist alles nur Einbildung.
- Hören Sie auf, sich auf Facebook was zusammenzulesen. Das kann ich wohl besser beurteilen.

Wenn Sie sich nicht auf die Unterstützung Ihres Arztes verlassen können, werden Sie sich weiter schlecht fühlen. Darunter leiden auch Beziehungen. Und das macht dann wirklich depressiv! Sie nehmen ständig zu oder schaffen es nicht abzunehmen, obwohl Sie sehr wenig essen. Ihr körperliches und seelisches Wohlbefinden leidet, was Sie noch mehr belastet. Sie wissen nicht, was Sie tun sollen. Das Ganze kostet schon viel zu viel. Und es ist einfach frustrierend.

Ihr Leben gerät aus dem Gleichgewicht – doch das lässt sich wieder hinkriegen. Es hat allerdings nicht viel Sinn, sich nur in Internetforen herumzutreiben. Was Sie dort lesen, hat anderen vielleicht geholfen, doch für Sie kann es völlig verkehrt sein. Informationen aus dem Internet können sich als irreführend, falsch, ja gefährlich erweisen. Wenn Sie unter einer Schilddrüsenunterfunktion leiden, werden alle Körpersysteme heruntergefahren. Bei der Schilddrüsenüberfunktion ist das Gegenteil der Fall. Da die meisten Menschen unter einer Unterfunktion leiden, werde ich mich in diesem Buch hauptsächlich damit auseinandersetzen. Mehr über die Überfunktion finden Sie in Kapitel 17.

Haben Sie eine Schilddrüsenunterfunktion oder sind Sie schilddrüsenkrank?

Diese Frage ist Ihnen wahrscheinlich völlig neu, aber: Diese Unterscheidung kann entscheidend zu Ihrer Heilung beitragen. Daher sind diese Informationen wichtig, wenn Sie mit Ihrem Arzt sprechen oder Schilddrüsenwerte überprüfen lassen. Denn es ist ein Unterschied, ob Sie eine Unterfunktion haben oder Ihre Schilddrüse »krank« ist.

Wenn Ihre Schilddrüse nicht richtig arbeitet und zu wenig Schilddrüsenhormone produziert, nenne ich das Unterfunktion oder Hypothyreose. Dabei treten alle Symptome auf, die ich in Tabelle 1 nenne. Ihre Schilddrüse kann hierbei einfach nicht genügend Hormone herstellen. Der Begriff der Schilddrüsenunterfunktion ist medizinisch gebräuchlich.

Wenn Ihre Schilddrüse aber gesund ist und genügend Hormone herstellt, Sie jedoch die Symptome haben, die bei der Unterfunktion beschrieben werden, dann sind Sie gemäß meiner Begrifflichkeit »schilddrüsenkrank«. In der wissenschaftlichen Literatur nennt man dies auch manchmal Schilddrüsenhormonresistenz oder Typ-2-Hypothyreose. In diesem Fall ist Ihre Schilddrüse gesund und produziert genügend Hormone, doch gelangen diese nicht in ausreichendem Maß in Ihre Körperzellen. Aber was Sie gerne möchten, ist doch, dass die Hormone in den Zellen ihre Arbeit verrichten und nicht draußen irgendwo herumlungern. Fraglich bleibt schon, warum man eine derartige Störung medizinisch gebräuchlich als Unterfunktion bezeichnet, obwohl die Schilddrüse genügend Hormone bildet. Ich für meinen Teil werde dieser Gepflogenheit nicht folgen und in diesem Fall zur klaren Unterscheidung den Begriff »schilddrüsenkrank« verwenden.

Die Zellen organisieren sich selbst, um die einzelnen Gewebearten herzustellen, aus denen die verschiedenen Organe bestehen. Wenn aber Ihre Schilddrüse gestört ist, dann hungert Ihr Körper – und mit ihm sämtliche Organe – förmlich nach Schilddrüsenhormonen. Dieser Effekt kann auch eintreten, wenn Ihre Schilddrüse gesund ist und eigentlich genug Hormone herstellt. Genau genommen haben Sie damit keine Unterfunktion. Sie sind »schilddrüsenkrank«. Die meisten Menschen, die dieses Buch lesen, gehören wahrscheinlich zu dieser Gruppe.

Die Produktion der Schilddrüsenhormone

Der Vorgang der Produktion von Schilddrüsenhormonen dauert nur wenige Sekunden. Er sorgt dafür, dass Sie mit Ihren 1,50 bis 2 Metern top in Form sind! Der Hypothalamus (in Ihrem Gehirn) schickt einen Stoff namens TRH (Thyrotropin Releasing Hormone oder Thyreoliberin), auch als Protirelin bekannt, zur Hirnanhangsdrüse (Hypophyse) an der Gehirnbasis, um dort ein anderes Hormon freizusetzen, das TSH (Thyroidea-stimulierendes Hormon), dessen Aufgabe es ist, die Schilddrüse anzuregen. TRH bewirkt also eine Ausschüttung von TSH. Das TSH wiederum regt die Schilddrüse dazu an, Thyroxin (T4) zu bilden. T4 hat nun noch nicht den richtigen »Hallo wach«-Effekt auf unsere Körpersysteme. Es »aktiviert« in dem Sinne, dass es dem Körper hilft, aus Riboflavin FAD herzustellen, das man Flavin-Adenin-Dinukleotid nennt. Dieses Coenzym spielt eine wichtige Rolle bei der Methylierung, der Übertragung von Methylgruppen. FAD senkt den Blutdruck effektiver als jedes Medikament. Zumindest ist dies das Ergebnis einer wissenschaftlichen

Untersuchung. Sie brauchen genug Thyroxin, um FAD herstellen und für die Methylierung nutzen zu können. Die Methylierung sorgt dafür, dass in Ihrem Körper sozusagen »der Müll rausgebracht« wird.

Wir können also das T4 nicht als Kick für unseren Körper benutzen, doch es hilft uns bei der Methylierung, die Schadstoffe aus dem Körper leitet. Bei einer Schilddrüsenunterfunktion haben wir automatisch wenig Thyroxin, daher auch weniger Entgiftung. Wenn wir uns wirklich gut fühlen wollen, müssen wir jedoch ohnehin warten, bis der Körper aus T4 ein anderes Hormon namens T3 gebildet hat. Dieses Hormon ist es eigentlich, das uns aktiv macht. Das bringt aber, was die Gesundheit angeht, ein Problem mit sich.

Man hofft, dass T4 in Trijodthyronin oder T3 (auch fT3 oder freies Trijodthyronin) umgewandelt wird. Wenn das allerdings nicht funktioniert und es zu rT3 (reverses Trijodthyronin) wird, dann haben Sie ein Problem! Denn rT3 behindert die Funktion von fT3 und verursacht so die Unterfunktionssymptome. Die Standard-Laborwerte sehen dabei völlig normal aus, denn die Schilddrüse funktioniert auch normal. Aber Sie hängen trotzdem antriebslos auf dem Sofa herum und nehmen zu. Sie waschen Ihre Haare und finden ganze Büschel im Ausguss. Sie sind ständig erkältet. Ihre Zellen hungern förmlich nach Thyronin. Sie sind schilddrüsenkrank!

TABELLE 1: SYMPTOME EINES NIEDRIGEN SCHILDDRÜSENHORMONSPIEGELS

- ✓ Apathie
- ✓ Angstzustände
- ✓ Blasse Haut und Schleimhäute
- ✓ Depressionen
- ✓ Fehlender Haarwuchs außen an den Brauen
- ✓ Fehlender oder dünner Wimpernkranz unten
- ✓ Gedächtnisstörungen
- ✓ Gelenkschmerzen
- ✓ Gewichtszunahme oder Probleme beim Abnehmen

- ✓ Haarausfall
- ✓ Kalte Hände und Füße
- ✓ Konzentrationsstörungen
- ✓ Kurzatmigkeit schon bei geringer Belastung
- ✓ Migräne
- ✓ Müdigkeit und Schwäche
- ✓ Muskelschmerzen
- ✓ Reduzierte Schweißbildung
- ✓ Schlafstörungen und/oder Schlaflosigkeit
- ✓ Starke Menstruationsblutung
- ✓ Trockene Haut und Haare
- ✓ Unfruchtbarkeit
- ✓ Verstopfung
- ✓ Wasseransammlungen im Körper

Warum kommt es zu zahlreichen Fehldiagnosen?

Es gibt viele Menschen, die eine Schilddrüsenhormonresistenz haben, obwohl ihre Schilddrüse gesund ist. Normalerweise wird diese Form der Schilddrüsenerkrankung nicht festgestellt. Gehören Sie möglicherweise zu den Betroffenen? Die Ärzte betrachten Sie als »gestresst« oder »depressiv«. Doch warum? Wohl hauptsächlich deswegen, weil der Standardtest bei Schilddrüsenstörungen die Überprüfung des TSH-Wertes im Blut ist. Das Thyroidea-stimulierende Hormon (oder Thyreotropin) wird im Gehirn gebildet und von der Hirnanhangsdrüse ausgeschüttet. (Die Hirnanhangsdrüse oder Hypophyse ist ein winziges Organ von der Größe einer Erbse!) Das TSH bedeutet der Schilddrüse, langsam mal in die Gänge zu kommen. Man muss sich das so vorstellen: Ihre Schilddrüse hängt faul herum, bis ihr jemand sagt, dass sie gefälligst ihren Hintern hochkriegen soll.

Ein »normaler« TSH-Wert sagt nicht viel aus, ein Wert außerhalb der Norm hingegen schon. Das Problem ist nur: Es dauert einige Zeit, bis der

TSH-Wert aus dem Gleichgewicht gerät. Wenn also die Laborwerte ergeben, dass Ihr TSH-Wert außerhalb des Normbereichs liegt, geht es Ihnen schon richtig schlecht. Das heißt also: Verlassen Sie sich nicht auf den TSH-Test. Wenn Sie sich in Ihrer Haut nicht wohlfühlen und die Symptome einer Unterfunktion an sich erkennen, obwohl Ihr TSH-Wert im Normbereich liegt, dann ist das gar nicht mal so selten.

Liegt Ihr TSH-Wert im Normbereich, sagt man Ihnen, Sie hätten keine Schilddrüsenunterfunktion. Das stimmt auch, trotzdem können Sie schilddrüsenkrank sein – was relativ häufig vorkommt! Möglicherweise herrscht irgendwo in Ihren Milliarden Körperzellen ein drastischer Mangel an Schilddrüsenhormonen. Und wie bereits erwähnt, hat ein Mensch mit einer Schilddrüsenhormonresistenz dieselben Symptome wie jemand, der an einer Unterfunktion leidet! Sie können also eine ganz klare Unterversorgung mit Schilddrüsenhormonen IN den Zellen haben, auch wenn der TSH-Test normal ausfällt. Erst wenn diese Form der Schilddrüsenerkrankung sehr weit fortgeschritten ist, liegt der TSH-Wert außerhalb der Norm. Bis dahin sind Sie vielleicht fix und fertig, Ihre Beziehung ist den Bach runtergegangen, Ihre Werte lassen sich medikamentös nicht richtig einstellen und Sie fragen sich vermutlich, wie zum Teufel es dazu kommen konnte. Ganz einfach: Der Standardtest für Schilddrüsenerkrankungen erfasst nicht, was in der Zelle geschieht. Er spiegelt nur das Geschehen im Gehirn wider, zeigt aber nicht, dass Organe und Gewebe nicht genügend Hormone abbekommen.

Warum? Warum? Warum?

Die Referenzwerte für den TSH-Test wurden vor langer Zeit festgelegt. Dazu wurden auch Werte von Menschen herangezogen, die schilddrüsenkrank sind. Der Normbereich sollte also weit niedriger liegen als in den Tests normalerweise angegeben. Natürlich sind die Zahlen von Arzt zu Arzt, von Labor zu Labor anders, aber im Allgemeinen geht man davon aus, dass ein TSH-Wert über 4,5 bzw. 5 schlecht ist und eine Behandlung erforderlich macht. Ich persönlich denke, dass Sie sich schon mit einem TSH-Wert über 1 nicht mehr wohlfühlen werden. Viele Spezialisten gehen von einem Zielwert zwischen 1 und 2 aus, doch ich würde ohnehin nicht nur den TSH-Wert heranziehen.

Wenn Sie aufgrund Ihrer Symptome denken, dass Sie schilddrüsenkrank sind, und Ihr Arzt weiterhin nur den TSH-Wert prüfen will und Ihnen erzählt, dass es Ihnen gut gehe, weil Ihre Werte ja im »Normbereich« liegen (der aber nicht »normal« ist), dann zeigt dies nur, dass Ihr Arzt oder Ihre Ärztin in puncto Schilddrüsenerkrankungen nicht auf dem neuesten Stand ist. Denn es gibt weit bessere Wege, solche Störungen mit Labortests zu überprüfen (wie ich Ihnen in Kapitel 5 zeigen werde). Meiner Ansicht nach sollte das persönliche Befinden den Ausschlag geben. Wenn Sie einen TSH-Wert von 3 haben und sich super fühlen, dann soll das eben so sein. Haben Sie einen TSH-Wert von 1,5 und fühlen sich schrecklich, dann brauchen Sie Behandlung. Jeder von uns ist einzigartig. Am allerwichtigsten ist, dass Sie verständnisvoll gegenüber sich selbst sind. Hören Sie auf, sich Vorwürfe zu machen, weil Sie schlapp sind und Ihrer Ansicht nach nicht gut aussehen. Oder weil Sie heute mal wieder nicht geschafft haben, was Sie eigentlich wollten. Meinen Sie es gut mit sich selbst.

Um Sie darin zu unterstützen, habe ich ein »Programm« zusammengestellt, das diesen sanften Heilungsprozess begleiten und Ihnen zeigen soll, wie Sie schilddrüsengesund leben. Ich werde im Folgenden immer wieder auf dieses Programm zurückkommen. In Kapitel 24 werde ich die einzelnen Schritte ausführlich erläutern, hier nur in Kürze:

Das Schilddrüsen-Programm

- Suchen Sie sich einen guten Arzt. Hören Sie auf, sich selbst die Schuld zu geben. Suchen Sie sich jemanden, der korrekte Labortests veranlasst und Ihnen die Medikamente bzw. Nahrungsergänzungsmittel verschreibt, die tatsächlich wirken.

- Wandeln Sie T4 in T3 um. Wenn Sie diesen Umwandlungsprozess unterstützen, haben Sie mehr aktives Schilddrüsenhormon zur Verfügung.

T4 (ob nun von Ihrer Schilddrüse produziert oder als Levothyroxin eingenommen) ist nicht die »aktive Form« des Moleküls. Erst wenn es vom Körper in T3 umgewandelt werden kann, fühlen Sie sich besser. Bei vielen Menschen wird diese Umwandlung durch hohe Cortisolwerte, Mangelernährung, einen niedrigen Vitamin-D-Spiegel oder Ähnliches verhindert. Sie haben auf jeden Fall eine Unterfunktion, wenn keine Umwandlung von T4 zu T3 erfolgt. Das zu wissen ist wichtig!

- Ersetzen Sie fehlende Nährstoffe. Medikamente, Nahrungsmittel und Getränke können Ihnen wichtige Nährstoffe rauben. Wenn Sie Kaffee trinken, verlieren Sie Magnesium. Wenn Sie Cholesterinsenker nehmen, verlieren Sie Vitamin D und das Coenzym Q10. Wenn Sie Kortikosteroide nehmen, Mittel gegen überschüssige Magensäure oder Hormone, verlieren Sie Zink, Selen und andere Vitalstoffe. Dieses räuberische Verhalten verschiedener Medikamente beeinträchtigt auch die Fähigkeit Ihrer Schilddrüse zur Hormonproduktion.

- Interpretieren Sie Ihre Laborwerte korrekt. Wenn Sie die »Normwerte« der Labors akzeptieren, werden Sie krank bleiben. Die heute geltenden Referenzwerte sind nicht gerade förderlich für die Gesundheit. Wenn Sie sie nicht infrage stellen, werden Sie für den Rest Ihres Lebens schilddrüsenkrank bleiben. Ich möchte Ihr Bewusstsein dafür schärfen, dass Ihre sämtlichen Laborwerte »normal« und Sie trotzdem krank sein können. Sie können sich auf die Referenzwerte nicht verlassen, weil in sie zum Teil die Werte von kranken Menschen eingeflossen sind. Warum sollten Sie sich diese zum Maßstab nehmen?

- Schützen Sie Ihre Schilddrüse vor Giften. Und wenn ich »Gift« sage, meine ich zum Beispiel Allergene, die Ihre Schilddrüse mit Entzündungen reagieren lassen. Soja, Gluten, Milchprodukte, Raffineriezucker und künstliche Inhaltsstoffe lassen den Stoffwechsel verrücktspielen. Inhaltsstoffe von schlecht verdauten Nahrungsmitteln bringen die innere Chemie Ihres Körpers durcheinander. Dann stoßen Ihre Zellen viel zu viel

Stoffe aus, die ganz natürlich sind, aber aufgrund des Überangebots trotzdem Schmerzen, Entzündungen, neurologische, emotionale und geistige Probleme verursachen können. Andere »Gifte«, auf die ich Ihre Aufmerksamkeit lenken möchte, sind Chloride, Fluoride und Bromide, die sich in allen möglichen Alltagsprodukten finden.

- Sorgen Sie für einen reibungslosen Transport Ihrer Schilddrüsenhormone. Gelangen diese nicht IN die Zelle, haben Sie eine Unterfunktion. Wenn Ihre Schilddrüse vor Giften geschützt ist und Ihr T4 ohne Verzögerung in T3 umgewandelt wird, müssen Sie dieses in die Zellen bekommen, in die Mitochondrien, die »Motoren« des Körpers, die Energie herstellen. Der Transport von Schilddrüsenhormonen ist ein aktiver, dynamischer Prozess, der ununterbrochen abläuft. Auch in dieser Minute, während Sie dies lesen, wird T3 in die Körperzellen geschafft. Da darf es nicht zum Stau kommen wie auf der Fifth Avenue in New York! Waren Sie da schon mal? Ein Strom von hupenden Taxis, der sich kilometerlang durch die Stadt zieht. Man fragt sich unwillkürlich, was das ganze Gehupe soll, denn sie kommen deswegen keinen Deut schneller vorwärts oder rückwärts. Die Taxis stecken einfach fest. Sie aber wollen, dass der Verkehr auf Ihren Schilddrüsenstraßen fließt. Bitte kein Stau! Daher müssen die Transportmechanismen funktionieren. Ein bestimmter Lebensstil und bestimmte Nährstoffe können dazu entscheidend beitragen.

Kapitel 2

Schilddrüsenhormone und wie sie uns steuern

Wenn es um die Produktion und Verarbeitung von Schilddrüsenhormonen geht, sind viele Faktoren beteiligt. Die Hirnanhangsdrüse und die Schilddrüse arbeiten zusammen, doch die Schilddrüse ist es, die letztlich die Hormone herstellt und freisetzt. Wenn alles reibungslos funktioniert, werden die Schilddrüsenhormone in die Zelle transportiert und von Thyroxin (T4) zu Trijodthyronin (T3) umgewandelt, das uns Wohlbefinden schenkt. Aber was tut das Schilddrüsenhormon nun eigentlich genau?

- Es reguliert den Herzschlag.
- Es sorgt dafür, dass uns warm ist.
- Es regt den Stoffwechsel an, sodass wir Pfunde verlieren.
- Es steigert die Muskelkraft.
- Es ersetzt absterbende Zellen durch gesunde.
- Es lässt Haare und Nägel wachsen.
- Es regelt die Darmfunktion.
- Es verbessert die Fruchtbarkeit.
- Es lindert das Schmerzempfinden.
- Es sorgt dafür, dass wir uns glücklich und zufrieden fühlen.

Wie Sie sehen, schmeißen die Schilddrüsenhormone den ganzen Laden! Wenn es also bei der Produktion, dem Transport in die Zelle oder der Aktivierung des Hormons Schwierigkeiten gibt, dann heißt es: »Houston, wir haben ein Problem!« Um Hormone herstellen zu können, braucht Ihre Schilddrüse Tyrosin. Das ist eine Aminosäure, die, um zum Schilddrüsenhormon umgebaut werden zu können, Jod benötigt. Jod und Tyrosin verbinden sich zu T3. Daher kommt jeweils das T: Tyrosin. Die Zahlen dahinter bezeichnen die Anzahl der Jodatome. T4 heißt letztlich: ein Tyrosinmolekül, das vier Jodatome mit sich trägt. T3 ist ein Tyrosinmolekül mit drei Jodatomen.

Die Umwandlung in die aktive Form

Damit aus dem (inaktiven) T4 das (aktive) T3 wird, muss es umgewandelt werden. Dies geschieht in erster Linie in der Leber, aber auch in Nieren, Gehirn, Darm und anderen Organen. Dazu sind spezielle Dejodase-Enzyme nötig, mit denen wir uns später noch eingehender beschäftigen werden. Diese Enzyme rauben dem T4 das vierte Jodatom, sodass es zu T3 wird. Dann erst kann die Party richtig losgehen. Denn T3 ist es, das uns frisch, hübsch, glücklich und lebendig macht.

Die Aktivierung zu T3 ist blockiert

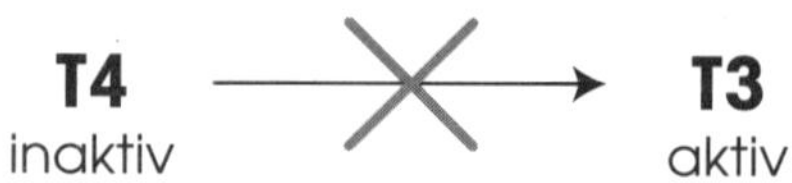

Wenn der Arzt also den T4-Wert im Blut misst, sagt das nichts darüber aus, was in Ihren Zellen passiert. Aber das ist das, was zählt! T4 kann nämlich nicht verarbeitet werden, es ist ein Pro-Hormon, eine Vorstufe. Es muss aktiviert werden, indem im biochemischen Prozess der Dejodination eines seiner vier Jodatome abgegeben wird. Um das Schilddrüsenhormon in aktiver Form zu bekommen, brauchen wir bestimmte Nährstoffe wie Vitamin B oder Mineralstoffe. Der Prozess funktioniert auch nur, wenn ausreichend Selen vorhanden ist. Genauer gesagt brauchen Sie Selen, um das Enzym herzustellen, welches das inaktive T4 zum aktiven T3 macht. Das ist wirklich wichtig! Das Ganze ist zwar ein klein bisschen komplexer, als ich es hier darstelle, doch ich will ja hier keinen wissenschaftlichen Aufsatz schreiben. Deswegen nur ganz kurz: Schilddrüsenhormone können im peripheren Gewebe durch Dejodination, Deamination, Konjugation und Decarboxylierung verstoffwechselt werden. All dies sind Enzymreaktionen, worauf ich allerdings nicht näher eingehen will, weil ich Ihnen Lösungen aufzeigen möchte, nicht deren wissenschaftliche Basis.

THYROXIN IST REINES T4

Ihre Schilddrüse produziert das natürliche Hormon Thyroxin oder T4. Dieser Stoff ist auch als Medikament erhältlich: als Thyroxin oder L(evo)-Thyroxin, so wie auch der Wirkstoff heißt. Solcherart Medikamente sind mit Ihrem eigenen Schilddrüsenhormon bioidentisch, das heißt, dass sie im Körper genau so wirken wie T4. Wann immer Sie auf diesen Seiten das Kürzel T4 lesen, dann ist es das, was Sie im Normalfall auch einnehmen, wenn Sie eine Schilddrüsenunterfunktion haben.

Um aktiv werden zu können, muss, wie gesagt, das T4 (Thyroxin) in T3 (Trijodthyronin) umgewandelt werden. Dieses wiederum muss seinen Weg in die Zellen finden, wo es seine Arbeit verrichten kann. Bei diesem Prozess kann jedoch so einiges schiefgehen, vor allem, wenn es an Vitamin B, Vitamin D oder Mineralstoffen fehlt. Dann funktioniert die Umwandlung von T4 in T3 nicht. Von entscheidender Bedeutung sind hier die Mineralstoffe. Es wirkt sich also auf jeden Fall positiv aus, wenn Sie mineralstoffreiche Nahrung zu sich nehmen. Manche Menschen weisen auch einen genetischen Polymorphismus auf (eine Mutation in der Erbmasse), der zu einer eingeschränkten Schilddrüsenfunktion führt. Doch was auch immer die Ursache sein mag: Wenn Sie nicht ausreichend T4 in T3 umwandeln können, heißt das, dass Sie eine klinische Unterfunktion haben. Sie sind dann, was ich »schilddrüsenkrank« nenne. Leider wird diese Störung oft nicht erkannt, weil die Ärzte vorzugsweise TSH messen (das Thyroidea-stimulierende Hormon), das die Hirnanhangsdrüse ausschüttet. Ob das in der Folge produzierte Schilddrüsenhormon in der Zelle überhaupt verwertet werden kann, ist eine andere Frage.

Mit folgenden Mitteln können Sie die Umwandlung von T4 in T3 stärken:

- Vitamin-B-Komplex
- Vitamin D
- Magnesium
- Folsäure
- Selen
- Zink
- Ashwagandha (eine indische Heilpflanze)
- Königskerze (Verbascum-Unterarten)

Welches Hormon bewirkt was?

Hier eine kurze Übersicht über die Schilddrüsenhormone:

TSH	Ein Hormon der Hirnanhangsdrüse; es regt die Produktion von Schilddrüsenhormonen an.
T1	Eine Hormonvor- oder -abbaustufe; ihre biochemische Funktion ist noch nicht bekannt.[1]
T2	Eine Hormonvor- oder -abbaustufe mit schwacher Wirkung
T3	Trijodthyronin; dieses aktive Schilddrüsenhormon brauchen wir.
T4	Thyroxin; es wird von der Schilddrüse gebildet und in dieser inaktiven Form auch gespeichert.
rT3	Reverses Trijodthyronin; es ist der nicht-funktionale Zwilling von T3.
TPO	Ein Enzym, dessen Wert bei Autoimmunerkrankungen der Schilddrüse häufig erhöht ist.
Tg	Thyreoglobulin; ein Antikörper, der Ihre Schilddrüse angreift (Hashimoto-Syndrom).

1 T1 und T2 werden häufig außer Acht gelassen, weil wir über ihre Funktion noch nicht vollkommen Bescheid wissen. Beide Formen finden sich in Drüsen. Das aus Amerika importierte »natürliche« Schilddrüsenhormon Armour Thyroid besteht aus Schweineschilddrüsenextrakten. Ich bin davon überzeugt, dass wir irgendwann herausfinden, dass an T1 und T2 mehr dran ist, als wir bislang wissen. Nichtsdestotrotz sind die derzeit entscheidenden Komponenten T3 und T4.

Mehr als 90 Prozent des produzierten Schilddrüsenhormons liegt als T4 (inaktive Speicherform) vor, nur 7 Prozent als T3. Das inaktive T4 muss unter anderem in der Leber zum aktiven T3 umgewandelt werden. Unter normalen Umständen werden dort etwa 40 Prozent T4 in T3 verwandelt. Etwa 20 Prozent werden im Verdauungstrakt aktiviert, wenn Sie eine gesunde Darmflora haben ... Hier beginnen die Mikroorganismen, die wir Probiotika nennen, ihr Werk. Wenn Sie also nicht genügend fitte Mikroorganismen in der Darmflora haben, gehen Ihnen womöglich gut 20 Prozent Ihres T3 verloren.

Nun ausführlicher:

TSH (Thyroidea-stimulierendes Hormon)

Man nennt es auch Thyreotropin. Es wird in der Hirnanhangsdrüse (Hypophyse) produziert und manchmal als Hirnhormon bezeichnet, was aber genau genommen falsch ist, weil es wie jedes Hormon von einer Drüse hergestellt wird, die zwar im Gehirn liegt, aber funktionell kein Teil des Gehirns ist. TSH müssen Sie sich vorstellen wie einen Lautsprecher, aus dem es tönt: »He, Schilddrüse. Kannst du mehr Hormone liefern?« Bei den meisten Menschen ruft die Schilddrüse dann fröhlich zurück: »Ja!« Und dann produziert sie T4.

Wie ich bereits erklärt habe, ist T4 eine Hormonvorstufe, die vollkommen inaktiv ist, wenn sie von Ihrer Schilddrüse abgesondert wird. Wenn der TSH-Wert hoch ist, geht man davon aus, dass die Schilddrüsenhormonwerte niedrig sind, denn normalerweise wandern die meisten Schilddrüsenhormone ins Gehirn. Liegt der TSH-Wert im Normbereich, kann der Wert dennoch nicht aussagekräftig sein, weil es ja durchaus möglich ist, dass die peripheren Zellen bereits unterversorgt sind, obwohl Ihr Gehirn immer noch genug Schilddrüsenhormone abbekommt. Dann müssen Sie andere Werte in die Betrachtung mit einbeziehen. Dies ist ein wirklich bedeutsamer Punkt: Der TSH-Test ist gut, wenn man das Vorhandensein von Schilddrüsenhormonen im Gehirn nachweisen will. Über das Vorhandensein derselben Hormone im peripheren Gewebe, auf Zellebene, sagt er nichts aus. Ihr TSH-Wert ist also nicht aussagekräftig, wenn es um die Frage geht, ob Ihre Schilddrüsenhormone in die Zellen gelangen und dort aktiv werden können. In Bezug auf Schilddrüsenkrankheiten ist der TSH-Wert deswegen nur bedingt nützlich. Diese Standarduntersuchung ist nicht für alle Probleme mit Schilddrüsenhormonen ein sinnvoller Test.

TPO oder Thyreoperoxidase

Wenn Ihre Schilddrüse Thyroxin herstellt, weil sie vom TSH sozusagen aufgeweckt wurde, spielt das Enzym TPO eine wichtige Rolle. TPO ist an sich nichts Schlechtes, ganz im Gegenteil. Allerdings wird das Enzym oft in ein schlechtes Licht gerückt. Der Grund dafür ist, dass sich dagegen Antikörper bilden können, und das ist natürlich nicht gut. Das Enzym selbst ist aber daran unschuldig, ganz im Gegenteil: Es ist sogar sehr nützlich. Die Antikörper sind es, die Ihre kostbare Schilddrüse angreifen. Wenn Ärzte bei Ihnen nach TPO-Antikörpern suchen, dann versuchen sie herauszufinden, ob Sie unter Hashimoto-Thyreoiditis leiden. Mehr dazu finden Sie in Kapitel 16.

T4 oder Thyroxin

Dies ist das Schilddrüsenhormon, das von Ihrer Schilddrüse produziert wird. Wie gesagt, ist es inaktiv und muss erst in seine aktive Form (T3) überführt werden, damit Sie sich wohlfühlen. Sie müssen sich T4 vorstellen wie einen Energieriegel, den Sie in Ihrer Tasche oder Ihrem Rucksack mit sich tragen und erst aufreißen, wenn Sie hungrig sind. Genauso ist es mit T4. Es ist überall im Körper vorhanden, doch verwertet wird es erst, wenn es »ausgepackt« wird. Dabei hat das T4 die Wahl. Es kann sich nämlich zu zwei verschiedenen Formen entwickeln.

Um zu T3 aktiviert werden zu können, muss das T4 ein Jodatom abgeben. Das geschieht mithilfe eines Enzyms. Auch das T4-Hormon im Blut wird häufig gemessen. Dieser Wert kann ebenfalls normal sein, auch wenn Sie

Thyroxin kann zwei Umwandlungen vollziehen

T4
Thyroxin
von der Schilddrüse hergestellt

T3-Produktion gefördert durch:
Jod, Selen, Eisen,
Zink, Vitamin A,
Riboflavin (B_2),
Methylcobalamin (B_{12}),
Pyridoxal-5-Phosphat (B_6)

rT3-Produktion gefördert durch:
hohe Cortisolwerte,
T4-Medikamente,
Vitamin-D-Mangel,
Östrogendominanz, hohe
TPO-Antikörper,
Ferritinmangel

T3
Trijodthyronin
aktiv
Wert idealerweise 3,5–4,2

rT3
reverses T3
inaktiv
Wert idealerweise < 15

T4 hat die Wahl: Entweder es wird zu T3 oder zu rT3.
Was Ihr Körper aus T4 produziert, bestimmt über Ihr Wohlbefinden, nicht das TSH.
Je mehr rT3 Ihr Körper herstellt, desto stärker sind Ihre Symptome.

schilddrüsenkrank sind. Ich möchte nicht, dass Sie nochmals einem Mythos aufsitzen. Notfalls müssen Sie Ihrem Arzt erklären, dass das T4 nicht notwendigerweise in T3 umgewandelt wird. Die T4-Werte alleine sind also ebenfalls nicht aussagekräftig, wenn es um die Aktivität Ihrer Schilddrüsenhormone geht. T4 wird nicht immer aktiviert, daher ist es schon in Ordnung, diesen Wert zu messen, doch nur im Rahmen eines umfassenderen Schilddrüsenprofils. Gerade bei Menschen mit chronischem Stress oder Depressionen ist der T4-Wert normal, manchmal sogar erhöht! Dann heißt es, Sie hätten eine Überfunktion (Hyperthyreose), aber auch das ist eine Fehldiagnose. Es kann ja sein, dass das T4 nicht in die Zelle gelangt oder nicht richtig umgewandelt wird.

Wenn Sie längere Zeit krank waren, kommt das sogar recht häufig vor. Auch dies ist einer der Fälle, die ich am Anfang dieses Kapitels erwähnt habe. Ihre Schilddrüse funktioniert völlig normal und produziert genügend T4, doch Sie sind trotzdem schilddrüsenkrank, weil das T4 nicht in die Zellen gelangt. (Der Transportmechanismus ist kaputt.)

T3 oder Trijodthyronin

Das ist der Energieriegel in der Tasche, den ich vorhin erwähnt habe. Die aktive Form des Thyroxins. T3 ist genau das, was Sie brauchen, und zwar in allen Zellen. Wenn Sie irgendwo lesen, wie toll Sie sich fühlen werden, wenn Ihre Schilddrüsenhormone wieder im Lot sind, bezieht sich dies gewöhnlich auf den T3-Wert. T3 wärmt Sie, macht Sie glücklich, schenkt Ihnen Energie, lässt Ihr Haar sprießen. Die Produktion von T3 versiegt, wenn sich entzündliche Stoffe im Blut befinden oder die Stresshormone zunehmen. Beides werden wir im nächsten Kapitel behandeln. Es gibt Studien, die zeigen, dass T3 Ihre Blutgefäße erweitert. Das ist natürlich toll, aber ich möchte Sie trotzdem warnen: Seien Sie bitte vorsichtig, wenn Sie T3 als Medikament einnehmen (Thybon, Trijodthyronin oder Thyrotardin oder entsprechende Mischpräparate). Wenn Sie Herzprobleme haben, kann sich zu viel T3 negativ auswirken! Wie bei allen guten Dingen gilt auch hier: Allzu viel ist ungesund.

Die Umwandlung von T4 in T3 wird durch alle möglichen Dinge herabgesetzt, zum Beispiel durch mangelnde Balance zwischen Progesteron und Östrogen, Bindungsprobleme an den Rezeptoren, Transportschwierigkeiten oder Nährstoffmangel.

Reverses T3 oder rT3

Dies ist der Zwilling des freien T3. Die beiden gehören zusammen wie Ihre rechte und Ihre linke Hand. Das rT3 ist sozusagen das Gegengewicht auf der Waage. Es sorgt nämlich dafür, dass überschüssiges T4 verschwindet. Wenn

Sie nur T3 im Körper hätten, wären Sie ständig angespannt, denn T3 stimuliert den Menschen. Das Gegengewicht ist rT3. Es hält alles in der Balance. Daher sollten Sie auch das rT3 nicht als negativ betrachten. Zu viel davon ist allerdings tatsächlich nicht gut! Je mehr rT3 Sie im Körper haben, desto müder, deprimierter und träger fühlen Sie sich. Denn rT3 setzt die Aktivität der Schilddrüse herab.

Zu viel rT3 macht Sie klinisch schilddrüsenkrank. Daher ist der rT3-Wert so wichtig, doch die wenigsten Ärzte überprüfen diesen Wert von sich aus. Wenn der rT3-Wert zu hoch ist, heißt das nämlich auch, dass das T4 nicht in die Zellen gelangt. Hohe rT3- und T4-Werte gehen häufig Hand in Hand. Auch Dauerstress kann einen erhöhten rT3-Wert verursachen.

Ich habe viele E-Mails von interessierten Lesern erhalten, die mir mitteilten, dass ihr Arzt sich geweigert habe, diesen Wert zu überprüfen. Das liegt daran, dass Mediziner stets lernen, dass rT3 stoffwechsel-inaktiv sei, sozusagen nur ein Nebenprodukt, das überhaupt nichts bewirke und daher nicht gemessen werde. Ist es aber wirklich inaktiv? Immerhin entfaltet es doch eine gewisse Wirkung. Es blockiert Ihre Rezeptoren und sorgt so dafür, dass kein weiteres T3 mehr verarbeitet wird (was in Ordnung ist). Reverses T3 ist bei Bären während des Winterschlafs erhöht. Das ist kein Witz! Ein Zuviel an rT3 aber riegelt die Zelle vollständig ab. Ein hoher rT3-Wert bedeutet also, dass

Reverses T3 (rT3)

inaktives Schilddrüsenhormon

optimaler Wert < 15

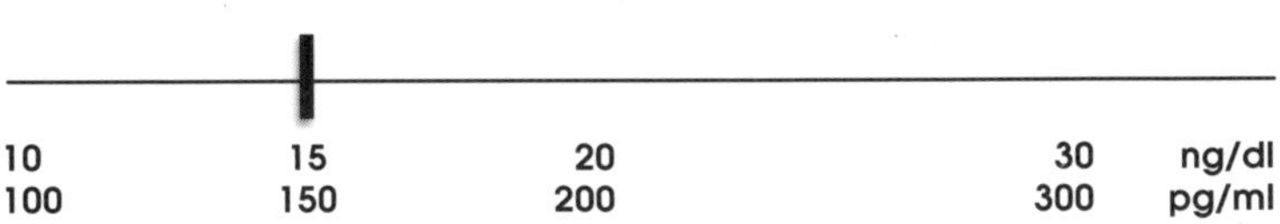

rT3 blockiert das aktive Schilddrüsenhormon T3. Weniger als 15 Nanogramm pro Deziliter oder 150 Pikogramm pro Milliliter ist optimal für eine gesunde Schilddrüsenfunktion.

Sie keineswegs schilddrüsengesund sind. Der rT3-Wert ist folglich wichtig. Sie sollten Ihren Arzt bitten, ihn innerhalb eines vollständigen Schilddrüsenprofils bestimmen zu lassen. Wenn Sie bei ihm gegen eine Wand reden, dann sollten Sie den Arzt wechseln. Was nun folgt, ist wirklich wichtig, obwohl Sie es in dieser Form vermutlich kaum je hören werden: Wenn Sie einen hohen rT3-Wert haben, nehmen Sie bitte kein Thyroxin-Medikament (T4) ein, denn dann werden Sie nur mehr rT3 produzieren statt des biologisch aktiveren T3. Nur Letzteres aber lässt Sie Gewicht verlieren, schöner werden und ein erfülltes Leben führen.

Senken Sie Ihr rT3 auf natürlichem Weg

Die folgenden Informationen sind für Sie möglicherweise wichtig, weil sie Ihr ganzes Leben umkrempeln können. Den rT3-Wert zu senken heißt, dass Ihre Zellen wieder an das biologisch aktive T3 kommen können. Und so funktioniert es:

1. Nehmen Sie mehr Selen zu sich, entweder mit der Nahrung oder durch Nahrungsergänzungsmittel.
2. Unterstützen Sie Ihre Leber. Denken Sie über eine Leberreinigung nach, zum Beispiel mit Mariendistel, Glutathion oder Artischockenextrakt.
3. Beenden oder reduzieren Sie Ihren Konsum von Alkohol, Zigaretten und industriell verarbeiteten Lebensmitteln.
4. Nehmen Sie statt eines reinen T4-Medikaments ein T3- oder ein Mischpräparat ein. T4-Medikamente (Levothyroxin) schaffen manchmal nur mehr rT3 statt mehr T3.
5. Falls Sie »natürlichen Schilddrüsenextrakt« einnehmen, der aus getrockneter Schweineschilddrüse gewonnen wird, stellen Sie – aus denselben Gründen wie oben genannt – auf ein T3-Medikament um.
6. Nehmen Sie Nährstoffe zu sich, die die Nebennieren unterstützen.

Enzyme machen das Wunder möglich

Wenn Sie unter Diabetes, Fibromyalgie, Depressionen oder Übergewicht leiden, wenn Sie häufig Diäten machen, eine Leptinresistenz haben und Ihr Blut immer wieder hohe Entzündungsparameter aufweist, wenn Sie unter ständigem Stress leiden, senkt das die Aktivität bestimmter Enzyme im Körper, die sowohl für die Produktion der Schilddrüsenhormone wie für die Umwandlung derselben zuständig sind. Das ist dann wirklich ein Problem und leider etwas kompliziert zu erklären. Hier müssen Sie mir jetzt vertrauen und weiterlesen, denn Sie müssen sich diese Kenntnisse aneignen, wenn Sie Ihre Schilddrüsengesundheit vollständig wiedererlangen wollen.

Ihr kostbarer menschlicher Körper verfügt über drei verschiedene Enzyme, die bei der Umwandlung von T4 zu T3 eine Rolle spielen: Das erste Enzym, das Sie in diesem Zusammenhang brauchen, heißt: 5'-Dejodase. Die Zahl gibt an, wo im T4-Molekül das abzugebende Jodatom sitzt, in diesem Fall sitzt es am äußeren Ring. Es gibt nämlich drei verschiedene Dejodasen, die von den Wissenschaftlern dankenswerterweise sehr einfach unterschieden werden. Man nennt sie: DIO1, DIO2 und DIO3. DIO2 wirkt speziell im Gehirn und verlässt seinen Arbeitsbereich nie.

Tabelle 2: Die DIO-Enzyme

- DIO1 wandelt in allen Körperzellen T4 zu T3 um, außer im Gehirn.
- DIO2 wandelt nur im Gehirn T4 zu T3 um.
- DIO3 wandelt in allen Körperzellen, außer im Gehirn T4, in rT3 um. Das Gehirn besitzt kein DIO3, daher entsteht dort nie rT3.
- DIO1 und DIO2 heben sich in der Wirkung gegenseitig auf. Beide wandeln sie T4 in T3 um, doch sie tun dies in verschiedenen Körperbereichen – als würden sie in eine jeweils unterschiedliche Richtung wirken.

Die DIO-Enzyme unter der Lupe

DIO2

DIO2 wandelt im Gehirn T4 in T3 um (und nur dort). Ihre Hirnanhangsdrüse sitzt an der Basis des Gehirns. Diese Hirnanhangsdrüse hat ihre eigenen Methoden für die Aktivierung der Schilddrüse. Dass Sie genug T3 im Gehirn haben, sagt noch nichts über den T3-Wert in Ihrem restlichen Körper aus. Das ist der Unterschied zwischen einer Schilddrüsenfunktionsstörung und einer Schilddrüsenkrankheit. Haben Sie eine Schilddrüsenunterfunktion, stößt Ihre Schilddrüse nicht genügend Hormone aus. Sind Sie schilddrüsenkrank, dann sind zwar genug Hormone vorhanden, doch sie können nicht weiterverwertet werden. Mein Ziel ist es, auch Menschen mit einer solchen Schilddrüsenkrankheit zu gesunden Menschen zu machen!

Bei der Schilddrüse gibt es einen Rückkopplungsmechanismus. Wenn Sie zu viel T4 einnehmen, meldet die Schilddrüse der Hirnanhangsdrüse: »Hör auf, TSH herzustellen. Wir haben jetzt genug Hormone.« Der TSH-Spiegel hängt vom T4-Wert ab, nicht vom T3-Wert. Daher können Sie alle Symptome einer klassischen Unterfunktion aufweisen, wenn T4 nicht in T3 umgewandelt wird, und doch fallen Ihre T4- und TSH-Werte völlig normal aus. Dann aber können Sie auch nicht richtig therapiert werden. Wenn der Arzt diese Werte sieht (die manchmal auch leicht erhöht sind), wird er Ihnen ein Rezept für ein Antidepressivum in die Hand drücken oder irgendetwas, was gegen Fibromyalgie wirkt. Sie fallen wie alle anderen Menschen mit Schilddrüsenproblemen durchs Raster.

Zudem können alle möglichen chronischen Erkrankungen Ihre Laborwerte beeinflussen. Damit meine ich Störungen wie Insulinresistenz, Diabetes, Fibromyalgie, chronische Erschöpfung, Infektionen, Lyme-Borreliose, Depressionen, Fettsucht, Leptinresistenz, hohes Cholesterin oder chronische Schmerzzustände. Wenn irgendeine dieser Störungen Ihre Zytokinwerte beeinflusst oder Sie unter chronischem Stress leiden, gehören Sie zu den hier

Angesprochenen. Ich hoffe, Sie sitzen gerade, denn was jetzt kommt, wird Sie erschüttern. Es hat meinen eigenen Körper viel Energie gekostet.

All diese Krankheiten stimulieren nachweislich die DIO2-Produktion, während sie die DIO1-Enzyme vermindern. Resultat: Sie haben mehr T3 im Gehirn und weniger im restlichen Körper. Außerdem stimulieren diese Störungen auch die DIO3-Produktion. Wie gesagt ist dieses Enzym dafür verantwortlich, dass T4 in allen Körperzellen außer im Gehirn zum »Überwinterungshormon« rT3 dejodiert wird. Ihre Körperzellen hungern also förmlich nach T3, während Ihr TSH- und Ihr T4-Wert absolut normal bleiben. Werfen Sie ruhig noch einmal einen Blick auf Tabelle 2, wenn Sie diese Informationen verwirrend finden. Ihre Zellen außerhalb des Gehirns sind also mit Schilddrüsenhormonen unterversorgt. Ihre Hirnanhangsdrüse aber erhält Signale von einer leichten Überversorgung im Gehirn. Folge: Der TSH-Wert fällt auf normal, und man sagt Ihnen, es gehe Ihnen gut. Aber Ihr Körper bekommt nicht die Schilddrüsenhormone, die er braucht.

Nun drücken wir auf schnellen Vorlauf. Sie haben einige Jahre gelitten. Mehr DIO2 wird produziert. Im Gehirn wird mehr T4 zu T3 umgewandelt. (In Ihrem restlichen Körper allerdings nicht.) Ihre Hirnanhangsdrüse meldet: »genug Hormone«, weil sie sich ja im Gehirn informiert. Und der TSH-Wert ist völlig normal ... Sehen Sie nun, wieso der TSH-Wert bei chronischen Erkrankungen oder chronischem Stress jede Aussagekraft verliert? Er zeigt einfach nicht den Hormonspiegel im Gewebe, dafür den im Gehirn, und da sieht alles bestens aus.

Daher habe ich dieses Buch geschrieben und bitte Sie, mir zu helfen, diese Botschaft zu verbreiten. Kein Mensch sollte auch nur einen Tag länger leiden müssen, nur weil er nichts über diese Zusammenhänge weiß. Ich glaube Ihnen: Ihre Probleme existieren nicht nur in Ihrer Fantasie. Sie bilden sich nicht nur ein, dass es Ihnen schlecht geht. Wenn Ihr Arzt Ihnen nicht glaubt, können Sie ihm ja eine Ausgabe dieses Buches schenken. Wenn der Arzt verstanden hat, wird er dieses Wissen zum Wohle seiner Patienten einsetzen, und davon hat er sicher einige Hundert. Ist Ihr Arzt für solche Dinge nicht offen, sollten Sie ihn wechseln. Ich bin kein Arzt, aber ich verstehe mich auf Funktionelle Medizin. (Schließlich bin ich Pharmazeutin!) Und das sollte Ihr Arzt auch!

Kapitel 3

Wenn es in der Schilddrüse brennt

In Kapitel 2 habe ich Ihnen einige wissenschaftliche Erkenntnisse über die Funktion der Schilddrüse vorgestellt, die Sie nicht ignorieren sollten. Die wichtigste ist, dass Sie durchaus schilddrüsenkrank sein können, auch wenn Ihr TSH-Wert in Ordnung ist. Dieser Fall kann dann eintreten, wenn nicht genug Schilddrüsenhormone in Ihre Zellen gelangen. Der TSH-Wert wird häufig falsch interpretiert. Sie haben die Familie der Schilddrüsenhormone mit ihren Funktionen kennengelernt. Ist es nicht verrückt, dass sich hinter vollkommen normalen Testwerten eine langwierige Erkrankung verbergen kann? Anders gesagt: Je länger Ihre Erkrankung schon besteht, desto wahrscheinlicher ist es, dass Ihre Schilddrüsenwerte im Normbereich liegen.

Darum ging es im letzten Kapitel. Nun möchte ich Ihnen das nächste Puzzlestück präsentieren. All diese Informationen sind wichtig, damit Sie mit Ihrem Arzt ein Gespräch auf Augenhöhe führen können – und Sie werden sie brauchen, wenn Sie wollen, dass er bei Ihnen jene Blutwerte überprüfen lässt, die in puncto Schilddrüsengesundheit wirklich aussagekräftig sind.

Schilddrüsenerkrankungen sind im Wesentlichen Frauensache. Auf acht erkrankte Frauen kommt nur ein Mann. Über die Gründe wird noch heftig debattiert. So haben Frauen weniger Rezeptoren für Schilddrüsenhormone an ihren Zellen sitzen, daher gelangen weniger Schilddrüsenhormone hinein. Einzelne Experten nehmen an, dass auch hormonelle Unterschiede eine Rolle spielen, zum Beispiel die Tatsache, dass Frauen viel weniger Testosteron haben. Oder dass ihr Progesteron- bzw. Estradiolzyklus den Stoffwechsel herunterfährt und eine vermehrte Fetteinlagerung bewirkt.

Als Frauen sind wir nämlich so gebaut, dass unser Organismus ein anderes menschliches Wesen in sich tragen kann: Wir können schwanger werden!

Unsere Immunzellen sind darauf programmiert, alles anzugreifen, was nicht wir selbst sind bzw. unser Fötus. Einer bestimmten Theorie zufolge macht diese Eigenschaft Frauen anfälliger für Immunreaktionen im Körper, was auch die Schilddrüse betrifft. Wenn bereits bei einem Familienmitglied eine Schilddrüsenerkrankung besteht, erhöht dies Ihr Risiko, dass Sie gleichfalls eine Schilddrüsenerkrankung entwickeln. Das Risiko ist geringer, wenn dieses Familienmitglied eine Frau ist, denn bei Frauen sind Schilddrüsenerkrankungen ohnehin häufig. Handelt es sich aber um eine Person männlichen Geschlechts, dann steigt deren Risiko dramatisch. Ich persönlich gebe allerdings nicht allzu viel auf genetische und familiäre Risiken, denn ich bin der Ansicht, dass wir beides gut mittels unserer Ernährung, der Zufuhr von Vitamin- und Mineralstoffen, unseres Lebensstils und anderer Dinge ausgleichen können, die wir durchaus unter Kontrolle haben.

Das Auf und Ab der Schilddrüse

Der Spiegel der Schilddrüsenhormone im Blut schwankt im Tagesverlauf ständig. Der Ausstoß von Schilddrüsenhormonen ist keineswegs konstant, sondern folgt Ihrem Tag-Nacht-Rhythmus von Wachen und Schlafen. Das bedeutet, dass die Schilddrüsenwerte mit Ihrem Cortisolspiegel verknüpft sind. Es gibt eine natürliche Spitze für das TSH-Hormon zwischen zwei und vier Uhr nachts. Wie bereits gesagt, ist TSH ein Weckruf für die Schilddrüse, der vor allem in den frühen Morgenstunden erfolgt. Dann heißt es: »Jetzt wach schon auf, du faules Ding, und fang an, Schilddrüsenhormone zu produzieren!« Am meisten Thyroxin wird also am Morgen freigesetzt. Es wird dann den ganzen Tag über in den Körperzellen des peripheren Gewebes in eine aktive Form des Schilddrüsenhormons umgewandelt. Überall, nur nicht in der Schilddrüse.

Die Aktivität der Schilddrüsenhormone folgt selbst zwar keinem Monatsrhythmus, doch der weibliche Zyklus beeinflusst ihr Wirken trotzdem. Bei Frauen, die noch ihre Menstruation haben, sorgt das Estradiol, ein körpereigenes Östrogen, dafür, dass mehr Thyroxin-bindendes Globulin hergestellt wird. Dadurch wird das Thyroxin in seiner Wirkung gebremst. Kurz vor dem Eisprung und eine Woche vor der Menstruation gibt es also natürlicherweise eine Zeit, in der Sie müder sind als üblich, reizbarer und nicht ganz so konzentriert. Das liegt an dem niedrigeren Spiegel aktiver Schilddrüsenhormone, weil zu diesem Zeitpunkt der weibliche Körper mehr Estradiol produziert. Unglücklicherweise wird dieses Krankheitsbild, das wir auch als PMS, prämenstruelles Syndrom, kennen, meist mit Serotonin-Wiederaufnahmehemmern (SSRI) wie Zoloft, Sertralin, Fluoxetin, Fluoxetin-Hydrochlorid, Paroxetin und Citalopram bekämpft. Diese Medikamente aber haben weder auf den Estradiolspiegel noch auf die Schilddrüsenhormone Einfluss! Also stellt sich doch die Frage, ob diese dann die besten Medikamente sind. Möglicherweise geht es Ihnen besser, wenn Sie in der Woche vor Ihrer Menstruation natürliche Schilddrüsenhormone zu sich nehmen statt Antidepressiva wie die oben genannten. Sprechen Sie doch mal mit Ihrem Arzt.

Brennt's bei Ihnen?

Doch das ist noch längst nicht alles: Schilddrüsenerkrankungen sind nämlich auch ein »entzündliches Problem«. Dabei ist es nicht von Belang, ob Sie eine Hypothyreose haben (ihre Schilddrüse also nicht genügend Hormone produziert) oder schilddrüsenkrank (in meinem Sinne) sind, das heißt, dass Sie die produzierten Schilddrüsenhormone nicht in ihre aktive Form umwandeln können. Beides ergibt eine Entzündung in Ihrem Körper. Das ist ein ausgesprochen wichtiger Punkt, den Sie beachten sollten, wenn Sie wieder gesund werden wollen.

Ihr Körper stellt entzündliche Stoffe her und ist verantwortlich für etwas, das sich NF Kappa B nennt oder kurz: NF-kB. Dieser nukleare Faktor Kappa B bewirkt die Produktion von Zytokinen, die Schmerzen auslösen oder verstärken. Man kann sich diese Zytokine vorstellen wie kleine Funken, die letztlich in Ihren Drüsen und Geweben Feuer legen.

Aber warum sollte Ihr Körper etwas so Fieses tun? Warum sollte er all diese chemischen Stoffe herstellen, die Entzündungen und Schmerzen verursachen? Nun, er macht das, wenn er etwas ausgesetzt wird, was ihm nicht passt. Zum Beispiel, wenn er eine allergische Reaktion zeigt. Dann feuern die Entzündungschemikalien los. Stellen Sie sich vor, dass Ihr Körper mit allen möglichen Stressfaktoren fertigwerden muss. In der Folge ist er ständig entzündet (es brennt!), weil er beispielsweise die Nahrung, die Sie zu sich nehmen, nicht verträgt, ebenso wenig wie die Medikamente, die Sie einnehmen (auch dies sind Chemikalien), oder die eingeatmeten Schadstoffe aus der Luft, die von chemisch gereinigter Kleidung, Teppichböden und so weiter und so fort ausgegast werden. Es gibt so viele Faktoren, die Ihre Schilddrüse in diesen entzündlichen Zustand versetzen können. Dann brennt es dort gleichsam! Dies nennt man gewöhnlich eine Autoimmunerkrankung. Bei der Schilddrüse ist dies entweder die Hashimoto-Thyreoiditis (siehe Kapitel 16) oder die Basedowkrankheit (siehe Kapitel 17).

Ob man nun bei Ihnen tatsächlich eine der Autoimmunerkrankungen der Schilddrüse festgestellt hat, ist hier für meine Argumentation nicht weiter von Bedeutung. Auf jeden Fall »brennt« es in Ihrer Schilddrüse, wenn Sie eine Schilddrüsenerkrankung haben.

Wenn es zu einer derartigen Entzündung kommt, dann betrifft dies den gesamten Körper. Das System aus Hypothalamus, Hirnanhangsdrüse und Schilddrüse wird dann als Gesamtes beeinträchtigt. Das Resultat ist klar: Sie fühlen sich müde, deprimiert, unkonzentriert und finden zu keinem emotionalen Gleichgewicht mehr. Sie brauchen beispielsweise Essbares nur anzuschauen, um zuzunehmen. Sie weinen viel. Und Sie verlieren büschelweise Haare, wenn Sie sich kämmen. Ihre Monatsblutung wird sehr stark. Es kommt zu Fehlgeburten. Ihre Haut wird trocken, Ihr Körper bindet massenhaft Wasser und Sie frieren quasi ununterbrochen … Merken Sie, worauf ich hinauswill? Eine chronische Entzündung und damit ein hoher Zytokinspiegel (Zytokine sind das, was ich die »Schilddrüsen-Granaten« nenne) beeinträchtigen die Funktion der Nebennieren und verursachen die klassischen Symptome einer Schilddrüsenkrankheit (siehe dazu Tabelle 3). Doch selbst in solchen Fällen ist der TSH-Wert völlig normal. (Nach Standardeinschätzung liegt er dann unter 5.) Noch dazu haben Sie vielleicht einen Arzt, der zu Ihnen sagt: »Sie leiden unter Fibromyalgie!« Worunter Sie tatsächlich leiden, wird nie festgestellt: Dysfunktion der Nebenniere und Resistenz gegen Schilddrüsenhormone. Die meisten Menschen fühlen sich schon besser, wenn ihr TSH-Wert bei 1 liegt. Das ist sehr viel niedriger, als die Standardwerte heute angeben.

Tipps für mehr Schilddrüsengesundheit

- Fühlen Sie sich nach dem Sport besser? Dann leiden Sie möglicherweise an einer Schilddrüsenunterfunktion.
- Fühlen Sie sich nach dem Sport schlechter? Das deutet gewöhnlich auf eine schlechte Nebennierenfunktion. Dann müssen Sie sich erst mit der Nebenniere befassen, ehe Sie sich um Ihre Schilddrüse kümmern oder vielleicht beide gleichzeitig zu kurieren versuchen. Merke: Ohne verbesserte Nebennierenfunktion gibt es keine gesunde Schilddrüse.

In einer Studie wurde nachgewiesen, dass nur eine Gabe von schmerzauslösenden Zytokinen den Spiegel von freiem T4, freiem T3 und TRH (Thyrotropin Releasing Hormon) für gute fünf Tage senkte. Eine andere Studie zeigte, dass bei einem Anstieg von C-reaktivem Protein (CRP) die Umwandlung von T4 in T3 massiv nachlässt. Anders ausgedrückt: Das CRP, das zu den Proteinen im Körper gehört, die eine Entzündung signalisieren, hemmt den Transport und die Umwandlung von Schilddrüsenhormonen.

Langer Rede kurzer Sinn: Ihr Ziel ist es, Entzündungen im Körper einzudämmen, nicht etwa anzuheizen. Dazu gibt es viele Möglichkeiten. Eine der schönsten ist eine Ernährung bestehend aus frischen, biologisch angebauten Lebensmitteln und vielen antientzündlich wirkenden Gewürzen (Kurkuma zum Beispiel). Gleichzeitig sollten Sie versuchen, die Schilddrüsen-Granaten zu entschärfen.

TABELLE 3: SCHILDDRÜSEN-GRANATEN

Folgende Nahrungsmittel können schmerzverursachende Zytokine ansteigen lassen:

- ✓ Getreide – nicht nur das Gluten im Weizen, sondern alle Getreidesorten
- ✓ Junkfood und andere stark verarbeitete Nahrungsmittel
- ✓ Künstliche Süß- und Farbstoffe
- ✓ Verunreinigungen im Leitungswasser
- ✓ Pflanzliche Öle
- ✓ Weichmacher (vor allem in Plastikflaschen)
- ✓ Milchprodukte, genauer gesagt das darin enthaltene Casein (Milcheiweiß)
- ✓ Soja und alle Soja-Nahrungsmittel
- ✓ Nicht erkannte Infektionen (Helicobacter pylori, Lyme-Krankheit, Parasiten, Streptokokken und andere Bakterien)
- ✓ Intensiver Sport
- ✓ Hormondefizite
- ✓ Rauchen
- ✓ Alkohol
- ✓ DIO1, das überall im Körper T4 in T3 umwandelt, nur nicht im Gehirn

Der Rückschlag zur Schnupfenzeit

Das ist wie Murphys Gesetz. Gerade wenn man anfängt, Fortschritte zu machen, kommt der November und man wird krank. Die meisten Menschen überstehen Erkältungen ohne Probleme, aber wenn Sie schilddrüsenkrank sind, dann ist Ihr Immunsystem geschwächt und eine einfache Erkältung genügt schon, um Sie ins Bett zu schicken. Wenn dazu noch Ihre Nebennieren überlastet sind, kommen Sie umso schlechter wieder auf die Beine. Wenn Sie also das Nahen der Schnupfenzeit mit Sorge sehen, habe ich eine Lösung für Sie: *FluNada Cold & Flu Relief Spray*. Für mich persönlich hat das wunderbar funktioniert, sodass ich mittlerweile Pharmazeutische Beraterin der Herstellerfirma geworden bin. Dieses Spray enthält in homöopathischer Dosierung Eukalyptus, Menthol, Holunder und Gaultheria. Man sprüht es direkt in Hals und Nase, die Stellen also, über die die meisten Erreger in den Körper eindringen. Ich schätze das Produkt, weil es durch und durch natürlich ist. Außerdem wurde es im Labor gegen Erkältung, aber auch gegen Grippe getestet und hat nachweisbar gute Ergebnisse erzielt. Auf *www.flunada.com* finden Sie (in englischer Sprache) mehr darüber.

Und wie tritt man die Funken aus?

Schilddrüsenmedikamente reduzieren die Entzündung nicht, also bekämpfen sie das Feuer nicht direkt. Kein Schilddrüsenmedikament wirkt gegen die Entzündung. Auch das Thyroxin nicht? Es ist eines der meistverkauften Medikamente, aber: Nein, auch Thyroxin wirkt nicht gegen die Entzündung Ihrer Schilddrüse. Es versorgt Ihren Körper nur mit bioidentischem Thyroxin (T4). Das ist alles. Auch Cytomel oder Thybon, Medikamente mit bioidentischem T3, vermindern die Entzündung nicht. Beide dienen nur dazu, im Körper einen kontinuierlich hohen Spiegel von T4 bzw. T3 zu halten. Manchmal nimmt man T3 und T4 in einem Kombinationspräparat (zum Beispiel Novothyral) oder gemeinsam ein. Das ist in Ordnung, wenn Ihr Arzt es empfiehlt. Ich will damit nicht sagen, dass diese Medikamente gut oder schlecht sind. Ich sage auch nicht, dass Sie sie absetzen sollen. Doch all diese Medikamente haben einen Nachteil: Sie reduzieren die entzündungsfördernden Zytokine nicht. (Das heißt, sie löschen die Funken nicht.) Menschen reagieren höchst unterschiedlich auf Medikamente und weder Sie noch ich machen von dieser Regel eine Ausnahme. Daher ist es so wichtig, dass Sie mit Ihrem Arzt über Ihre medikamentöse Behandlung sprechen, auch wenn Sie Nahrungsergänzungsmittel nehmen wollen. Manche Nahrungsergänzungsmittel sind nämlich durchaus in der Lage, die Funken auszutreten. Dazu gehören Kurkumin, Vitamin D, Probiotika und das antioxidative Astaxanthin. Man kann sie ganz einfach in Drogeriemärkten und im Internet kaufen.

Ausgesperrt!

Folgendes ist ein extrem wichtiger Punkt: Entzündungen schaden nicht nur Ihren Nebennieren und hemmen die Umwandlung von T4 in T3. Sie reduzieren auch die Anzahl der Rezeptoren für Schilddrüsenhormone, die an Ihren Zellen sitzen! Stellen Sie sich einmal vor, eine Ihrer Körperzellen sei ein Haus. Sie haben Billionen von Zellen, also Billionen von Häusern. Jede Zelle (jedes Haus) hat einen Rezeptor für das Schilddrüsenhormon. Ihr gespeichertes, noch inaktives T4 (Thyroxin) muss in die Zelle hinein. (Der Großteil der Umwandlung von T4 zu T3 findet innerhalb der Körperzellen statt.) Nun sehen wir uns an diesem Hausbeispiel genauer an, was da passiert:

Das Haus ist dunkel. Alle Türen und Fenster sind verschlossen. Der Bewohner des Hauses ist normalerweise das aktive Schilddrüsenhormon, das T3. Wenn Ihr T4 nicht in dieses dunkle, verschlossene Haus hineinkommt, wird es nicht zu T3. Es kann also das Licht nicht einschalten, die Heizung nicht aufdrehen oder sauber machen. Im realen Leben heißt das: Ihr Körper bildet Fettdepots. Sie können sich nicht konzentrieren, entwickeln möglicherweise Herzkrankheiten, sind müde und frieren ständig.

Was will ich Ihnen mit diesem Bild erklären? Dass die Menge des frei im Blut zirkulierenden Schilddrüsenhormons (die Laborwerte für T4 und die TSH-Werte sind völlig normal) absolut ausreichend wäre, doch das T4 wird nicht ins Haus gelassen! Der Transporter funktioniert nicht, sodass kein T4 hineinkommt. Oder das rT3 blockiert die Tür, dann kommt das im Blut vorhandene Schilddrüsenhormon ebenfalls nicht rein. Der Grund? Zum Beispiel können Halogenverbindungen (wie Chloride, Fluoride oder Bromide) die Zellen blockieren (das Haus versperren). Jetzt stellen Sie sich das noch multipliziert vor, für Billionen von Zellen! Ein echtes Problem, nicht wahr?

Das Haus in meinem Beispiel ist Ihre Zelle. Das Hormon muss ins Haus hinein, um dort das Licht anzuschalten, die Heizung aufzudrehen (und Sie damit zu wärmen) und so weiter. Daher ist es ein so deutliches Zeichen für eine Schilddrüsenunterfunktion, wenn jemand häufig friert.

Die Zelle
(von der Sie Billionen haben!)

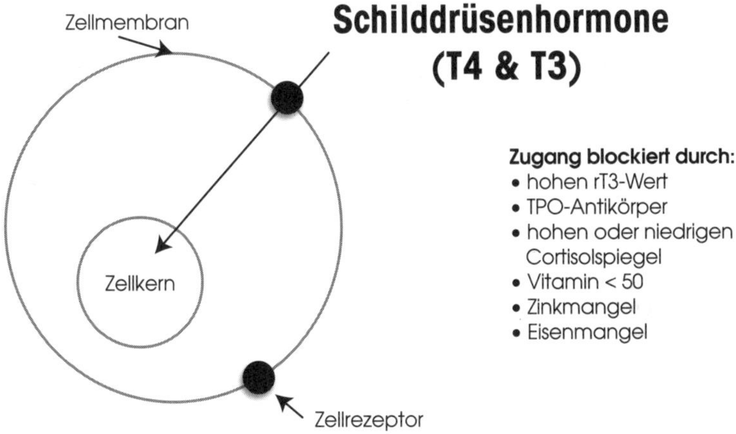

Proinflammatorische Zytokine reduzieren die Anzahl der Rezeptoren für Schilddrüsenhormone und deren Sensibilität. Dann kann das Schilddrüsenhormon nicht andocken und in die Zelle schlüpfen! Das T4 findet den Schlüssel nicht, um ins Haus zu kommen. Wenn Sie hingegen die Entzündung in Ihrem Körper unschädlich machen, dann entdeckt das T4 den Schlüssel, schlüpft in die Zelle und wandelt sich dort zu T3. Dann ist die Sicherung an, der Strom fließt wieder. Sie fühlen sich super! Wenn Sie also die Entzündung nicht bekämpfen, können Sie so viel Schilddrüsenhormone einnehmen, wie Sie wollen, Ihre Zellen können diese nicht verwerten. Nehmen Sie T4 ein (Medikamente wie Euthyrox, L-Thyroxin etc.) und haben zahlreiche Entzündungsstoffe im Körper, werden diese T4-Medikamente nicht wirken, weil Ihr Körper sie nicht in T3 umwandeln kann. Sie kommen nicht ins Haus. Tabelle 3 können Sie entnehmen, welche Stoffe den Zytokinspiegel in Ihrem Körper ansteigen lassen. In Tabelle 4 finden Sie Hinweise auf Medikamente, die die Umwandlung von T4 zu T3 beeinträchtigen.

Würden Sie ins Einkaufszentrum fahren und im Auto sitzen bleiben?

Damit Sie schilddrüsengesund sind, muss das T4 im Blut irgendwann die Grenze der Zellmembran überwinden, um im Innern der Zelle in T3 umgewandelt zu werden. Das heißt, das T4 braucht ein aktives Transportsystem, wenn es in die Zelle soll. Was passiert, wenn es nicht in die Zelle gelangt? Dann gelten Sie als Paradefall für eine Schilddrüsenunterfunktion. Sie brauchen das Schilddrüsenhormon in der Zelle, nicht im Blut. Daher ist der T4-Wert, den das Labor feststellt, kein klarer Hinweis darauf, was mit Ihrer Schilddrüse wirklich los ist. Auch wenn viel T4 im Blut gelöst ist, heißt das nicht, dass es auch in die Zelle gelangt. Das wäre so, als würde Ihr Mann zu Ihnen sagen: »Komm, Schatz, heute fahren wir ins Einkaufszentrum. Du

Tabelle 4: **Medikamente, die die Umwandlung beeinträchtigen**

Manche Medikamente stoppen das T4 und verhindern seine Umwandlung in aktives T3. Zu den am häufigsten verschriebenen gehören:

- ✓ Betablocker
- ✓ Medikamente für die Chemotherapie
- ✓ orale Verhütungsmittel (Antibabypille, auch wenn der Wirkstoff gespritzt oder über ein Pflaster aufgebracht wird)
- ✓ Hormonersatztherapie in den Wechseljahren
- ✓ Lithium (Psychopharmakon)
- ✓ Antikonvulsiva (krampflösende Medikamente bei Epilepsie etc.)
- ✓ Kortikosteroide (Prednison, Hydrokortison)
- ✓ Theophyllin (Asthma)

Bitte setzen Sie diese Medikamente keinesfalls eigenmächtig ab, wenn sie Ihnen von Ihrem Arzt verschrieben wurden. Sie sind in manchen Fällen lebensrettend (Asthma, Epilepsie)!

darfst dir dort ein Geschenk aussuchen!« Und dann stehen Sie vor den Schaufenstern und drücken sich an den Scheiben die Nase platt, weil das Einkaufszentrum nämlich um diese Zeit gar nicht geöffnet hat.

Beam mich hoch, Scotty!

Die Arbeit Ihrer Schilddrüsenhormone hängt also von zwei wesentlichen Schritten ab: Transport und Aktivierung. Alle *StarTrek*-Fans erinnern sich an William Shatner, den Kapitän von Raumschiff Enterprise. Wie sagte er doch so schön zu seinem Chefingenieur: »Beam mich hoch, Scotty!« Damit der Kapitän zurück auf sein Schiff konnte, brauchte er einen Transporter. So ähnlich ist das mit Ihrem T4! Es muss einfach in Ihre Zellen hinein.

An manchen Universitäten in Amerika wird immer noch gelehrt, dass Schilddrüsenhormone durch das System der Diffusion ins Zellinnere gelangen. Das heißt, dass sie von einer Lösung mit hoher Konzentration (Blut) in eine mit niedriger Konzentration (Zelle) übergehen. Das stimmt nicht! Lassen Sie sich so etwas erst gar nicht einreden. Der Transport von Schilddrüsenhormonen erfordert spezielle Transporter-Proteine, von denen es mehrere gibt. Zum Beispiel:

- Monocarboxylat-Transporter 8 (MCT 8)
- Monocarboxylat-Transporter 10 (MCT 10)
- Organisches Anionen transportierendes Polypeptid 1 (OATP 1C1)

Mit passivem Transport hat das rein gar nichts zu tun. Zum Nachweis habe ich mehr als 40 wissenschaftliche Studien zu diesem Thema im Anhang angegeben. Möglicherweise gibt es noch den einen oder anderen Arzt, der gelernt hat, dass der Transport durch Diffusion erfolgt, aber das ist mittlerweile wissenschaftlich widerlegt. Wenn Sie sich und Ihren Freunden helfen wollen, dann geben Sie dieses Buch einfach weiter. Wir leisten hier wirklich Basisarbeit.

Eines der effektivsten Transportproteine ist der Monocarboxylat-Transporter 8, kurz MCT 8. Das Gen, das für seine Produktion verantwortlich ist, sitzt auf dem X-Chromosom. Hoffen wir, dass Ihre Mutter dieses Gen an Sie weitervererbt hat. Genetisch bedingte Probleme im Zusammenhang mit diesen Transportersystemen im Körper sind die Ursache für eine klinische Schilddrüsenunterfunktion – was ich schilddrüsenkrank nenne –, obwohl die Betreffenden einen hohen fT3-Spiegel haben, weshalb ihr Arzt glaubt, dass sie eine Überfunktion haben. Das stimmt allerdings nicht, denn das T3 ist nicht in der Zelle verfügbar, also in unserem Beispiel »im Haus«. Die Laborwerte zeigen dann einen hohen T3-Spiegel im Blut, weil der Transport in die Zelle nicht funktioniert. Und das Ende vom Lied: Der Arzt sagt der Patientin, dass es ihr gut geht, was aber leider nicht stimmt.

Was können Sie in diesem Fall tun? Mineralstoffreiche Nahrung zu sich nehmen, vor allem Selen. Und viele Entspannungsübungen machen. Cortisol fährt die Aktivität der Schilddrüse herunter, also sollten Sie Stress vermeiden. Lachen Sie mehr. Dabei schütten Sie Endorphine aus und optimieren Ihren Vitamin-D-Spiegel. All diese Dinge tragen zu einem besseren Transport von Schilddrüsenhormonen in die Zellen bei. Am besten ist es allerdings, Sie schützen Ihre Zellmembranen. Wie Sie das anstellen, erfahren Sie in Kapitel 24.

Transporterprobleme machen Ihr Levothyroxin unwirksam

Ja, es ist tatsächlich so: rT3 hat denselben Transportmechanismus wie Ihr Glückshormon T3. Das heißt schlicht und einfach: Je mehr rT3 in Ihrem Blutkreislauf gelöst ist, desto beschäftigter sind Ihre Transportproteine, dieses in die Zellen zu schaffen. Damit aber sind die Pforten verschlossen. Das, was Sie wirklich brauchen, nämlich T3, kann dann nicht mehr in der Zelle verarbeitet werden. Und schon sind Sie wieder schilddrüsenkrank, ganz egal, wie hoch Ihr TSH-Wert ist (der, wie ich bereits gesagt habe, ohnehin eher widerspiegelt, wie viele Schilddrüsenhormone sich im Gehirn befinden. Wie hoch der Hormonspiegel in Ihren Körperzellen ist, lässt sich daraus nicht ablesen.).

Aber Vorsicht: Wenn Sie Ihre Blutwerte bestimmen lassen und diese einen hohen rT3-Wert aufweisen, dann ist auch das fT3 erhöht. Wurde Ihr rT3-Wert überhaupt je überprüft? Vermutlich nicht. Die meisten Ärzte würden Ihnen sagen, dass ich wohl nicht ganz dicht sei, denn der rT3-Wert sage überhaupt nichts aus. Glauben Sie mir, ich habe schon einiges eingesteckt, weil ich dafür eintrete, dass dieser Wert überprüft wird. (Wollen Sie mich nicht ein klein wenig dafür trösten, indem Sie diesem Buch in der Amazon-Wertung fünf Sterne geben?) Haben Sie hohe rT3-Werte im Blut, hat das mit diesen Problemen des Transportmechanismus zu tun. Dann aber ist auch der T4-Wert erhöht und das frei zirkulierende T3 ebenfalls. In dieser Situation nützt Ihnen T4-Ersatz wenig, denn dadurch entsteht nur noch mehr rT3. Tatsächlich entsteht durch T4-Einnahme mehr rT3 als aktives T3, wenn Sie Probleme mit den Transportproteinen haben. In diesem Fall wäre ein T3-Präparat sinnvoll. Dieses können Sie entweder zusammen mit dem Thyroxin-Medikament einnehmen oder stattdessen. Ein aussagekräftiger Bluttest unterstützt Ihren Arzt dabei, das richtige Medikament und die richtige Dosierung für Sie zu finden. Dabei sollte man sich darüber im Klaren sein, dass dies ein längerer Prozess ist! Ihre Werte werden eine gewisse Berg-und-Tal-Fahrt absolvieren, bevor Sie schließlich richtig eingestellt sind.

Auf die beschriebene Situation (Schwierigkeiten beim Transport von T4 bzw. T3 in die Zelle) reagiert auch Ihre Hirnanhangsdrüse. Ihre Hirnanhangsdrüse hat andere Transportsysteme, sodass sie noch mit Schilddrüsenhormonen beliefert wird, wenn der Rest des Körpers schon nicht mehr ausreichend versorgt ist. Auch im Gehirn geht das Schilddrüsenhormon nicht so schnell aus, weil es seine eigenen Transporter- und Enzymsysteme hat. Daher ist der TSH-Wert so wenig aussagekräftig. Wie hoch der TSH-Wert ist, zeigt nämlich nur, wie hoch der Schilddrüsenhormonspiegel im Gehirn ist. Es sind die Transportsysteme im Körper (die in Ihren Billionen Körperzellen am Werkeln sind), die der Versorgung Ihrer Zellen Grenzen setzen. Doch genau diese muss gewährleistet sein, wenn Sie Gewicht verlieren, gut aussehen und Freude am Leben haben wollen. Wenn dieses Transportsystem in die Knie geht, dann ist Schluss mit Hochbeamen! Wollen Sie wissen, was die Transportsysteme für Schilddrüsenhormone in Ihrem Körper negativ beeinflussen können? Wenn Sie mit einem der Probleme geschlagen sind, die in Tabelle 5 aufgelistet werden, können Sie sich nicht in jedem Fall darauf verlassen, dass ein »normaler« TSH-Wert auch nur halbwegs Ihre Versorgung mit Schilddrüsenhormonen widerspiegelt. Dann gehören Sie vermutlich zu den Menschen, die mit einem T3-Medikament (oder einem T4-T3-Kombipräparat) besser zurechtkommen.

Tabelle 5: Was das Transportsystem blockiert

- ✓ Fortgeschrittenes Alter
- ✓ Angstzustände
- ✓ Bipolare Störung
- ✓ Chronische Erschöpfung
- ✓ Diabetes
- ✓ Reduktionsdiäten
- ✓ Fibromyalgie
- ✓ Erhöhte Cholesterinwerte
- ✓ Erhöhte Triglyzeridwerte
- ✓ Insulinresistenz
- ✓ Infektionen
- ✓ Entzündungen
- ✓ Lyme-Krankheit
- ✓ Migräne
- ✓ Fettsucht
- ✓ Stress

Sollen Sie T4-Medikamente meiden?

Je gesünder Sie sind, desto wahrscheinlicher ist es, dass ein T4-Medikament wirkt. T4-Medikamente sind keineswegs schlecht, doch sie sind nun einmal nicht für jeden Menschen geeignet. Für chronisch schilddrüsenkranke Menschen funktioniert eine Kombination aus T4 und T3 unter Umständen besser, egal, ob es sich nun um synthetisch hergestellte Hormone oder um ein natürliches Drüsenprodukt handelt. Jeder Mensch ist einzigartig. Wenn Sie unter irgendeinem der in Tabelle 5 erwähnten Probleme leiden, werden T4-Medikamente jedenfalls keinen so durchschlagenden Effekt erzielen. Bei manchen der dort aufgeführten Störungen handelt es sich um wirklich gravierende Erkrankungen. Schon minimale Schwankungen im Energiehaushalt der Zelle führen zu einem dramatischen Einbruch bei der Aufnahme von T4 (dem Transport des Hormons in die Zelle). Aus diesem Grund sind T4-Medikamente bei sehr kranken Menschen weniger wirksam. Die Aufnahme von T3 wird von den oben genannten Störungen nicht so massiv beeinträchtigt. Daher ist es so wichtig, dass Ihr Arzt Ihre Blutwerte wirklich ganz genau überprüft.

Ich persönlich befürchte Folgendes (weil es in der Praxis schon so häufig vorgekommen ist): Ihre T4-Werte werden gemessen und liegen über dem gewöhnlich angegebenen Referenzwert. Die allzu schnelle Schlussfolgerung, die der Arzt oftmals zieht, lautet dann: »Ihre Schilddrüsenhormone liegen im Bereich des Normalen. Es geht Ihnen gut.« Oder: »Ihre Schilddrüsenwerte sind sogar ein bisschen zu hoch. Ein Schilddrüsenproblem haben Sie wirklich nicht.«

Schon leichter Stress kann verhindern, dass ein T4-Medikament (Thyroxin) optimal wirkt. Vielleicht hat Ihr Arzt sogar die Dosierung hochgesetzt (und damit Nebenwirkungen in Kauf genommen), und Sie fühlen sich immer noch schlecht. Sie sind immer noch schilddrüsenkrank, fühlen sich abgeschlafft und niedergeschlagen. Außerdem frieren Sie ständig, haben Schmerzen in Muskeln und Gelenken und alles, was so dazugehört. Haben Sie vielleicht das Gefühl, dass Ihr Schilddrüsenmedikament nicht wirkt?

Kommt Ihnen das alles nur allzu bekannt vor? Kein Wunder, dieser Zustand ist wirklich sehr verbreitet! Um zu den schilddrüsengesunden Menschen zu gehören, gilt es, Folgendes zu tun:

- die Entzündung Ihrer Schilddrüse heilen;
- die Umwandlung von T4 zu T3 fördern;
- die Aufnahme von Giftstoffen und Schwermetallen reduzieren, da beides rT3 erhöht;

- den Transport von T3 fördern;
- Ihre Schilddrüse vor Gluten, Casein und Soja schützen;
- Ihre Schilddrüse vor Fluoriden, Chloriden und Bromiden schützen.

Hier ist der richtige Weg keineswegs, Sie mit mehr und mehr Thyroxin vollzupumpen. Nahrungsergänzungsmittel sind zwar hilfreich, doch die meisten auf dem Markt befindlichen stellen uns Nährstoffe und Co-Faktoren zur Verfügung, die zwar den T4-Wert heben, doch die Umwandlung in T3 nicht verbessern. Wenn Sie richtig getestet wurden und zu wenig T3 haben, dann gibt es drei Wege, dies medikamentös zu beheben:

1. Nehmen Sie zusätzlich zu Ihrem T4-Medikament (Thyroxin) ein T3-Medikament (Trijodthyronin).
2. Nehmen Sie statt Ihres T4-Medikaments ein Kombinationspräparat T3-T4.
3. Setzen Sie die Behandlung mit T4 eine Weile aus und nehmen Sie nur ein T3-Medikament.

Leider gilt der TSH-Test immer noch als das diagnostische Mittel der Wahl, um eine Schilddrüsenunterfunktion festzustellen. Und das ist wirklich Unsinn! Er ist nur eine Größe unter vielen, letztlich sogar die unwichtigste. Was ich damit sagen will, ist Folgendes: Wenn Ihr TSH-Wert gemessen wird, wen interessiert das? Mich jedenfalls nicht, denn das TSH wird von der Hirnanhangsdrüse produziert. Diese hat ihre eigenen Transportsysteme für das Schilddrüsenhormon, die wenig störungsanfällig sind. Die Hirnanhangsdrüse bekommt, was sie will, und zwar als Allererste. Die Körperzellen mögen nicht genug Schilddrüsenhormone abbekommen, doch die Hirnanhangsdrüse wird grundsätzlich bedient. Das ist etwa so, als hätte Ihre Mutter Ihre Schwester bzw. Ihren Bruder lieber als Sie. Das Lieblingskind bekommt alle Geschenke, Sie dürfen nur zugucken. Das TSH sagt nichts darüber aus, wie viel Schilddrüsenhormone in die Zellen gelangen. Es kann sein, dass in all Ihren Körpergeweben zu wenig T3 vorhanden ist, doch der TSH-Wert ist völlig normal. Ist das nicht erschreckend? Erklärt es möglicherweise sogar, weshalb Sie sich so schrecklich fühlen, obwohl Sie »perfekte« oder zumindest »normale« Blutwerte haben? Doch Sie brauchen physiologisch verfügbares T3 in ausreichender Menge, um richtig »da« zu sein.

Bewirken Antidepressiva wirklich, dass Ihre Schilddrüse besser arbeitet?

Kein Antidepressivum der Welt lässt Ihre Schilddrüse anspringen oder sorgt dafür, dass diese besser arbeitet. Wenn Sie Thyroxin (T4) einnehmen und eine chronische Schilddrüsenkrankheit haben, wie ich sie definiere, dann wirkt das Thyroxin bei Ihnen nicht so gut, weil Sie es nicht in T3 umwandeln können. Wenn Sie sich erinnern: Die Zytokine, die durch Entzündungen produziert werden, vermindern die Fähigkeit, T4 in T3 umzuwandeln. Dann haben Sie eine ganze Menge inaktiver Schilddrüsenhormone im Körper, mehr jedenfalls als aktive! Sie gehören zu den Zombies, den lebenden Toten. Antidepressiva verstärken die Wirkung bestimmter Botenstoffe im Gehirn, die Glücksgefühle hervorrufen, wie Dopamin oder Serotonin. Doch sie können nicht die Herstellung von mehr Schilddrüsenhormonen auslösen. Natürlich können Sie Antidepressiva einnehmen, wenn Sie dies möchten, doch wissenschaftliche Studien zeigen, dass bei Frauen mit der entsprechenden Symptomatik Schilddrüsenhormone besser wirken als Antidepressiva.

Ein Pilz!

Wussten Sie, dass Hefepilze auch Neurotransmitter herstellen? Leiden Sie vielleicht sogar gelegentlich unter Scheidenpilz? Haben Sie des Öfteren einen weißlichen Belag auf der Zunge? Oder gar Nagelpilz? Das sind ziemlich eindeutige Anzeichen, doch selbst wenn diese fehlen, kann es sein, dass Ihr Körper von einer Pilzinfektion befallen ist und zu viele Hefepilze produziert, vor allem im Darm. Wenn Ihnen dies bekannt vorkommt, können Sie Ihren Arzt doch um einen genetischen Test bitten. Es kann nämlich sein, dass Ihr

COMT- oder MAO-Regelkreis gestört ist. In diesem Fall leiden Sie immer wieder unter Angstzuständen, weil die das Gehirn anregenden Chemikalien im Übermaß produziert werden. Das heißt: Sie haben viel Glutamat im Gehirn und einen niedrigen GABA-Spiegel (Gamma-Amino-Buttersäure).

Dieses Ungleichgewicht von Botenstoffen im Gehirn müssen Sie ausgleichen. Sie lindern quasi die Angst, indem Sie die Hefepilze im Körper aushungern: Essen Sie keinerlei Zucker oder Stärke mehr. Und nehmen Sie Nahrungsergänzungsmittel, die den Glutamatspiegel reduzieren und GABA vermehren. Ein Gentest hilft Ihnen hier einfach nur herauszufinden, ob das Problem genetische Wurzeln hat. Doch Sie müssen das nicht machen, damit es Ihnen wieder besser geht. Für manche Menschen reicht es aus, einfach nur die Ernährung umzustellen und Probiotika einzunehmen, um ihre Darmflora zu sanieren. Wenn Sie nicht genügend von den »guten« Bakterien im Darm haben, können Ihnen gut 20 Prozent Ihres T3-Hormons verloren gehen. Nach ein paar Monaten können Sie ohnehin sagen, ob sich Ihre Angstzustände reduziert haben. Doch zu diesem Zweck muss auch die Nebenniere genügend Unterstützung haben. Hierfür stehen Ihnen mehrere Möglichkeiten zur Auswahl. Ich habe gute Erfahrungen mit Kräutern gemacht wie zum Beispiel der indischen Pflanze Ashwagandha (Schlafbeere). Auch das im Internet erhältliche Nahrungsergänzungsmittel *Energy Multi-Plex* mit verschiedenen Mineralstoffen und Spurenelementen erzielt eine gute Wirkung. Um die GABA-Produktion anzukurbeln, schätze ich *Honopure*. Dieses Medikament besteht zu 98 Prozent aus Honokiol, einem Wirkstoff der Magnolienpflanze *Magnolia officinalis*. Es steigert die Produktion von entspannenden Botenstoffen im Gehirn wie eben GABA. Honopure ist natürlichen Ursprungs und macht nicht süchtig. Es hat auch andere gesundheitliche Vorzüge, so kann es beispielsweise vor Krebs schützen. Auch Passionsblumentee oder eine Presssaftzubereitung fördert die GABA-Produktion und wirkt entspannend.

Teil II

Die Schilddrüsentests

Kapitel 4

Die Aussagekraft des TSH-Tests

Eine Überprüfung des TSH-Wertes ist angebracht im Rahmen der Früherkennung oder als Teil einer umfassenderen Schilddrüsenuntersuchung. Allerdings sind die einschlägigen Referenzwerte umstritten und nicht unbedingt ein Maßstab für Gesundheit. Das Problem an ihnen ist, dass bei ihrer Festlegung die Kontrollgruppe auch zahlreiche Personen mit überhöhten TSH-Werten umfasste. Das bedeutet konkret: Ist Ihr TSH-Wert laut Test normal, liegt er in einer Höhe, wie sie eigentlich typisch für kranke Menschen ist. Lange Zeit wurde ein solch überhöhter Wert als normal betrachtet. Der Regelfall für die Festlegung von Referenzwerten ist aber – oder sollte sein –, dass man nur Daten völlig gesunder Menschen benutzt, denn schließlich will man ja krankhafte Abweichungen erkennen.

Mithilfe des TSH-Standardtests werden nur etwa 10 bis 20 Prozent der Fälle erkannt, in denen die Betroffenen zu wenig Schilddrüsenhormone haben. Die anderen 80 bis 90 Prozent gelten dann als gesund oder – was noch schlimmer ist – als depressiv. Das kommt bei einer nicht erkannten Schilddrüsenerkrankung relativ häufig vor.

Die konventionelle Behandlung sieht dann folgendermaßen aus:

- Hoher TSH-Wert: Gabe von mehr Schilddrüsenhormonen
- Niedriger TSH-Wert: Gabe von weniger Schilddrüsenhormonen
- Normaler TSH-Wert: Keine Behandlung

Wenn es denn so einfach wäre! Nicht erkannte Schilddrüsenprobleme haben heute schon fast epidemische Ausmaße erreicht. Und der TSH-Wert alleine ist nicht geeignet, um zu überprüfen, ob Sie genügend Schilddrüsenhormone im Körper haben. 80 Prozent der Menschen mit einer Schilddrüsenunterfunktion fallen hier durch das Raster. Vor allem, wenn Sie an einer Autoimmunerkrankung wie Lupus, Hashimoto, Basedow oder multiple Sklerose leiden, ist der TSH-Wert allein nicht ausreichend. Als wenig aussagekräftig erweist er sich auch bei Insulinresistenz, Depressionen, Dauerstress, erhöhten Cholesterinwerten oder chronischen bzw. akuten Entzündungen. De facto hat fast jeder Mensch Entzündungsherde im Körper, das ist schlicht eine Zeiterscheinung und typisch für unsere modernen Lebensbedingungen.

Wenn Sie Pech haben, verschreibt Ihr Arzt Ihnen ein Antidepressivum, mit dem Sie sich eine Zeit lang besser fühlen, aber nach ein paar Monaten geht das alte Spiel von vorne los. Warum? Weil Antidepressiva keine Auswirkung auf die Schilddrüsenhormone haben. Die Einnahme von Antidepressiva stört die körpereigene Serotoninproduktion. Daher ist die richtige Diagnose der Schlüssel zum Wohlbefinden. Und der erste Schritt dazu ist: Gehen Sie zu einem guten Arzt! Dazu mehr in Kapitel 24.

Thyroxin (T4) wird von Ihrer Schilddrüse hergestellt und verteilt sich danach im ganzen Körper. Sobald es zu T3 aktiviert (umgewandelt) wurde, bringt es Ihr Gewebe und Ihre Organe in Gang. Das T3 regelt, wie schnell Ihr Herz schlägt oder wie schnell Sie Fett verbrennen.

Dieser Prozess kann aus den verschiedensten Gründen aus dem Gleichgewicht geraten. Wenn dies geschieht, fühlen Sie sich krank, ja fast dem Tode nah. Daher ist die allgemein übliche Testpraxis so katastrophal. Denn gewöhnlich überprüfen Ärzte nur den TSH-Wert, der aber in den meisten Fällen im Normbereich liegt, was Ihren Arzt dazu veranlasst, Sie für gesund zu erklären, selbst wenn Ihr Körper etwas ganz anderes sagt.

Das liegt daran, dass der TSH-Wert nicht der Wert der Schilddrüsenhormone ist. TSH ist ein Hormon der Hirnanhangsdrüse. Darüber hinaus gibt es zum Teil beträchtliche Unterschiede, welchen Wert jedes Labor als »normal« erklärt. Auch von Ärzten wird dieser Wert unterschiedlich interpretiert. Der TSH-Wert liefert in solchen Fällen verlässliche Aussagen, wenn jemand eine recht selbstgenügsame Lebensweise entwickelt hat, wenn er gesund ist und das Leben genießt, weil er mehrere Millionen auf dem Bankkonto hat und ein harmonisches Familienleben führt. Wenn es solche Leute überhaupt geben sollte, dann sind sie vermutlich auch mit einer optimal funktionierenden Schilddrüse gesegnet.

Je mehr Sie unter Stress stehen, je kränker Sie sich fühlen, desto weniger aussagekräftig aber ist der TSH-Wert. Der Bluttest ist vielleicht geeignet zur Früherkennung, doch als Diagnoseinstrument für Schilddrüsenerkrankungen, auch zur Festlegung der Dosierung von Medikamenten, ist er unbrauchbar und kann zu folgenschweren Fehldiagnosen führen. Unglücklicherweise gibt es immer noch Ärzte der alten Schule, die Ihre Schilddrüsenprobleme erst behandeln, wenn der TSH-Wert bei 4 oder 5 liegt. Das ist für den Betroffenen eine medizinische Katastrophe. Ich habe meinen guten Freund und Kollegen, Dr. David Brownstein, dazu befragt. Er ist Arzt, hat sich auf Schilddrüsenerkrankungen spezialisiert und zu diesem Thema auch mehrere Bestseller geschrieben, unter anderem: *Overcoming Thyroid Disorders*. Zusammen riefen wir 2014 den weltweit ersten »Schilddrüsen-Gipfel« (Thyroid Summit) ins Leben. Dr. Brownstein meint: »Ich behandle nun seit mehr als 20 Jahren Schilddrüsenpatienten. Ich versichere Ihnen, dass die richtige Diagnose bei einer Schilddrüsenerkrankung einiges erfordert: eine umfassende Aufnahme der Krankengeschichte, eine gründliche Tastuntersuchung, das Messen der basalen Körpertemperatur und ein vollständiger Test, der alle mit der Schilddrüse in Zusammenhang stehenden Blutwerte erfasst. Der TSH-Test ist nur *ein* Messwert für die Funktion der Schilddrüse. Daher kann er nicht als einziger Indikator verwendet werden, wenn der Arzt wissen will, ob sein Patient an einer Schilddrüsenerkrankung leidet.« Mehr Informationen über diesen außergewöhnlichen Arzt finden Sie auf: *www.DrBrownstein.com*.

Wenn Sie meine beste Freundin wären, würde ich Ihnen Folgendes raten: Versuchen Sie, Ihren TSH-Spiegel auf einen Wert zwischen 0,1 und 1,0 zu bekommen. Wenn er über 1,0 oder gar 1,5 liegt, sollten Sie Ihren Arzt bitten, Ihnen entsprechende Medikamente zu verordnen und sich an die richtige Einstellung zu machen. Sind Ihre Nebennieren in Ordnung, dann sollte es Ihnen bald besser gehen. Damit will ich sagen: Liegt Ihr TSH-Wert über 1,0, dann haben Sie ein Schilddrüsenproblem und profitieren vermutlich davon, wenn Sie Medikamente nehmen und sich an eine bestimmte Ernährung bzw. einen bestimmten Lebensstil halten. Aber dabei sollten Sie von Ihrem subjektiven Empfinden ausgehen. Wie fühlen Sie sich? Wenn Sie mit Ihrem TSH-Wert (egal, wie hoch er ist) strahlend, glücklich und gesund sind, dann brauchen

Sie keine Behandlung. Ihr subjektives Wohlbefinden ist eine höchst individuelle Angelegenheit und hängt auch von anderen Dingen ab, zum Beispiel von Ihren Neurotransmittern, Hormonen und Ihrem Ferritinwert (Eisen). Behandeln Sie sich, nicht Ihre Werte!

Es steht sogar im *British Medical Journal*, der ältesten medizinischen Fachzeitschrift der Welt: Der TSH-Test ist nicht besonders aussagekräftig, wenn es um die klinischen und stoffwechselbedingten Ursachen einer primären Schilddrüsenerkrankung geht. »Im Gegensatz zur hohen Korrelation mit den beiden frei zirkulierenden Schilddrüsenhormonen haben wir keine oder nur eine schwache Korrelation mit dem Serum-TSH gefunden.«

Gerade ältere Menschen haben häufig einen leicht erhöhten TSH-Wert, und es geht ihnen trotzdem gut. Mit den Jahren steigt auch der TSH-Wert ein wenig an. Das ist in Ordnung oder – anders gesagt – »normal«. In einer wissenschaftlichen Studie wurde festgestellt, dass nicht ganz 7 Prozent der Menschen zwischen 60 und 79 Jahren und mehr als 12,5 Prozent der über 80-Jährigen einen leicht erhöhten TSH-Wert haben, aber keine aggressiven Gaben von Schilddrüsenhormonen brauchen.

Kapitel 5

Die besten Laboruntersuchungen

Sie werden viel schneller schilddrüsengesund, wenn Ihre Schilddrüsenwerte korrekt überprüft werden. Viele Ärzte lassen nur den TSH-Wert messen und entscheiden dann anhand seiner Ergebnisse, ob Sie Medikamente bekommen sollen und wenn ja, in welcher Dosierung. Eine im *Journal of Clinical Endocrinology and Metabolism* veröffentlichte Studie aber belegt, dass das Sterblichkeitsrisiko (bei Krankenhauspatienten) steigt, wenn der T3-Wert niedrig ist. Dies schwächt offensichtlich den Körper. Wenn Sie das freie T3 und das Gesamt-T3 bei sich messen lassen wollen, bitten Sie Ihren Arzt darum. Dieses Kapitel soll Ihnen helfen herauszufinden, welche Tests sinnvoll sind und welche Werte sich dabei ergeben können. Zunächst einmal: Es gibt Funktionstests und Strukturtests. Das sind zwei ganz verschiedene Dinge.

Der beste Strukturtest

Der beste Strukturtest ist die Sonografie, im Alltagsjargon auch einfach Ultraschall genannt. Ich mag sie schon deshalb, weil sie sicher, kostengünstig und strahlungsfrei ist. Eine Ultraschalluntersuchung ist nicht invasiv (niemand pikst Sie) und liefert Bilder von Ihrer Schilddrüse, indem Schallwellen ins Gewebe geschickt werden. Deren Reflexion ergibt das Bild. So lässt sich mühelos feststellen, ob die Schilddrüse vergrößert oder entzündet ist. Leider wird sie in den Arztpraxen recht selten angewendet. Gewöhnlich schickt der Arzt Sie nur zum Ultraschall, wenn er einen Schilddrüsentumor ausschließen will. Ich würde Ihnen jedoch empfehlen, grundsätzlich eine Ultraschalluntersuchung der Schilddrüse machen zu lassen. Dazu sind keine speziellen Vorbereitungen nötig.

Die besten Schilddrüsenfunktionstests

Freies Thyroxin (fT4)

Normwert: 0,8 bis 1,8 Nanogramm pro Deziliter
Auch dieser Wert trägt seinen Teil zum Gesamtbild bei, eignet sich aber ebenso wenig zur alleinigen Diagnose wie der TSH-Wert. Das liegt vor allem daran, dass der freie T4-Wert energieabhängig ist. Funktionieren bei Ihnen die Transportsysteme nicht – das ist dann der Fall, wenn die Bindung an die Transportproteine nicht funktioniert –, kann das T4 nicht in die Zelle gelangen. Dann steigt der T4-Wert im Blut automatisch an. (Auch wenn Sie sich schlecht fühlen.) Ist das T4 an ein Protein gebunden, ist es nicht mehr »frei«. Der Wert für das freie T4 ist vor allem dann hoch, wenn Sie unter chronischem Stress leiden, unter Fibromyalgie oder Depressionen. In diesem Fall nämlich legen die Transportproteine, die es normalerweise in die Zelle schleusen, eine Pause ein!

T4 gesamt oder Gesamtthyroxin

Normwert: 140 bis 175 Nanogramm pro Deziliter
Dieser Wert gibt an, wie viel freies und (an Proteine) gebundenes T4 in Ihrem Blut vorliegt. Dieser Wert wird in Bluttests häufig angegeben, obwohl er eigentlich nichts besagt. Was Sie brauchen, ist Ihr freies T4 (also das, welches nicht an ein Protein gebunden ist).

Freies T3 (fT3) oder freies Trijodthyronin

Normwert: 3,5 bis 4,3 Pikogramm pro Milliliter
Diesen Wert sollten Sie auf jeden Fall bestimmen lassen. Er signalisiert, wie viel nicht an ein Protein gebundenes T3 Ihnen zur Verfügung steht. Diese Form

von T3 brauchen Sie, um Ihre Zellen mit neuer Energie zu versorgen und Ihre Schilddrüse gesund zu erhalten. Er zeigt sehr klar, was mit den Schilddrüsenhormonen in Ihrem Körper los ist. Wenn Sie ein T3-Medikament einnehmen, sollten Sie es an dem Tag, an dem Sie den Bluttest machen, weglassen.

Reverses T3 oder rT3

Normwert: < 15 Nanogramm pro Deziliter (auch angegeben als: < 150)
Auch diesen Wert sollten Sie unbedingt bestimmen lassen. Normalerweise müssen Sie darum bitten (oder den Arzt sogar drängen). Auf jeden Fall sollte der Wert unter 150 liegen. Das hat einen ganz einfachen Grund: Je mehr rT3 Sie haben, desto weniger Wohlfühlhormon T3 gelangt in Ihre Zellen. Einzelne Daten lassen vermuten, dass rT3 die Einschleusung von T3 in die Zellen um bis zu 34 Prozent verringert.

Verhältnis fT3 zu rT3

Normwert: > 2
Das ist der aussagekräftigste Wert, wenn Sie wissen wollen, was in Ihren Zellen genau passiert. Das Verhältnis dieser zwei Biomarker wurde in hoch angesehenen medizinischen Fachzeitschriften heiß diskutiert, und das teils schon vor mehr als 20 Jahren. Es handelt sich also keineswegs um neuere Erkenntnisse. Ich sage Ihnen das nur, weil es nicht wenige Ärzte gibt, die ihre Patienten mit der Auskunft nach Hause schicken, dieser Wert sei »völlig bedeutungslos«. Ich versichere Ihnen, das stimmt nicht. Mit diesem Wert erhalten Sie einen Anhaltspunkt über die Aufnahme von Schilddrüsenhormonen in Ihrem Gewebe. Sie brauchen beide Werte, also den fT3- und den rT3-Wert. Dann teilen Sie fT3 durch rT3. Dabei sollte eine Zahl größer als 2 herauskommen, am besten eine, die zwischen 10 und 20 liegt. Sinkt dieser Wert auf unter 2 ab, dann sind Sie schilddrüsenkrank.

Sie mögen Mathe nicht? Hilft nichts. Diese einfache Aufgabe müssen Sie lösen. Das Schwierigste dabei ist, dass die Einheiten, in denen Ihr fT3- und Ihr rT3-Wert angegeben sind, dieselben sein müssen. Als ich mich zum ersten Mal an diese Rechenoperation wagte, war das der blanke Horror. Ich habe fast eine Stunde gebraucht, bis ich gemerkt habe, dass meine beiden Biomarker in unterschiedlichen Maßeinheiten aufgeführt waren. Man kann das Verhältnis der beiden Stoffe jedoch nur korrekt ermitteln, wenn die Einheit dieselbe ist. Meine Blutwerte stammten von *einem* Labor, doch war das fT3 in pg/ml (Pikogramm pro Milliliter) angegeben, der rT3-Wert aber in ng/dl (Nanogramm pro Deziliter). Das sind vier verschiedene Angaben. Manche Labors messen auch in pmol/l (Pikomol pro Liter), das macht alles noch komplizierter. Sie können leider beim Labor die Werte nicht in einheitlichen Maßzahlen bestellen, daher müssen Sie selbst umrechnen. Wenn Sie kein Mathegenie sind, wird das alles schon ziemlich schwierig. Um Ihnen das Leben ein wenig leichter zu machen, habe ich ein Umrechnungsprogramm online gestellt, das Sie sich herunterladen können. Dort können Sie per Dropdown-Menü Werte einstellen und bekommen per Knopfdruck Ihre Verhältniszahl. Das Programm heißt »Easy Thyroid Lab Converter«, Sie finden es auf meinen beiden Webseiten: *www.ScriptEssentials.com/ThyroidConverter* und auf *www.SuzyCohen.com/ThyroidConverter.*

Ihre Schilddrüsengesundheit in Zahlen

Die unten genannten Werte sind sozusagen das Optimum. Das heißt aber nicht, dass sie in irgendeiner Form »normal«, andere Werte dagegen »anormal« wären.

rT3	< 15 ng/dl (auch: < 150)
Ferritin	70 bis 90 mg/dl
TSH	0,1 bis 1,5 mlU/l
Freies T3	3,5 bis 4,3 pg/ml
T3 gesamt	140 bis 175 ng/dl
Freies T4	0,8 bis 1,8 ng/dl
TPO Antikörper	weniger als 20 IU/ml
T3/rT3-Verhältnis	größer als 2

Thyroflex-Schilddrüsentest[2]

Dieser Test ist supereinfach und das Beste daran ist: Sie brauchen dafür keine Federn (sprich: kein Blut) zu lassen! Ihr Arzt kann den Reflex an Ihrem Arm testen. Im Grunde werden dabei mit einer Art Reflexhammer Finger- und Handgelenkreflexe getestet. Wenn man mit dem Gerät die richtige Stelle berührt, reagiert der Oberarmspeichenmuskel (*Musculus brachioradialis*). Da Sie bei diesem Test einen Sensor tragen, wird jeder noch so feine Impuls an den Computer weitergeleitet. Sofern korrekt ausgeführt, ist der Test extrem genau, zudem ist das Resultat sofort verfügbar. Wenn der Reflex gebremst ist, spricht dies für eine Schilddrüsenunterfunktion. Ärzte schätzen, dass dieses Gerät in 90 Prozent der Fälle richtig liegt. Die Mediziner, mit denen ich gesprochen habe, gehen davon aus, dass der Thyroflex-Test auf jeden Fall aussagekräftiger ist als der TSH-Wert allein. Die Werte für die Entspannungsphase nach der erfolgten Reflexantwort korrelieren jedenfalls stärker mit dem T3-Spiegel im Gewebe als der TSH-Wert im Blut.

Die Körpertemperatur als Signal

Normwert: nicht höher als 37,1 (ggf. 37,3) Grad Celsius
Ein klassischer Hinweis auf den Zustand der Schilddrüse ist die sogenannte Basaltemperatur. Das wirkt zwar ein bisschen altmodisch, aber schließlich gibt es diese Methode auch schon eine ganze Weile. Ich persönlich schätze sie, weil sie so einfach ist und wieder mal: Niemand steckt Ihnen eine Nadel in die Vene. Bei Frauen schwankt die Basaltemperatur mit dem Zyklus. Sie ist mal höher, mal niedriger, daher gibt sie guten Aufschluss über den Stand der Dinge im weiblichen Körper. Was die Schilddrüse angeht, sollten Sie Ihre Basaltemperatur vor Tag 19 bis 22 des Monatszyklus messen. Dabei ist der

2 Dieser Test ist bei Drucklegung in Europa nicht erhältlich, allerdings ist es möglich, ihn aus den USA zu beziehen.

erste Tag immer der Tag, an dem die Monatsblutung einsetzt. Wenn wir älter werden, sinkt die Körpertemperatur automatisch. Vergessen Sie das nicht.

Um die Basaltemperatur zu messen, brauchen Sie nur das richtige Thermometer. Am besten kaufen Sie ein Basalthermometer. Das gibt es für Frauen, die gerne schwanger werden möchten, denn damit kann man die Zeit des Eisprungs bestimmen. Mit dem Basalthermometer lassen sich kleinste Temperaturunterschiede feststellen. Aber Sie können auch ein normales Fieberthermometer verwenden. Das finden Sie in allen Apotheken, manchmal auch in Drogeriemärkten. Und so gehen Sie vor:

1. Morgens gleich nach dem Aufwachen (innerhalb von fünf Minuten nach dem Aufwachen) stecken Sie, noch bevor Sie aufstehen, das Basalthermometer in die Achselhöhle.
2. Das Thermometer piepst, wenn es die Messung beendet hat. Gewöhnlich dauert das nur eine Minute.
3. Die Temperatur sollte zwischen 37,1 und 37,3 Grad Celsius liegen (Normalwert).
4. Wiederholen Sie die Messung an mindestens sieben aufeinanderfolgenden Tagen.

Erreicht Ihre Temperatur die 37,1 Grad Celsius nicht (oder kaum), ist die Wahrscheinlichkeit hoch, dass Ihre Schilddrüse nicht richtig funktioniert. Haben Sie Ihre Monatsblutung noch, so können Sie die Basaltemperatur auch während der Menstruation messen. Erwachsene Frauen, die keine Blutung mehr haben, und erwachsene Männer können diese Messung zu jedem beliebigen Zeitpunkt vornehmen. Manche Menschen messen lieber unter der Zunge (statt in der Achselhöhle). Dann liegt der Normwert etwas höher, nämlich bei 37,7 bis 37,9 Grad Celsius. Eine orale (im Mund gemessene) Temperatur unter 37,7 Grad Celsius wäre als starker Hinweis darauf zu werten, dass Sie schilddrüsenkrank sind.

Wir wissen zwar, dass Leute mit Schilddrüsenunterfunktion leicht frieren, aber – und hier kommt die Überraschung – das muss nicht immer stimmen! Und was, wenn Ihre Basaltemperatur dem Normwert entspricht, Sie jedoch andere Symptome einer Schilddrüsenunterfunktion aufweisen? Das kann durchaus der Fall sein. Mitunter ist dies ein Hinweis darauf, dass Sie Antikörper in sich tragen, die Ihre Schilddrüse angreifen (was bei der Hashimoto-Thyreoiditis oder bei Morbus Basedow der Fall ist). In diesem Fall würde ich einen Bluttest vornehmen lassen, der Ihre TPO-Antikörper und Ihre Antikörper gegen Thyreoglobulin (TAK) misst. Lassen Sie diesen Test bei zwei verschiedenen Labors durchführen, und zwar möglichst nach einer Blutabnahme zwischen sieben und neun Uhr morgens, wenn die Antikörperproduktion auf Hochtouren läuft.

Die Basaltemperatur allein nämlich lässt noch keine sicheren Rückschlüsse auf Schilddrüsenerkrankungen zu. Chronische Erkrankungen setzen die Funktion der Mitochondrien herab. (Diese »Mitos« liefern die Energie für den Körper.) Sie sind wie kleine Motoren in unseren Zellen, die Wärme und energiereiche Moleküle (ATP oder Adenosintriphosphat) erzeugen. Funktionieren diese »Mitos« nicht richtig, dann sind Sie schilddrüsenkrank, weil der Transport von T3 in die Zelle nicht funktioniert. Es ist Ihnen vielleicht nicht bekannt, dass es eine Theorie gibt, wonach die Mitochondrien vor Jahrmillionen eine symbiotische Beziehung zum Menschen eingingen. Während der Mensch sich entwickelte, durchstreiften die Mitochondrien als frei lebende Bakterien die Wildbahn. Dann aber haben Mensch und Mitochondrium beschlossen, dass es für beide Seiten besser wäre, wenn man künftig zusammenarbeiten würde. Statt nur zwei Moleküle ATP pro Mitochondrium herzustellen, ist der Mensch nun imstande, 38 ATP-Moleküle pro Mitochondrium zu generieren. Und wir haben Billionen von Mitochondrien im Körper, die wie Motoren wirken. Alle »Mitos« zusammengenommen wiegen dreieinhalb Pfund. Ihre Heilung wird also weiter auf sich warten lassen, wenn Sie Ihre Mitochondrien nicht unterstützen.

Wenn Sie Schilddrüsenhormone einnehmen, weil Ihre Körpertemperatur zu niedrig ist, Ihre Schilddrüsenwerte sich aber trotzdem nicht verbessern, heißt das vermutlich, dass irgendein anderes Problem dafür verantwortlich ist. Zum Beispiel die Lyme-Krankheit, die ebenfalls mit chronisch zu niedriger Körpertemperatur einhergeht. Ihr Arzt kann feststellen, ob Sie eine Infektion haben. Möglicherweise ist es ja auch nicht die Lyme-Krankheit. Jede nicht diagnostizierte Infektion greift Ihre kostbaren Mitochondrien an und schädigt sie. Möglicherweise wird Ihnen auch deshalb nicht warm, obwohl Sie Unmengen von Schilddrüsenhormonen einnehmen.

Und was reduziert die Körpertemperatur noch? Beispielsweise eine Vergiftung mit Fluorchinolonen, die als Antibiotika eingesetzt werden. Sie wirken auf den Körper wie eine Chemotherapie und vergiften die Zellen, indem sie die DNS-Stränge entspiralisieren. Vereinfacht ausgedrückt: Das Resultat dieses recht komplizierten Prozesses ist, dass Ihre Körpertemperatur sinkt. Wenn Sie also Antibiotika dieses Typs eingenommen haben (Ciprofloxacin, Levofloxacin, Ofloxacin, Moxifloxacin) und Ihre Basaltemperatur niedrig ist, dann sollte Ihre Schilddrüsenmedikation angepasst werden, um dies zu berücksichtigen.

Folgende Tests sollten Sie unbedingt durchführen lassen, wenn Sie unter chronischer Erschöpfung leiden:

In Kapitel 23 finden Sie mehr zu den Symptomen chronischer Erschöpfung. Der Grund für diese Probleme ist häufig in einem zu niedrigen Ferritinwert zu suchen. Um festzustellen, ob dies bei Ihnen der Fall ist, müssen Sie Bluttests machen lassen. Möglicherweise haben Sie einen normalen Hämatokritwert, der den Anteil fester Bestandteile im Blut (Erythrozyten/rote Blutkörperchen) angibt. Das ist neben dem Hb-Wert in Deutschland der zweite, meistberücksichtigte Standardtest für Eisenwerte. Aber obwohl Ihr Hämatokritwert vielleicht normal ist, kann der Ferritinwert häufig erschreckend niedrig sein!

Ferritin

Normwert: 70 bis 90 Milligramm pro Deziliter

Auch dieser Wert muss durch einen Bluttest festgestellt werden. Sie können das Eisen im Blut direkt messen, diesen Wert finden Sie auf der Laborauswertung dann unter »Eisen«. Oder Sie lassen die Speicherform testen: das

Ferritin. Auf diese Weise habe ich übrigens herausgefunden, dass ich niedrige Schilddrüsenwerte hatte, denn mein Ferritinwert war niedrig, während die Werte für Eisen und Hämatokrit im Normalbereich lagen. Eisenmangelanämie entsteht durch zu wenig verwertbares Eisen im Körper. Diese Form der Blutarmut ist die am weitesten verbreitete Mangelerscheinung auf der ganzen Welt. Die Weltgesundheitsorganisation (WHO) schätzt, dass zwei Milliarden Menschen (etwa 30 Prozent der Weltbevölkerung) darunter leiden. Unbehandelt führt dies zu rascher Ermüdbarkeit, Kopfschmerzen, Konzentrationsproblemen, Reizbarkeit, Schwindelgefühlen, Herzrasen, spröden Haaren und Nägeln, Schuppen und ständigem Frieren.

Wenn der Ferritinwert niedrig ist, wird die Umwandlung von T4 in T3 behindert, was die sogenannte Schilddrüsenresistenz ausmacht. Die von der Schilddrüse produzierten Hormone können nicht zellverfügbar aktiviert werden. Energiemangel bei niedrigen Ferritinwerten führt man gewöhnlich auf Sauerstoffmangel zurück. Doch dafür ist weniger die mangelnde Kapazität des Sauerstofftransports verantwortlich als die reduzierte Aktivität der Schilddrüse. Ein Tipp: Wenn Sie Eisen als Nahrungsergänzungsmittel einnehmen, sollten Sie darauf achten, dass Sie es von den Schilddrüsenmedikamenten getrennt einnehmen. Eisen setzt die Wirksamkeit der Schilddrüsenhormone herab.

Frieren Sie häufig, dann hat das vielleicht mit Eisenmangel zu tun. Bei immerhin 20 Prozent der Betroffenen ist das so. Mehr dazu finden Sie in Kapitel 14, wo es um Eisenmangel und chronische Müdigkeit geht.

Nebennierenhormontests

Wenn zu Beginn Ihrer Erkrankung die Aktivität der Schilddrüse zurückgeht, wird dies zunächst durch das Cortisol aus den Nebennieren aufgefangen, was diese aber allmählich überlastet. Wenn Sie dann beginnen, Schilddrüsenhormone einzunehmen, geht es Ihnen anfangs besser, doch dann folgt der Absturz. Und das liegt an Ihren nicht diagnostizierten Problemen mit der Nebenniere. Die Nebennieren sind sehr empfindliche Drüsen. Sie steuern die Reaktion des

Körpers auf Entzündungen. Und sie schütten Cortisol aus, das Stresshormon, sowie Aldosteron und Adrenalin (auch Epinephrin genannt). Wenn Ihre Nebennieren beeinträchtigt sind, werden Sie müde und entwickeln Unterzucker. Die meisten Menschen, die schilddrüsenkrank sind, leiden meiner Ansicht nach auch unter einer Überbelastung der Nebennieren. Ich möchte wetten, dass nahezu alle meine Leser nicht nur Schilddrüsenprobleme haben, sondern auch mit einer Ermüdung der Nebenniere kämpfen. Leider sind die meisten Ärzte wiederum nicht bereit, dies durch Labortests überprüfen zu lassen.

Wir leben de facto in einer Welt, in der sich bei niedrigem Schilddrüsenhormonspiegel in den Zellen auch Unregelmäßigkeiten bei den Nebennierenhormonen zeigen (deren Spiegel entweder so hoch liegt, dass dies niemandem mehr guttut, oder er durch jahrelangen Stress fast unter die messbare Grenze rutscht). Ein niedriger Schilddrüsenhormonspiegel bewirkt zunächst einmal, dass die Nebenniere vermehrt arbeitet. Doch nach einer Weile greift die Überbeanspruchung auch diese an. Dann sollte man auf jeden Fall überprüfen lassen, woran das liegt. Cortisol, das von den Nebennieren ausgeschüttet wird, wirkt entzündungshemmend. Wenn Sie sich ausruhen, können sich Nebennieren und Schilddrüse regenerieren. Sind beide allerdings völlig überlastet, dann brauchen Sie pflanzliche Mittel, die beides stärken.

Geben Sie Ihren Nebennieren nicht, was diese brauchen, so können Ihre Schilddrüsenmedikamente gar nicht wirken. Ein Autounfall, die Geburt eines Kindes, der Verlust eines geliebten Menschen oder eine negativ verlaufende Trennung können die Nebennieren noch jahrelang in Mitleidenschaft ziehen. Daraus entsteht dann ganz automatisch ein Problem mit der Schilddrüse, da die beiden Hand in Hand arbeiten. Ein klarer Indikator dafür sind folgende Punkte:

- Wenn Sie mit Ihren Schilddrüsenmedikamenten nicht zurechtkommen, müssen Sie vielleicht zuerst die Nebennieren wieder aufbauen, zum Beispiel, wenn Sie Ihre Dosis immer weiter und weiter erhöhen müssen.
- Reagieren Sie nicht oder kaum auf Ihre Schilddrüsenmedikamente und Ihre Symptome bessern sich nicht, dann sollten Sie Ihre Nebennieren kontrollieren lassen.

- Produziert Ihr Körper Adrenalin statt Cortisol, dann haben Sie Nebennierenprobleme. Das merken Sie daran, dass Sie ängstlicher sind als früher. Nahezu jeder Mensch mit chronischer Erschöpfung oder Fibromyalgie hat mit Nebennierenproblemen zu kämpfen. Einige Methoden, damit fertigzuwerden, finden Sie in Kapitel 23.
- Vielleicht haben Sie ja auch einen Progesteronmangel oder Magnesiummangel – beides würde die Funktion der Nebennieren beeinträchtigen.

Das Ganze ist ein Teufelskreis, doch wenn Sie wirklich schilddrüsengesund leben wollen, müssen Ihre Nebennieren funktionieren. Daher ist es so wichtig, die Laborwerte für die Nebennierenhormone zu erfahren, ganz besonders, wenn Sie auf Ihre Schilddrüsenmedikamente nicht ausreichend ansprechen. Schilddrüsenhormone können nicht wirken, wenn Ihre Nebennieren nicht richtig arbeiten. Daher wiederhole ich: Sie müssen die mangelnde Balance der Nebennieren erst ausgleichen, bevor Sie haufenweise Schilddrüsenhormone einnehmen. Denn Dauerstress, chronische Entzündungen, Depressionen, Fibromyalgie und chronische Erschöpfung haben zur Folge, dass Ihr Gehirn ein weniger bioaktives TSH ausschüttet. Dann aber sinkt auch der Spiegel der T4- und T3-Hormone.

Achten Sie darauf, dass Sie nicht zu viel Schilddrüsenhormone einnehmen. Bringen Sie zuerst die Nebennierenfunktion in Ordnung, damit Ihre Medikamente die optimale Wirkung entfalten können. Es ist ein klassischer Fehler der Hausärzte, dass sie die Dosis der Schilddrüsenhormone ständig steigern, sich aber nicht um die Nebennierenfunktion kümmern. Wenn Ihre Nebennieren richtig arbeiten, sprechen Sie auf die Schilddrüsenmedikamente besser an und fühlen sich vom Scheitel bis zur Sohle besser.

Die Funktion der Nebennieren lässt sich gut mit sogenannten adaptogenen Pflanzen beeinflussen. Dazu gehören die indische Pflanze Ashwagandha, Asiatischer Ginseng (*Panax Ginseng*), Rosenwurz (*Rhodiola rosea*) und andere. Da es zur Verbesserung der Nebennierenfunktion schon zahlreiche Bücher gibt, möchte ich auf dieses Thema hier nicht näher eingehen.

Entscheidend ist, dass Ihre Nebennierenfunktion möglicherweise gestärkt werden muss, damit Sie gut auf Ihre Schilddrüsenmedikamente ansprechen.

Lassen Sie Ihren Arzt also nicht einfach ständig die Dosis erhöhen! Schilddrüsenmedikamente sind keine Schmerz- oder Schlafmittel. Jene verursachen Abhängigkeit, das heißt, dass der Körper sich an den Effekt gewöhnt und man immer höhere Dosen braucht, um denselben Effekt zu erzielen. Bei Schilddrüsenmedikamenten aber entwickelt sich keine solche Toleranz bzw. Sucht. Daher brauchen Sie nicht mehr davon, außer Sie entwickeln eine Resistenz dagegen. Diese aber hat damit zu tun, dass die Nebennieren nur eingeschränkt funktionieren. Wenn Sie Ihre Dosis alle paar Monate erhöhen müssen, dann hat sich Ihr Zustand verschlechtert. Oder Sie haben eine grundlegende Fehlfunktion der Nebennieren, die bis jetzt niemand erkannt hat.

Schilddrüsen-Antikörper

Hier sind die Normwerte wie folgt anzusetzen:

TSH-Rezeptor-blockierender Antikörper (TRAK)	< 1,75 IU/ml
TSI Immunglobulin (bei Morbus Basedow oder Struma multinodosa wichtig)	< 130 Prozent
TPO-(Thyreoperoxidase)-Antikörper	< 30 IU/ml
Thyreoglobulin-Antikörper (TGAb)	< 3 ng/ml oder < 40 IU/ml
TSH-Stimulation blockierender Antikörper (TBAb)	< 40 Prozent
Thyroidea-stimulierender Antikörper (TSAb)	< 140 Prozent

Die oben genannten Werte finden Sie vielleicht auf Ihrem Laborblatt. Die Bezeichnungen dafür unterscheiden sich, daher habe ich die gebräuchlichsten hier aufgenommen. All diese Biomarker signalisieren unter Umständen eine Autoimmunerkrankung der Schilddrüse. Diese bewirkt, dass Ihre Schilddrüse angegriffen und Stück für Stück reduziert wird. Daher sollten die Antikörperwerte möglichst niedrig liegen bzw. gar keine vorhanden sein. Wenn Sie über den Normwerten liegen, dann müssen Sie auf Soja, Casein und Gluten vollkommen verzichten. Am besten essen Sie gar kein Getreide und nehmen keine Lektine (eine komplexe Proteinform) zu sich.

T3-Uptake

Normwert: 24 bis 39 Prozent
Im Grunde ist dies ein Maß für die Proteine, die T4 im Blut transportieren. Wenn der TBG-Wert (Thyroxin-bindendes Globulin) nicht normal ist, wird dieser Wert ungenau. Ich verlasse mich auf diesen Wert überhaupt nicht, da er sich verändert, je nachdem, welche Medikamente Sie einnehmen oder welche Erkrankungen Sie haben. Wenn Sie Medikamente nehmen, die mit der körpereigenen T4-Produktion konkurrieren (wie Levothyroxin zum Beispiel), dann ist diese Zahl recht veränderlich. Die Zusammenhänge lassen sich nicht simpel zusammenfassen, aber im Grunde kann man sagen: Der Wert für den T3-Uptake ist niedrig, wenn Sie eine Schilddrüsenunterfunktion haben. Er ist hoch, wenn Sie eine Schilddrüsenüberfunktion haben. Ich erwähne ihn hier nur, weil ich Ihnen ein vollständiges Bild geben möchte. Sie werden diesen Wert möglicherweise auf Ihrem Laborblatt finden, doch als Hinweis auf den Zustand Ihrer Schilddrüse ist er nicht wirklich aussagekräftig, weil er von zu vielen zusätzlichen Faktoren beeinflusst wird.

Jod

Normwert: 100 bis 199 Mikrogramm pro Liter
Jedermann will wissen, wie hoch sein Jodspiegel ist. Ich finde das gut. Die Schilddrüse nimmt Jod auf wie ein Schwamm. Sie braucht dieses Mineral, um die körpereigenen Schilddrüsenhormone herzustellen. Bei einem Jodmangel liegt der T4-Wert niedrig. Am besten misst man den Jodspiegel anhand des 24-Stunden-Sammelurins. Die Begutachtung der Haut, wie sie von manchen Ärzten eingesetzt wird, ist mir suspekt. Meiner Ansicht nach fällt dieser Test bei fast jedem Menschen positiv aus. Ein niedriger Jodspiegel erfordert nicht automatisch hohe Langzeitgaben von Jod. Sie sollten davon nicht zu viel einnehmen. Essen Sie einfach jodreiche Lebensmittel, bis sich der Wert wieder normalisiert hat. Wenn Sie Medikamente einnehmen, die den Jodspiegel reduzieren, wie zum Beispiel Medikamente mit Fluor, dann haben Sie vermut-

lich Jodmangel. Informieren Sie sich in Kapitel 8, vor allem in Tabelle 8, die Ihnen zeigt, vor welchen Medikamenten Sie sich in Acht nehmen müssen.

Sexualhormon-bindendes Globulin (SHBG)

Normwert bei Frauen: < 70
Normwert bei Männern: < 30
Was hat Ihr »Sexualhormon« mit der Schilddrüse zu tun? Bei Frauen eine ganze Menge. Bei Männern ist der Zusammenhang nicht so auffällig. Wenn Sie also ein Mann sind, müssen Sie Ihren SHBG-Wert nicht unbedingt überprüfen lassen. Der Spiegel dieses Biomarkers steigt in Abhängigkeit von drei chemischen Stoffen an: Östrogen, Insulin oder Schilddrüsenhormon. Hier gibt es einen direkten Zusammenhang. Wenn Ihr SHBG niedrig ausfällt, dann kann das dreierlei bedeuten. Dann haben Sie entweder

1. einen niedrigen Östrogenspiegel,
2. einen hohen Insulinspiegel (der Zusammenhang mit Diabetes wird weiter unten erklärt) oder
3. einen niedrigen Schilddrüsenhormonspiegel.

Am besten lassen Sie zuerst Ihren Östrogenspiegel bestimmen. Versuchen Sie, den Östrogenspiegel auf ein normales Niveau zu bringen.[3] Als Nächstes wäre eine Analyse des 24-Stunden-Sammelurins angemessen (für die Bestimmung des Jodspiegels). Dann lassen Sie den SHBG-Wert nochmals bestimmen. Wenn er immer noch niedrig ist, heißt das, dass Sie zu wenig Schilddrüsenhormone abbekommen. Wenn Sie Schilddrüsenhormone einnehmen und Ihr SHBG-Wert konstant niedrig bleibt, heißt das, dass Sie eine Schilddrüsenhormon-Resistenz entwickelt haben. Das ist es, was ich schilddrüsenkrank nenne.

3 Sie könnten es u. a. mit Traubensilberkerzenextrakt, Cimicifuga racemosa, versuchen. Anm. d. Übs.

Welcher Wert »niedrig« ist, wird meist unterschiedlich veranschlagt. Für unsere Zwecke mag es genügen, für Frauen einen Wert unter 70 anzusetzen, für Männer einen unter 30. Wenn Ihr SHBG-Wert so niedrig liegt, heißt das, dass Sie entweder zu wenig Östrogen oder zu wenig Schilddrüsenhormone (und möglicherweise auch beides) haben. In diesem Fall wäre eine Behandlung mit reinem T3-Hormon angezeigt (kein Kombinationspräparat oder ein reines T4-Präparat). Wenn ich Arzt wäre und keine Pharmazeutin und Sie wären mein Patient, dann würde ich Ihnen bei erhöhten SHBG-Werten erst einmal empfehlen, Ihren Insulinspiegel zu senken, bevor ich Ihnen Schilddrüsenmedikamente verschreibe. Ich habe einen zusammenfassenden Artikel über diese Problematik geschrieben und ihn auf meiner Webseite unter dem Titel »Many Diseases Linked to High Insulin, The Longer Story« publiziert. Ein Serum-Insulinwert von über 10 ist nicht gut, über 25 weist er möglicherweise auf Diabetes hin. Wichtig ist also, zuerst den Insulinwert in den Griff zu bekommen. In meinem Artikel erfahren Sie, wie Sie dies mit natürlichen Nahrungsergänzungsmitteln hinbekommen, die beispielsweise Quercetin, Resveratrol und andere Nährstoffe enthalten. In meinem Buch über die natürliche Heilung von Diabetes (*Diabetes heilen ohne Medikamente*) finden Sie dazu mehr.

Schilddrüsenmedikamente einzunehmen, kann Ihren SHBG-Wert senken, doch es ist besser für Sie, zuerst das Insulin in den Griff zu bekommen. Dann wirken die Schilddrüsenmedikamente besser. Nehmen wir einmal an, Sie nehmen Medikamente für Ihre Schilddrüse ein. Dann wandern die Inhaltsstoffe zuerst einmal in die Leber. Unter anderem dort wird das bioaktive T3 hergestellt. Wenn Sie also Ihren SHBG-Wert messen und dieser nach einigen Monaten der Einnahme von Schilddrüsenmedikamenten immer noch hoch ist, ist das ein Zeichen, dass Sie nicht genügend Schilddrüsenhormone haben. Ein gut informierter Arzt sollte die Dosierung Ihrer Schilddrüsenmedikamente anpassen. Wenn Sie Schilddrüsenmedikamente einnehmen, sollte sich der SHBG-Wert erhöhen. Tut er dies nicht, haben Sie eine Resistenz gegen Schilddrüsenhormone. Ganz so einfach allerdings ist dies nicht einzuschätzen, denn auch das Alter spielt dabei eine gewichtige Rolle. Sprechen Sie auf jeden Fall mit einem Spezialisten.

Leptin

Normwert: < 12

Auch dieser Wert wird über einen Bluttest festgestellt. Wenn Sie zunehmen, produziert der Körper mehr Leptin in den Fettzellen. In einer idealen Welt würde dieser Wert dem Gehirn signalisieren, dass der Körper genug Fett gespeichert hat, woraufhin dieses den Appetit bremst. Außerdem schickt es einen Botenstoff aus, der die Fettverbrennung ankurbelt. Das Problem ist, dass viele Menschen unter »Leptinresistenz« leiden. Das bedeutet: Gleichgültig, wie viel Leptin die Fettzellen ausschütten, das Gehirn registriert es nicht. Das ist ganz schlecht. Wenn Ihr Gehirn nämlich denkt, dass Sie hungern, verbrennen Sie weniger Kalorien, bekommen immer mehr Appetit und jeder Bissen, den Sie zu sich nehmen, landet an Ihrem Bauch! Bis diese Leptinresistenz also nicht beseitigt ist, ist an Abnehmen gar nicht zu denken. Ein Leptinwert über 12 gilt als nicht gesund. Damit nehmen Sie zu, altern schneller und haben ein erhöhtes Risiko für Unfruchtbarkeit, Diabetes und Herzerkrankungen. Ein hoher Leptinspiegel geht fast immer mit viel Bauchfett einher, mit verschiedenen Krebsformen und Typ-2-Diabetes. Er steigt, wenn Sie Dexamethason einnehmen oder Insulinspritzen bekommen, auch bei bestimmten Hormonersatztherapien in den Wechseljahren. Der Leptinspiegel steigt auch, wenn Sie nicht gut schlafen oder unter Stress leiden.

Wenn Sie häufig Diäten machen oder zu intensiv Sport treiben, sinkt Ihr T3-Spiegel, während Ihr rT3-Spiegel ansteigt. Gleichzeitig bleibt der TSH-Wert im Normalbereich. Je länger Sie fasten, desto mehr fahren Sie Ihren Stoffwechsel zurück (das ist also genau das Gegenteil von dem, was Sie erreichen wollen), um fast ein Viertel, um genau zu sein.

Haben Sie Schwierigkeiten, Gewicht zu verlieren, sollten Sie Ihren Leptinspiegel testen lassen. Der Wert sollte auf jeden Fall unter 12 liegen. Liegt er darüber, heißt es, dass Sie nicht viel T3 (bioaktives Schilddrüsenhormon) haben, dafür aber viel rT3. Ein hoher Leptinwert und ein hoher rT3-Spiegel machen jedes T4-Medikament (Levothyroxin) für Sie unbrauchbar. Und doch bekommen Millionen Menschen Tag für Tag genau das verordnet! Achten Sie darauf, dass Ihr Leptinspiegel nicht zu weit absinkt, und sorgen Sie für regelmäßige Kontrollen. Ein niedriger Leptinspiegel kann nämlich zu Alzheimer oder Demenz führen.

Machen Sie bei hohem Blutdruck oder Herzerkrankungen folgende Tests

HSCRP oder »hoch sensitives« C-reaktives Protein

Normwert: < 1 Milligramm pro Liter
Auch hier kommt ein Bluttest zum Einsatz. Das C-reaktive Protein ist ein Entzündungsstoff, der unter Umständen signalisiert, wie hoch Ihr Risiko ist, eine Herzerkrankung zu entwickeln. Das ist wichtig, denn auch bei »normalem« TSH-Wert ist ein tödlicher Herzanfall bei Frauen durchaus im Rahmen des Möglichen. Das ist kein Witz! 2008 erschien in den *Archives of Internal Medicine* eine wissenschaftliche Studie, in der die Forscher ein klares Fazit zogen: »Die Resultate machen deutlich, dass eine niedrige, klinisch jedoch noch völlig normale Schilddrüsenfunktion das Risiko für koronare Herzerkrankungen ansteigen lässt.« Dabei wurden Patienten mit einem TSH-Wert zwischen 0,5 und 3,5 untersucht.

Der HS-CRP-Wert ist eine gute Möglichkeit, das Risiko für Herz-Kreislauf-Erkrankungen einzuschätzen. Sie können diesen Wert durch die Einnahme von B-Vitaminen senken. Vorher allerdings sollten Sie sich fragen, wieso Ihr CRP-Wert überhaupt erhöht ist. Der häufigste Grund dafür ist die schlechte Aufnahme von B-Vitaminen (Folsäure, natürliches B_{12}), die man braucht, um das CRP zu zerlegen. Das kommt häufig vor, wenn Sie einen undichten Darm haben. Die Frage, weshalb ein Entzündungsmarker hoch ist, ist immer zuerst zu beantworten. Viele von uns haben einen entzündeten oder undichten Darm, der jahrelang unter schlechter Behandlung gelitten hat. Mit der Zeit lässt sich das reparieren, vor allem, wenn Sie darmgesunde Nahrungsergänzungsmittel wie Enzyme, Probiotika, Glutamin, Aloe vera und Ähnliches einnehmen. Wenn Sie B-Vitamine zu sich nehmen, sollten Sie die »methylierte« Form bevorzugen, die bioaktiv ist. Was Sie im Drogeriemarkt finden, ist häufig nur ein inaktives Provitamin, das nicht wirkt, solange es vom Körper nicht aktiviert wird. Das ist eine Verschwendung von Antioxidantien und Leberenzymen. 5-MTHF (Methylfolat) ist besser als Folsäure. Pyridoxal-5'-Phosphat wirkt sofort, Pyridoxin (B_6) nicht, es muss erst umgewandelt werden. Es ist wichtig, bioaktive Nährstoffe zu sich zu nehmen, denn Sie wissen ja nicht, ob Ihr Körper die Umwandlung schafft oder nicht.

Cholesterinwerte

Hier variieren die Normwerte je nach vorgenommenem Test.
Ihr Gesamtcholesterin interessiert mich wenig. Tatsächlich sind die Werte für Gesamtcholesterin, LDL und HDL nicht mehr der letzte Schrei, wenn es ums Cholesterin geht. Denn darin steckt keinerlei Information über die Anzahl der Cholesterinmoleküle und ihre Größe. In diesem Fall nämlich ist die Größe durchaus wichtig. Und die sollte so groß wie möglich sein. Kein Witz! Die Größe Ihrer LDL-Moleküle ist von entscheidender Bedeutung, was sich allerdings erst in jüngeren Studien zeigt. Je kleiner die LDL-Partikel sind, desto ungünstiger ist das, denn kleine, besonders dichte LDL-Partikel sind hoch entzündlich und schlecht für die Blutgefäße.

HDL wollen wir doch alle, nicht wahr? Aber wussten Sie, dass bestimmte HDL-Moleküle negative Auswirkungen haben? Auch hier sind es die Anzahl und die Größe, die zählen, und die verschiedenen Lipoproteine. Sie können diese testen lassen, was auf jeden Fall passieren sollte, wenn Sie erhöhte Blutfettwerte haben. Sprechen Sie mit Ihrem Hausarzt, denn meiner Ansicht nach sind die Standard-Cholesterintests wenig aussagekräftig.

Wie sieht es mit Ihren Muskeln aus?

Verlieren Sie Muskelmasse? Dafür verantwortlich kann ein niedriger Spiegel an Wachstumshormon oder Testosteron sein, aber auch Schilddrüsenprobleme. Ein hoher rT3-Wert kann ein Anzeichen für einen katabolen Zustand Ihres Körpers sein, bei dem Sie Muskelmasse abbauen. Wenn Sie nicht gerade Sportler sind und diesen katabolen Zustand für eine gewisse Zeit anstreben, ist das nicht gut. Für unsere Zwecke hier lässt sich feststellen: Ein kataboler Zustand führt zu allgemein verminderter Gesundheit, Hauterschlaffung, Muskelabbau und Schwäche. Das kann an vielen Dingen liegen, unter anderem an einem gestiegenen rT3-Spiegel. Mit meinen Tipps von Seite 40 lässt sich dieser Zustand wieder in den Griff bekommen.

HGH – Human Growth Hormone (Wachstumshormon)

Normwert: 0,5–8 Nanogramm in 24 Stunden
Der Wachstumshormonspiegel ist bei Menschen mit Schilddrüsenerkrankungen häufig niedrig. Das ist zwar nicht gut, doch wenn Sie es erst einmal wissen, geht Ihr Heilungsprozess viel schneller vonstatten. Ein niedriger HGH-Spiegel bei Erwachsenen zeigt sich unter anderem in niedriger Herzleistung, niedrigem Volumen der linken Herzkammer, im Verlust von Muskelmasse, in reduzierter Ausdauer beim Sport, Melancholie, Depression, schlechter Konzentration, Gedächtnisstörungen, Erschöpfung, Schwächegefühl und mitunter auch in sozialer Isolation. Wenn man Erwachsenen Schilddrüsenhormone gibt, gleicht sich der Wachstumshormonspiegel wieder aus und umgekehrt. Wenn Sie also HGH nehmen, verbessert dies auch die Umwandlung von T4 in T3. Sie können auch beides zusammen einnehmen. Aber wie bekommen Sie heraus, ob Sie HGH brauchen? Zum einen, indem Sie Ihre Symptome protokollieren, zum anderen durch verschiedene Labortests. Tatsächlich gibt es mehrere Arten festzustellen, ob Ihr Körper genug Wachstumshormone produziert. Manche Ärzte orientieren sich nur am IGF-1-Wert, andere setzen diesen zu anderen Werten ins Verhältnis. (Der IGF-1-Wert bestimmt, wie schnell Sie altern.) Das heißt, eine Möglichkeit, den Status Ihrer Schilddrüsenhormone und Ihrer Wachstumshormone zu bestimmen, ist, zwei Faktoren im Labor testen zu lassen und daraus dann das Verhältnis zu bilden: Ich bin in diesem Fall für IGF-1 und IGFBP3.

Ich weiß, das ist ein Buchstabensalat, aber ich würde Ihnen den nicht servieren, wenn das nicht einen Sinn hätte. Mit beiden Buchstabensalaten ermitteln Sie quasi das Verhältnis von zwei verschiedenen Formen von Wachstumshormonen. Zum einen das von IGF-1, sprich: des *insulin-like growth factor 1* (insulinähnlicher Wachstumsfaktor 1), zum *insulin-like growth factor binding protein 3* (insulinähnlicher Wachstumsfaktor-Bindungsprotein 3).

Der Schilddrüsenhormonspiegel hat Einfluss auf diese Wachstumsfaktoren. Wir wissen schon seit 2001, dass das Verhältnis der beiden Stoffe bei Patienten mit Schilddrüsenunterfunktion deutlich niedriger liegt als bei gesunden Menschen. Interessanterweise kann die Gabe von T4 (Levothyroxin) diesen Mangel nicht beheben, Jod hingegen schon. Mehr Jod lässt den IGF-1-Spiegel steigen und verbessert so das Verhältnis der beiden Stoffe. Ein hoher sowie ein niedriger IGF-1-Spiegel ziehen ein erhöhtes Risiko für die Ausbildung von Herz-Kreislauf-Erkrankungen nach sich. Zu wünschen ist daher, dass das Wachstumshormon möglichst im Normbereich bleibt. Ist der IGF-1-Spiegel niedrig, lässt er sich durch die Gabe von ACE-Hemmern (Blutdruckmittel) steigern. Dazu gehören Lisinopril, Enalapril und Benazepril. Um den IGF-1-Wert auf natürliche Weise zu heben, sollten Sie Kohlenhydrate, vor allem Zucker, weglassen, frühzeitig schlafen gehen (damit Ihr Körper in der Tiefschlafphase viel IGF-1 produziert) und Ihre Leber entlasten. Diese wandelt nämlich Wachstumshormone in IGF-1 um. Ist der IGF-1-Wert höher als normal, dann sollten Sie es mit Alternate-Day-Fasten versuchen, bei dem zwölf Stunden lang nichts gegessen wird. In dieser Zeit repariert Ihr Körper seine DNS und senkt den IGF-1-Wert.

Welche Tests Sie bei Angststörungen, Depressionen und Schlaflosigkeit machen lassen sollten

Lassen Sie auch hier die nötigen Bluttests vornehmen. Sie können Ihnen allerhand über die Gründe für Ihren Zustand sagen. Dabei geht es nicht nur um das Schilddrüsenprofil, sondern auch um andere wichtige Werte, die genauso aussagekräftig sind. Lassen Sie die Werte nach und nach bestimmen, wenn Sie nicht alle auf einmal bezahlen wollen und Ihr Hausarzt nicht mitzieht.

Vitamin B_{12} und Folsäure

Stellt Ihr Körper nicht genug Magensäure her, dann leiden Sie vermutlich an Vitamin-B_{12}- und Folsäuremangel. Dies kann zu Depressionen, Zervixdysplasie, Nervenschmerzen, Müdigkeit, Verwirrtheitszuständen, einem hohen Homocysteinspiegel und allen möglichen Schilddrüsenproblemen führen. Der Test ist nicht allzu teuer, ich lasse ihn routinemäßig durchführen. Wenn Sie sich danach für Nahrungsergänzungsmittel entscheiden, sollten Sie darauf achten, die bioaktiven Formen der Vitamine einzunehmen: Methylcobalamin für Vitamin B_{12} und 5-MTHF oder L-Methylfolat für Folsäure.

Vitamin D

Normwert: über 50 Nanogramm pro Deziliter
Auch hier wird ein eventueller Mangel über einen Bluttest festgestellt. Der Vitamin-D-Spiegel ist wichtig für die Feststellung, ob Sie vielleicht Hashimoto-Thyreoiditis haben. Den Spiegel wieder auszugleichen, kann sich bei allen Autoimmunkrankheiten günstig auswirken. Nicht alle können das Sonnenschein-Vitamin in seine bioaktive Form umwandeln. Tatsächlich gibt es eine genetisch bedingte Störung namens VDR BSM, die dazu führt, dass das Vitamin im Körper nicht richtig verarbeitet werden kann. Ein Gentest hilft Ihnen, das festzustellen. Vitamin-D-Mangel ist bei Menschen mit Autoimmunerkrankungen recht häufig, daher lautet meine Empfehlung an alle, diesen Wert feststellen zu lassen. Ein niedriger Wert erklärt, warum Sie schilddrüsenkrank und niedergeschlagen sind, unter Herzjagen und chronischen Infektionen, unter Muskelschmerzen und Knochenschwund leiden. Meiner Ansicht nach sollte der Wert bei über 50 Nanogramm pro Deziliter liegen, für einige Menschen ist auch ein Wert bis zu 70 Nanogramm pro Deziliter gut. Der beste

Indikator jedoch ist auch hier das Verhältnis zwischen zwei verschiedenen Blutwerten, nämlich zwischen

- 1,25-Dihydroxy-Vitamin D (Calcitriol, eine biologisch aktive Form von Vitamin D) und
- 25-Hydroxy-Vitamin D (Calcifediol, die unmittelbare Vorstufe von 1,25-Dihydroxy-Vitamin D).

Wenn Sie den ersten Wert durch den zweiten teilen, sollte das Resultat über 2 liegen.

Ein Beispiel:
1,25-Dihydroxy-Vitamin D = 60
25-Hydroxy-Vitamin D = 20
60 geteilt durch 20 ergibt 3. Das ist mehr als 2.
In diesem Fall brauchen Sie keine Nahrungsergänzungsmittel.

Neurotransmitter-Tests

Ist Ihr Serotoninwert zu niedrig, haben Sie extremen Appetit auf Süßes und Kaffee, auf alles eigentlich, was Ihnen kurzfristig Energie schenkt. Dieser Botenstoff im Gehirn ist bei der Entstehung von Gefühlen der Selbstachtung und des Glücks ausschlaggebend. Auch der Dopaminwert kann aus dem Gleichgewicht geraten. Dopamin steht für Leidenschaft. Ein überschießender Wert sorgt für Reizbarkeit, ein zu niedriger Wert löst Gliederzittern aus. Der Neurotransmitter Adrenalin ist bei Menschen mit Schilddrüsenresistenz chronisch niedrig, was ebenfalls Depressionen auslösen kann, ebenso wie Gewichtszunahme, Antriebslosigkeit, ständiges Hinausschieben von Pflichten, Müdigkeit und alle möglichen Stimmungsschwankungen. Am besten ist in diesem Fall ein Urintest (kein Bluttest). Bitten Sie Ihren Arzt, doch einen solchen Test zu veranlassen. Bei manchen Diagnosekliniken können Sie ihn auch selbst in Auftrag geben.

Das Ausbalancieren eventueller Ungleichgewichte Ihrer Neurotransmitter lässt Ihre Schilddrüsenmedikamente besser wirken, sodass Sie sich recht bald auch besser fühlen. Das ist wirklich keine große Sache. Sie urinieren in einen Behälter, dieser wird in ein Labor geschickt und der Arzt hat wenig später die Werte. Ist zum Beispiel Ihr Serotoninwert zu niedrig, kann niedrig dosiertes 5-HTP helfen. Ist er zu hoch, ist Riboflavin (Vitamin B_2) die richtige Lösung. Bei einem niedrigen Dopaminspiegel helfen die Aminosäure Tyrosin (oder N-Acetyl-Tyrosin) oder DLPA (DL-Phenylalanin). Dies nur als Vorschläge ...

Seien Sie jedoch vorsichtig, was die Hormone des Gehirnstoffwechsels angeht. Ich kann nicht wissen, was wirklich für Sie gut ist, doch wenn Sie sich einen guten Arzt suchen, sollte auch dies kein Problem sein.

Machen Sie diese Tests, wenn Sie Nahrungsmittelunverträglichkeiten oder Verdauungsprobleme haben

Gastrin

Dieses Verdauungshormon regt die Bildung von Magensäure an. Wenn Sie eine Schilddrüsenunterfunktion haben oder nach meiner Begrifflichkeit schilddrüsenkrank sind, bildet Ihr Körper vermutlich wenig Magensäure.

Ist der Gastrinwert hoch, heißt das, dass die Magensäureproduktion vermindert ist. Dann kommt das Gastrin und sagt den Zellen im Magen: »Magenzellen, bitte produziert Magensäure.« Gastrin ist wichtig, weil es hilft, HCl herzustellen, Salzsäure, die im Magen Nahrungsbestandteile aufbricht. Gastrin ist ein Hormon, das je nach Stand der Magensäureproduktion ausgeschüttet wird. Wenn nicht genug Säure da ist, steigt der Gastrinspiegel, damit mehr produziert wird. Ist dagegen viel Magensäure vorhanden, sinkt der Gastrinspiegel. Bei manchen Störungen wie dem Zollinger-Ellison-Syndrom wird hingegen immer zu viel Magensäure produziert, was

Magengeschwüre und Durchfall hervorruft. Ein Zuviel an Säure lässt sich mit Säureblockern effektiv verhindern, eine geringe Magensäureproduktion hingegen wird für Menschen mit Schilddrüsenstörungen eher zum Problem.

Produziert der Körper zu wenig Magensäure, nennt man das »Hypochlorhydrie«. Dies kommt bei Menschen mit Schilddrüsenunterfunktion relativ häufig vor. Dass es nicht nur einen Überschuss an Magensäure geben kann, sondern auch einen Mangel, ist eine völlig neue Vorstellung. Wenn man heute eine halbe Stunde fernsieht und dabei über mehrere Werbeblöcke stolpert, gelangt man unwillkürlich zu der Vorstellung, zu viel Magensäure sei ganz normal. Insofern ist das, was ich hier schreibe, Ihnen vermutlich neu. Ich weiß, dass heute zahllose Säurehemmer und Säureblocker verkauft werden, doch Sie sollten nicht vergessen: Sie brauchen Magensäure, um schilddrüsengesund leben zu können. Ohne ausreichend Magensäure können Sie Ihre Mahlzeiten nicht verdauen und kommen nicht an Nährstoffe und Spurenelemente, die Ihre Schilddrüse dringend braucht.

Betain-Hydrochlorid (Betain-HCl) sorgt für mehr Magensäure. Sie können die Kapseln zum Essen einnehmen. Haben Sie genug Magensäure, sinkt der Gastrinspiegel sofort auf den Normalwert. Woher aber wissen Sie, ob Sie zu wenig Magensäure haben? Ist das der Fall, dann vertragen Sie beispielsweise kein Fleisch, Ihre Nägel brechen schnell und Sie sind ständig müde. Sie brauchen Säure, um Nährstoffe wie Eisen, Magnesium, Kupfer, Zink, Vitamin B_{12}, Folsäure und Proteine aufnehmen zu können.

Wenn Sie also eine Hypochlorhydrie (niedrige Magensäureproduktion) haben, heißt das, dass Ihr Körper unter Nährstoffmangel leidet, ganz egal, wie Sie sich ernähren. Magensäure ist auch für Ihr Immunsystem wichtig. Sie ist die erste Barriere, die sich Krankheitserregern und Fremdkörpern in den Weg stellt. Sie sorgt dafür, dass sich Bakterien nicht hemmungslos verbreiten und außer Kontrolle geraten. Zu den Symptomen einer Hypochlorhydrie gehören auch häufiges Aufstoßen direkt nach dem Essen, schlechter Atem, Blähungen, Müdigkeit und Sodbrennen. Wenn Sie Betain-HCl zum Essen einnehmen, kann dies sehr schnell zu mehr Energie führen, weil so auch die Schilddrüse angekurbelt wird. Betain-HCl regt die Magensäureproduktion an. Damit verdauen Sie Ihre Nahrung besser und können mehr

Nährstoffe aufnehmen, Vitamin B_{12} zum Beispiel. Dies ist vor allem von Bedeutung, wenn Sie häufig unter Nervenschmerzen leiden.

Ein niedriger Magensäurespiegel kann auch die Folge einer Infektion mit Helicobacter pylori sein. Bedenken Sie, wie schon gesagt: Magensäure tötet allerlei Krankheitserreger ab und ist daher wichtig für das Immunsystem. Wenn Sie beim Essen schnell satt sind, kann dies ebenfalls ein Anzeichen sein, dass Sie zu wenig Magensäure bilden. In diesem Fall leert sich Ihr Magen auch nur langsam. Sie fühlen sich ständig aufgebläht und schneller »voll«. Sollten Sie Betain-HCl einnehmen wollen, müssen Sie die für Sie richtige Dosierung finden. Wie Sie das anstellen? Nehmen Sie eine Kapsel zum Essen. Wenn Sie daraufhin kein Sodbrennen entwickeln, versuchen Sie es bei der nächsten Mahlzeit mit zwei Kapseln. Haben Sie dann immer noch kein Sodbrennen, steigern Sie auf drei Kapseln. (Sie können damit auch einen Tag warten, wenn Sie die schnelle Steigerung beunruhigend finden.) Entscheidend ist: Sobald Sie Sodbrennen bekommen, reduzieren Sie die Dosis auf den Wert, den Sie vor dem Sodbrennen erreicht hatten. Ich zum Beispiel brauche vier Kapseln, bis »es brennt«. Also nehme ich normalerweise drei Kapseln zum Mittag- und zum Abendessen (mitunter auch nur zwei). Diese Behandlung müssen Sie jedoch mit Ihrem Arzt absprechen. Meine Gastrinwerte zum Beispiel waren völlig normal, aber ich hatte trotzdem zu wenig Magensäure. Jemand, der Säurehemmer oder Säureblocker einnehmen muss (Antazida), sollte keinesfalls Betain-HCl nehmen. Und damit kommen wir gleich zu einem anderen Problem: Menschen, die häufig Sodbrennen bekommen und eine Refluxösophagitis haben, werden meist völlig falsch beraten. Man verschreibt ihnen Säureblocker, obwohl sie in Wirklichkeit mehr Magensäure bräuchten. Aber um dieses Thema zu vertiefen, würde ich mindestens 100 weitere Seiten brauchen, in denen es nicht um die Schilddrüse ginge. Interessante Hinweise dazu finden sich im Buch einer Freundin: Martie Whitteken, *Natural Alternatives to Nexium, Maalox, Tagamet, Prilosec & Other Acid Blockers*. Martie ist Ernährungsberaterin und leitet verschiedene Radioprogramme zum Thema.

Test auf Gluten- und Getreideunverträglichkeit

Hier wäre es wichtig, dass das Labor wirklich alle Glutenproteine prüft und darüber hinaus noch mögliche Kreuzallergien mit anderen Getreidesorten. Dies ist vor allem bei einer Autoimmunerkrankung der Schilddrüse wichtig, die häufig unerkannt bleibt. Tatsächlich ist die Hashimoto-Thyreoiditis für den Großteil der Unterfunktionsfälle verantwortlich. Leiden Sie unter Hashimoto oder der Basedowkrankheit, sollten Sie nach Möglichkeit Getreide ganz aus Ihrer Ernährung verbannen.

Gliadin, ein Glutenprotein, lässt den Zonulinwert ansteigen, was wiederum dazu führt, dass die Darmwand immer durchlässiger wird. Das gilt auch für Casein, ein Protein in Milchprodukten. Leider lagern sich diese Proteine in Ihre Schilddrüse ein und lösen eine Entzündungsreaktion aus, auf die das Immunsystem reagieren muss. Je weniger Sie davon mit der Nahrung aufnehmen, desto besser. Sie können sich teilweise davor schützen, indem Sie Enzyme zu sich nehmen, die dem Abbau von Gluten und Casein dienen. Das ist beispielsweise DPPIV (Dipeptidylpeptidas 4), das ich auch in mein *ThyroScript* aufgenommen habe. Ich lese viele Fachzeitschriften, gehe regelmäßig zu Vorlesungen und kenne mich daher mit der Gluten-Problematik aus. Ich habe auf dem ersten »Gluten-Gipfel« gesprochen, der von Dr. Tom O'Brian ins Leben gerufen wurde. Natürlich sind entzündliche Reaktionen im Darm nicht nur auf Gluten zurückzuführen, wie wir mittlerweile wissen. Es gibt auch ein besonders schwieriges Lektin, das man WGA oder Weizenkeim-Agglutinin nennt. Dieses ist vor allem in modernen, neu gezüchteten Weizensorten (*Triticum aestivum*) enthalten und hochproblematisch! Es löst viele Reaktionen aus wie den Zelltod (Apoptose) und regt den Körper an, massenweise entzündliche Zytokine zu bilden. Menschen, die sich von Vollkorn ernähren, denken, dass sie ihrem Körper damit etwas Gutes tun. Weit gefehlt! In Vollkornprodukten ist nämlich noch mehr WGA enthalten, weil sich dieses in der Schale konzentriert. Daher kann eine getreidefreie Diät Ihnen bei einer Schilddrüsenkrankheit viel schneller helfen, als Sie sich vorstellen können. Versuchen Sie es mal für zwei Monate. Sie haben nichts zu verlieren außer überflüssige Pfunde und alles zu gewinnen, vor allem Ihre Gesundheit.

Zonulin

Wie viel Zonulin Sie im Körper haben, lässt sich über einen Bluttest feststellen. Zonulin ist ein Protein, das bei Kindern mit autistischer Störung, Lupus und Verdauungsstörungen wie Morbus Crohn, Zöliakie und anderen erhöht ist. Menschen mit einer Schilddrüsenerkrankung, vor allem, wenn es sich um eine Hashimoto-Thyreoiditis oder Basedowkrankheit handelt, sollten auf jeden Fall ihren Zonulinwert prüfen lassen. Zonulin lagert sich an einen Rezeptor an der Oberfläche von Darmwandzellen an und öffnet bestimmte Durchgänge, sodass die Darmwand durchlässig wird. Dadurch können mikroskopisch kleine unverdaute Nahrungsbestandteile, vor allem Proteine, in den Blutstrom austreten. Sobald dies geschieht, fängt Ihr Immunsystem an zu arbeiten und die Eindringlinge zu jagen. Lagert sich das Protein aus dem Darm in der Schilddrüse ein, dann kommt es zu einer Autoimmunstörung wie der Hashimoto-Thyreoiditis oder der Basedowkrankheit. Ihr Immunsystem dreht durch und stößt immer mehr Schmerz verursachende Stoffe (Zytokine) aus. Der Schaden vergrößert sich vielleicht und die Mikrovilli, diese mikroskopisch kleinen, haarfeinen Zellen an den Zotten der Darmwand, werden geplättet. Sie müssen sich das Ganze vorstellen wie einen Teppichvorleger, der falsch gewaschen wird. Dann stehen die Härchen nicht mehr ab, die Matte wird platt. Genauso passiert es im Darm. Das Problem ist, dass Sie dann Nährstoffe aus der Nahrung oder aus Nahrungsergänzungsmitteln nicht mehr aufnehmen können. Das heißt aber auch, dass Sie nicht mehr genügend Schilddrüsenhormone produzieren können, weil Sie nicht mehr die dafür nötigen Mineralstoffe oder Vitamine zur Verfügung haben. Daher kommt dem Zonulinwert durchaus Bedeutung zu. Für Zöliakie-Erkrankte gilt dies umso mehr.

Der Zonulinwert sollte niedrig sein. Ist er hoch, stehen die Türen in der Darmwand noch weiter offen. In Tabelle 6 finden Sie einige Tipps, wie Sie den Zonulinwert senken können, denn auch hier bewirken Nahrungsergänzungsmittel viel.

Tabelle 6: Zonulinreduktion

Am besten lassen Sie sämtliche Nahrungsmittelallergene wie Soja, Casein, Gluten und Eier weg, auch alles andere, worauf Sie allergisch reagieren. Und lassen Sie sich auf Darmparasiten, Helicobacter pylori und andere Krankheitserreger im Darm testen. Alle folgenden Nahrungsergänzungsmittel senken den Zonulinwert:

- ✓ Diaminoxidase (DAO)
- ✓ Glutamin
- ✓ Hopfen
- ✓ Glycosaminoglycans
- ✓ Quercetin
- ✓ Immunglobuline
- ✓ Probiotika

Kapitel 6

Fünf falsche Diagnosen

Sie können alle Symptome eines niedrigen Schilddrüsenhormonspiegels aufweisen und trotzdem meint Ihr Arzt, Sie litten unter Depressionen, chronischer Erschöpfung oder Fibromyalgie. Wie kommt es zu dieser tragischen Fehleinschätzung? Das liegt einfach daran, dass Ärzte grundsätzlich erst mal den TSH-Wert heranziehen, wenn sie Ihre Schilddrüsenfunktion einschätzen. Wenn dieser normal oder sogar erhöht ist, meint der Arzt, mit Ihren Schilddrüsenhormonen sei alles in Ordnung, auch wenn dies ganz und gar nicht der Fall ist. Das sage ich. Aber warum behaupte ich Dinge, die jeglicher medizinischen Praxis widersprechen? Weil Sie von mir die Wahrheit erwarten, nicht wahr? Kaufen Sie meine Bücher nicht eben deshalb? Ich plappere nicht nach, was alle behaupten, nur um meinen Frieden zu haben. Ich möchte Ihnen helfen. Der TSH-Test ist vielleicht gängige Praxis, aber meiner Ansicht nach ist er – wie gesagt – nicht sehr aussagekräftig. Er zeigt nur an, wie viel T3 die Hypophyse erhält. Wie viel davon in Ihr übriges Gewebe gelangt, ist eine vollkommen andere Frage. Tatsache ist: Je schlimmer Sie sich fühlen, desto normaler ist vielleicht Ihr TSH-Wert! Tatsächlich! Ist das nicht verrückt?!

Zahlreiche Probleme führen zu einem erhöhten T3-Wert in der Hirnanhangsdrüse, während das restliche Gewebe davon kaum etwas abbekommt. Der TSH-Wert sagt nichts darüber aus, wie Ihre Körperzellen versorgt werden. Stress, Depressionen, Insulinresistenz und Diabetes, fortgeschrittenes Alter, Reduktionsdiäten, chronische Erschöpfung, Fibromyalgien, Fettsucht und übermäßige Aufnahme von Toxinen oder Chemikalien in Kunststoffen können dieses Paradox bewirken. Dr. Kent Holtorf, ein Freund von mir, ist Experte für Schilddrüsenerkrankungen und Direktor der Holtorf Medical Group, die auf evidenzbasierte Therapien für schwer zu behandelnde Erkrankungen spezialisiert ist. Er gehört zu meinen Schilddrüsen-Helden! Mehr über ihn finden Sie auf der Webseite der National Academy of Hypothyroidism *(www.NAHypothyroidism.org)*, einer gemeinnützigen Organisation, die Aufklärungsarbeit zum Problem der Schilddrüsenunterfunktion leistet.

Hier kurz wiederholt: Um herauszufinden, was in Ihren Zellen passiert und ob sie ausreichend mit Schilddrüsenhormonen versorgt werden, können Sie das Verhältnis zwischen freiem T3 (fT3) und reversem T3 (rT3) berechnen. Liegt es über 2, dann ist alles gut. Leider ist diese Maßzahl schwer zu bestimmen, weil die verschiedenen Labors für die Messung der beiden Biomarker-Werte ganz unterschiedliche Einheiten benutzen. Deshalb biete ich auf meinen Webseiten das einfach zu bedienende Umrechnungsprogramm »Easy Thyroid Lab Converter« zum Download an. Sie finden es auf *www.ScriptEssentials.com/ThyroidConverter* und auf *www.SuzyCohen.com/ThyroidConverter.* Neben dem Verhältnis von fT3 und rT3 sollten Sie noch auf eventuelle Antikörper achten.

Im Folgenden werde ich noch einmal die fünf Hauptgründe für die häufigen Fehldiagnosen in puncto Schilddrüsenerkrankung zusammenfassen. Das sieht vielleicht auf den ersten Blick kompliziert aus, aber ich möchte, dass Sie alle Fakten kennen. Dann können Sie mit Ihrem Arzt vernünftig reden. Sie müssen einiges über die Schilddrüse wissen, damit Sie schilddrüsengesund leben können.

1. Grund: Die Schilddrüsenhormone schaffen es nicht in Ihre Zellen!

Es ist schwierig, dies mit einem Labortest zu belegen, weil Schilddrüse und Hirnanhangsdrüse in diesem Fall ganz normal arbeiten können, während umgekehrt Billionen Körperzellen nach Schilddrüsenhormonen lechzen. Letztlich ist dies das Hauptthema des Buches, das Sie in Händen halten. Dieser Zustand ist leider weitverbreitet. Es handelt sich um ein Problem mit den Zellrezeptoren, die zum Beispiel durch Stress geschädigt werden, weil wir unter Stress zu viel Cortisol produzieren. Und die Zellen werden durch pro-inflammatorische Zytokine wie Homocystein, Histamin, C-reaktives Protein, Tumornekrosefaktor und verschiedene Interleukine geschädigt. (In meinem Buch zur Kopfschmerzbehandlung gehe ich näher auf die Wirkung dieser Stoffe ein.)

Was geschieht, wenn Ihre Zellmembranen nicht fit sind? Dann werden auch die Rezeptoren in Mitleidenschaft gezogen, da sie wie Drehtüren fungieren, die in die Zelle führen. Und schon kommen die Schilddrüsenhormon-Transporter nicht mehr durch. Die Zellen bräuchten dringend Schilddrüsenhormone, aber nichts geht mehr. Doch Sie wollen die Schilddrüsenhormone in der Zelle haben, nicht im Blut. Das ist so, als säßen Sie vor dem vollen Kühlschrank und könnten ihn nicht öffnen. Dann bekämen Sie einfach nichts zu essen.

Zu solchen Membranschäden kommt es zum Beispiel bei Menschen mit niedrigem Phosphatidylcholinspiegel, mit MTHFR-Methylierungsproblemen und mit Vitamin-C- bzw. S-Adenosylmethionin-Mangel (SAM). Daher könnten Ihnen Nahrungsergänzungsmittel mit Vitamin C, Phospatidylcholin oder SAM guttun. Ich schätze diesbezüglich ein bestimmtes Produkt, das Sie auch im Internet finden: *ATP Fuel* von Researched Nutritionals. Seine natürlichen Komponenten bringen Ihre schwachen Zellmembranen wieder auf Vordermann. Dann wird alles, was Sie einnehmen, besser verwertet. Das Produkt ist relativ teuer, könnte seinen Preis aber für einige Leser durchaus wert sein. Auch Kräuter, die die Nebennieren stärken, sind sinnvoll. *I3C* oder *Indol-3-Carbinol* als Nahrungsergänzungsmittel gleicht den Hormonspiegel aus. Dann produzieren Sie weniger Östrogen, was wiederum Ihren rT3-Spiegel senkt und so die Aktivität der Schilddrüsenhormone verbessert.

Folgende Laborwerte können zu dieser Fehldiagnose führen: TSH und T4 sind gewöhnlich normal, rT3 eher hoch, TBG normal bis niedrig, freies T3 kann normal bis hoch sein. (Ebendeshalb hält Ihr Arzt Sie für gesund.) Doch ein erhöhter rT3-Wert ist nie gut. Er steigt an nach Nährstoffmangel, durch einen hohen Cortisolspiegel (Stress), einen hohen Schilddrüsen-Antikörper-Spiegel und zu viel Östrogen.

2. Grund: Sie hatten in letzter Zeit viel Stress

Möglicherweise haben Sie eine nicht diagnostizierte (akute) Infektion, erhebliche Blutzuckerschwankungen, einen Prä-Diabetes, chronischen Stress oder Sie waren erst kürzlich schwanger. All diese Probleme beeinträchtigen die

Hirnanhangsdrüse, sodass sie ihr Wecksignal an die Schilddrüse zur Produktion von Thyroxin (T4) nicht mehr sendet. Ihre Hirnanhangsdrüse arbeitet nicht mehr richtig, Ihre Schilddrüse funktioniert aber. Aus diesem Grund ist der TSH-Spiegel in diesem Fall normal. Dann bekommen Sie vermutlich ein Antidepressivum verschrieben, in Wirklichkeit allerdings bräuchten Sie Schilddrüsenhormone.

Laborwerte, die zu dieser Fehldiagnose führen, sind: normaler TSH-Wert, erhöhte Cortisolwerte, möglicherweise ein hoher Insulinspiegel oder Auffälligkeiten beim Blutzucker, niedriges fT3, erhöhtes rT3. Es müssen keineswegs alle Parameter vorliegen, wenn aber mehrere zutreffen, dann könnten Sie in diese Kategorie fallen.

3. Grund: Sie können Ihr Schilddrüsenhormon nicht aktivieren

Das heißt, es wird zu wenig T4 in T3 umgewandelt. Ihr Körper kann somit das, was er produziert, nicht nutzen. Fast das gesamte (90 Prozent) selbst produzierte Schilddrüsenhormon liegt als T4 (Thyroxin) vor. Dieses aber ist biologisch inaktiv. Stellen Sie sich eine dieser Snackbars vor, die immer durch den Zug geschoben werden. Die Leckerei (T4) kommt genau dorthin, wo sie gebraucht wird. Wird sie dann aber nicht ausgepackt (in T3 umgewandelt), kann sie nicht verzehrt werden. Diese Art von Schilddrüsenerkrankung resultiert aus chronischem Stress, Infektionen, Fibromyalgie und anderen Problemen, die einen hohen Cortisolspiegel nach sich ziehen. Auch in diesem Fall müssen Sie Ihre Zellmembranen unterstützen. Zudem verlangt Ihr Darm Beachtung, denn möglicherweise hat das Problem ja damit zu tun, dass Sie Nährstoffe im Darm nicht ausreichend verwerten können. Ist also Ihre Darmflora geschädigt durch Antibiotika, Helicobacter pylori, bakterielle Infektionen, Hefepilze, Zöliakie oder einen Magen-Bypass, dann sollten Sie etwas tun. Auch eine nicht diagnostizierte perniziöse Anämie kann so etwas bewirken. Etwa 16 Prozent der an Zöliakie Erkrankten haben perniziöse Anämie. Das ist doch ziemlich viel.

Laborbefunde, die zu dieser Fehldiagnose führen, sind: ein normaler TSH- und T4-Wert, ein niedriger fT3-Wert, normale bis hohe Zytokinspiegel und eine schlechte Nebennierenfunktion. (Diese kann allerdings auch normal sein, wenn sich eine Malabsorption im Bereich der Darmschleimhaut dazugesellt.)

4. Grund: Sie nehmen die Pille oder trinken öfter aus Plastikflaschen

In diesem Fall haben Sie zu viele Transportmoleküle, die sich an Ihre Schilddrüsenhormone heften (und damit deren Reaktionsfähigkeit herabsetzen, sodass sie nicht mehr so leicht in die Zellen gelangen). Dies ist vor allem dann der Fall, wenn der Spiegel für TBG oder Thyroxin-bindendes Globulin Ausschläge zeigt. TBG transportiert das inaktive T4 ständig durchs Blut (wie die Snackbar im Zug hin- und hergeschoben wird). So ist es für die Zellen nicht verfügbar. (Die Snackbar bleibt nicht stehen.) TBG und T4 werden dann quasi zu unzertrennlichen Kumpels. Ist der TBG-Spiegel hoch, ist der fT3-Wert niedrig. Dann zeigen Sie Symptome einer Schilddrüsenunterfunktion. Sie sind schilddrüsenkrank. Dies geht gewöhnlich mit einer Östrogendominanz einher, einem hohen Östrogenspiegel, der entweder von der Einnahme oraler Kontrazeptiva (Pille) kommt oder von Hormonersatztherapien in der Menopause. TBG ist wie ein Shuttlebus für das Schilddrüsenhormon. Ein hoher Östrogenspiegel (nicht gut für Sie) lässt TBG ansteigen. Von natürlichem Testosteron (gut für Sie) hingegen wird es unschädlich gemacht. Der TBG-Wert sollte normal sein, nicht zu hoch. Je höher der TBG-Wert, desto mehr T3 wird gebunden (denn auch Ihr T3 ist an das TBG gebunden). Und das heißt: reduzierte Schilddrüsenaktivität.

Auch wenn Sie pflanzliche Östrogene einnehmen (wie Traubensilberkerze, Leinsamen, Kuzu, Rotklee, die Isoflavone Daidzein und Genistein, Sojamilch, Nahrungsergänzungsmittel mit Soja und so weiter), kann der TBG-Spiegel ansteigen. Je mehr Östrogen Sie aufnehmen, desto weniger kann Ihr Körper es verarbeiten. Eine Schilddrüsenunterfunktion ist daher auch in kinderheilkundlicher Hinsicht ein Risikofaktor, da sie für Frühgeburten, niedriges

Geburtsgewicht, Fehlgeburten und neurologische Entwicklungsstörungen bei Neugeborenen verantwortlich sein kann. Frauen, die eine Schwangerschaft planen, sollten also unbedingt ihre Schilddrüsenfunktion optimieren. Mehr dazu finden Sie in Kapitel 15.

Ohnehin gibt es zum Thema »Sicherheit von Östrogenen« noch Verschiedenes zu sagen. Stellen Sie sich vor: Wenn Sie Mineralwasser aus Plastikflaschen trinken, dann kann Ihr Östrogenspiegel ansteigen. Denn in diesem Wasser finden sich gelöste Bestandteile der Kunststoffflasche, nämlich Bisphenol A oder BPA. Auch beim Verzehr von Fleisch und Milchprodukten aus konventioneller Produktion riskieren Sie, zu viele Hormone aufzunehmen. In der modernen Massentierhaltung werden nämlich zahllose Hormone verwendet, um die Tiere unter diesen unnatürlichen Bedingungen gesund zu halten, und diese Hormone haben eine östrogenähnliche Wirkung. Wird Ihr Körper mit all dem fertig? Ich bin mir da nicht so sicher. Frauen, die zu viel Östrogen im Körper haben, sind häufiger als andere von gutartigen Tumoren, starken Monatsblutungen, Problemen vor der Menstruation, Endometriose und Stimmungsschwankungen betroffen.

Nehmen wir dann noch an, Ihr Körper ist nur bedingt fähig, Schadstoffe auszuscheiden. Das ist nicht einmal so selten. Damit meine ich jetzt allerdings nicht die normale Darmfunktion. (Obwohl sich das Problem recht ähnlich darstellt, wenn Sie unter Verstopfung leiden.) Wenn ich hier von »Ausscheiden« spreche, meine ich die Entgiftung in Leber und Nieren, die Östrogene und diverse Chemikalien aus dem Körper filtern. Und die Art und Weise, wie der Darm probiotische Bakterien nutzt, um Nährstoffe aufzunehmen und Schadstoffe auszuscheiden. Hier kann eine Menge schiefgehen. Haben Sie beispielsweise Probleme bei der Methylierung, dann führt dies ebenfalls zu einer reduzierten Entgiftungsfunktion des Körpers. Nicht ausgeleitete Giftstoffe können zu Aufmerksamkeitsdefizitstörungen, bipolaren Störungen, häufigen Fehlgeburten, Trisomie 21 und Schizophrenie führen.

Die Methylierung ist wichtig für die Entgiftung. Wenn Ihr Körper nicht in der Lage ist, bestimmte Giftstoffe durch die Übertragung einer Methylgruppe unschädlich zu machen, fühlen Sie sich nicht wohl. Sie können in jedem beliebigen Labor testen lassen, ob bei Ihnen solche Defekte vorliegen, die unter Umständen genetische Wurzeln haben. Ist dies der Fall, kann es sein, dass Sie auch mit einem sehr guten TSH-Wert Schilddrüsenprobleme haben, die nicht diagnostiziert wurden. Dann brauchen Sie Schilddrüsenmedikamente und vielleicht auch Calcium-D-Glucarat, um diese Gifte aus dem Körper auszuleiten. Probiotika sind in diesem Fall ein Muss. Jene wandeln 20 Prozent Ihres T4 in T3 um. Ein ganz nettes »Hallo wach«! Fragen Sie in Ihrer Apotheke nach guten Probiotika!

Laborwerte, die zu einer Fehldiagnose in diesem Fall führen können: TSH und T4 liegen üblicherweise im Normalbereich, das freie T3 ist hingegen niedrig. Der TBG-Wert ist erhöht, auch die T3-Aufnahme.

5. Grund: Die Transportarbeiter streiken

Das ist quasi das Gegenteil der oben beschriebenen Situation. Es wären eigentlich genügend Schilddrüsenhormone da, doch auch diese gelangen nicht in die Zellen, weil die Transportproteine gerade beim Mittagessen sind! Hier bleibt das Schilddrüsenhormon viel zu lange im Blutkreislauf, sodass die Zellen dagegen resistent werden. Wenn die Zellen das Schilddrüsenhormon nicht aufnehmen können, stellen sich die Symptome der Schilddrüsenunterfunktion ein. Bei Frauen wird dieser Zustand häufig durch einen hohen Spiegel von Sexualhormonen wie Testosteron ausgelöst. Oder durch das Polyzystische Ovarialsyndrom, aber auch Blutzuckerprobleme, hohe Insulinwerte oder Insulinresistenz können dafür verantwortlich sein. Wenn Sie Ihren Insulin- und Blutzuckerspiegel in Ordnung bringen, reicht dies häufig schon aus, um die anormale Reaktion der Schilddrüse zu korrigieren.

Laborresultate, die zu einer Fehldiagnose führen, sind: TSH und T4 sind normal, manchmal sogar erhöht. Auch der T3-Wert ist normal oder erhöht, das TBG liegt niedrig, die T3-Aufnahme auch. (Für die Ärzte unter den Lesern: Alpha-1- und Alpha-2-Rezeptoren, die das T3-Signal verarbeiten, sind durch entzündliche Zytokine blockiert.)

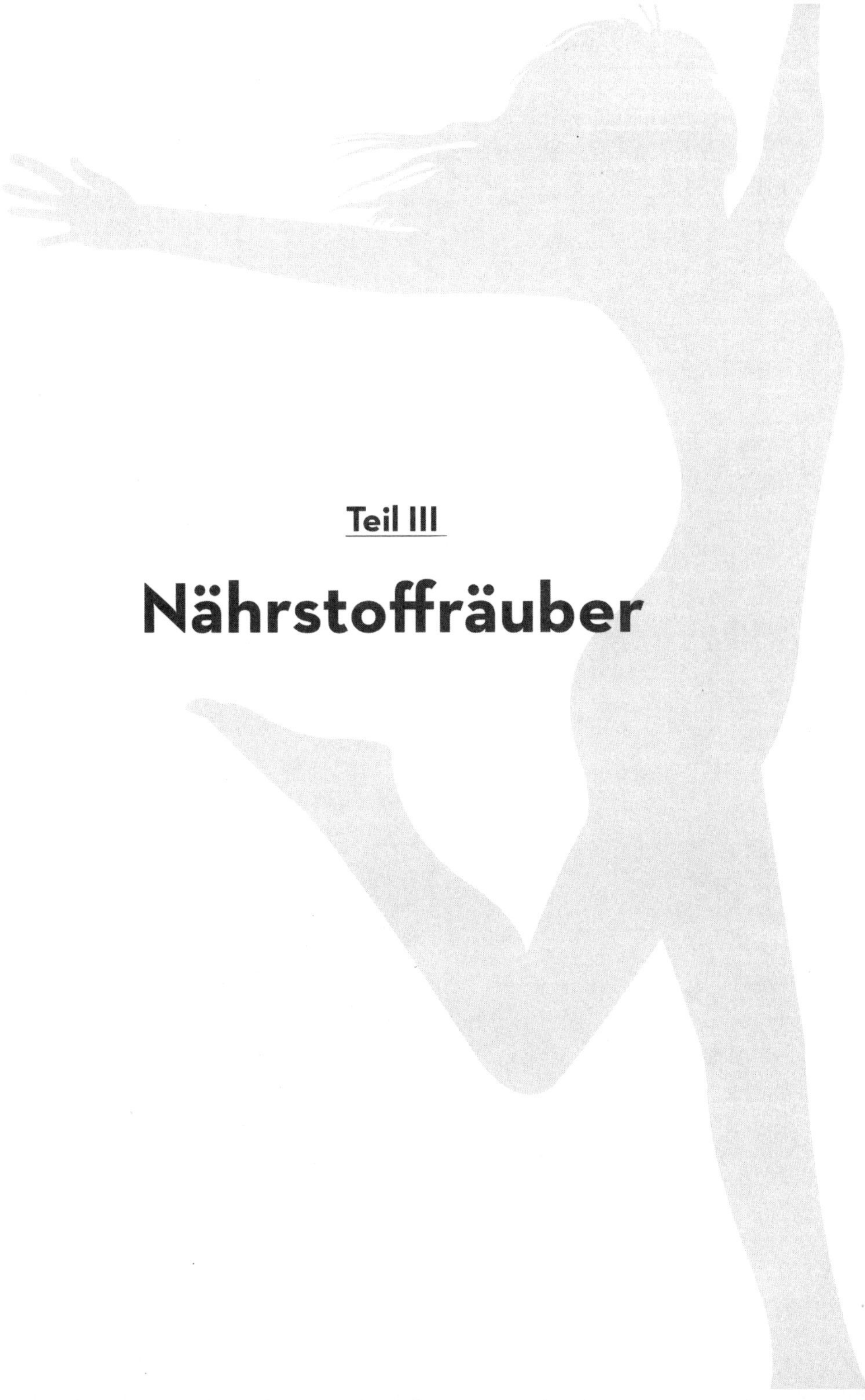

Teil III

Nährstoffräuber

Kapitel 7

Nährstoffe zurückholen

Schritt 3 meines Programms für eine gesunde Schilddrüse besteht darin, dass Sie sich jene Nährstoffe zurückholen, die Ihnen geraubt wurden. Damit Sie schilddrüsengesund werden, benötigen Sie das volle Spektrum an Nährstoffen, die der Körper zum Herstellen und Aktivieren von Schilddrüsenhormonen braucht.

Medikamente beispielsweise rauben unserem Körper diese kostbaren Substanzen, entweder weil sie zum Wirken verbraucht werden oder ihre Herstellung stören. Statine zum Beispiel wirken cholesterinsenkend, doch sie verbrauchen auch Coenzym Q10 und verursachen dadurch Leberprobleme und Muskelkrämpfe. Die Antibabypille reduziert die Aktivität der Probiotika im Darm und setzt den Magnesiumspiegel herab. Ein Magnesiummangel aber begünstigt Pilzinfektionen in der Scheide ebenso wie Depressionen. Medikamente rauben zudem Zink, was recht schnell zu den Symptomen einer Schilddrüsenunterfunktion führt. Säureblocker und andere Antacida (Medikamente, die Magensäure neutralisieren) nehmen uns so viele Nährstoffe, dass sie Hunderte neuer Krankheiten auslösen können, die aber nur durch den Nährstoffmangel entstehen. Der durch Medikamente verursachte Nährstoffmangel kann für allerlei Probleme verantwortlich sein wie chronische Schmerzen, aber auch für lebensgefährliche Erkrankungen. Für unsere Zwecke aber beschränken wir uns erst einmal auf diesen einen Aspekt: Bestimmte Medikamente, die Sie einnehmen (oder die in Nahrungsmitteln enthalten sind), rauben Ihrem Körper Nährstoffe.

Medizinisch lassen sich die Auswirkungen fehlender Schlüsselnährstoffe niemals wirklich ausgleichen, und so ist der medikamentös verursachte Nährstoffmangel, unter dem wir vielfach leiden, zu meinem Lieblingsthema geworden, über den ich auch ein Buch geschrieben habe. Es trägt den Titel *Vorsicht Nährstoffräuber!* und hat sich zum internationalen Bestseller entwickelt, der in mehrere Sprachen übersetzt wurde. Ausgerüstet mit meinem Zettelkasten, habe ich es seinerzeit auf dem Boden meines Wohnzimmers geschrieben und zunächst selbst veröffentlicht. Es hat schon vielen Menschen geholfen, die – wie sich herausgestellt hat – viel gesünder waren, als sie dachten, weil sie mit diesen Informationen das Problem der Nebenwirkungen in den Griff bekommen haben.

Oder denken Sie gleich daran, dass ein Ihnen verordnetes Medikament Nebenwirkungen haben kann, die eine Krankheit auslösen können, die wiederum mit nebenwirkungsbehafteten Medikamenten behandelt wird? Das Problem löst sich quasi von selbst, wenn Sie wissen, welche Nebenwirkungen das ursprüngliche Medikament verursacht. Und genau das sollen Sie hier erfahren! Ich möchte Ihnen im Folgenden dann zeigen, wie Sie durch Nährstoffräuber verursachte Vitalstoffverluste ausgleichen können. Dieser Ansatz bringt einen gewaltigen Vorteil mit sich: Sie müssen nicht länger auf Krankheiten hin behandelt werden, die Sie eigentlich gar nicht haben.

In diesem Buch möchte ich Sie speziell bekannt machen mit den Vitaminen, Mineralstoffen und Co-Faktoren, die im Körper für die Produktion und Aktivierung von Schilddrüsenhormonen benötigt werden. Sind diese nicht verfügbar, zeigen Sie alle Symptome einer Unterfunktion. Nehmen wir einmal an, Sie haben zwar alle nötigen Nährstoffe, um Thyroxin (T4) herzustellen, es fehlt aber an den Stoffen, um dieses auch in die Zelle zu schaffen. Dann sind Sie schilddrüsenkrank.

Ein konkretes Beispiel: Orale Kontrazeptiva wie die Antibabypille rauben dem Körper Zink. Wenn Sie also schon längere Zeit die Pille nehmen, leiden Sie möglicherweise unter einem Zinkmangel. Dieser führt dazu, dass Sie T4 nicht mehr in T3 umwandeln können. Sie haben also wenig aktives Schilddrüsenhormon, was Haarausfall oder immer dünner werdende Haare verursachen kann. Ein anderes Beispiel sind Säureblocker: Man nimmt diese Medikamente, um ein Zuviel an Magensäure unschädlich zu machen. Sie rauben dem Körper Magnesium (wie Kaffee übrigens auch). Magnesium und Schilddrüsenhormone aber brauchen Sie, damit Ihr Herz gesund schlägt und Sie ATP herstellen können, den Treibstoff des Körpers. Magnesiummangel hat Muskelschmerzen, Ermüdung und Herzrhythmusstörungen zur Folge.

Die nachstehend aufgeführten Faktoren können einen Nährstoffmangel (und damit Schilddrüsenkrankheit) bewirken:

1. Der Verzehr von Lebensmitteln mit geringer Nährstoffdichte
2. Fehlende Verdauungsenzyme
3. Eine schlechte Besiedlung der Darmflora mit probiotischen Bakterien, die zur Nährstoffverwertung benötigt werden
4. Infektionen im Magen-Darm-Trakt
5. Ein Mangel an Magensäure
6. Eisen-, Magnesium- und Jodmangel
7. Zöliakie
8. Reizdarmsyndrom
9. Chronischer Durchfall
10. Einnahme von Mitteln zur Empfängnisverhütung
11. Glutaminmangel

Ernähren Sie sich vorwiegend von Fertig- und anderen Produkten der Nahrungsmittelindustrie, bekommen Sie nicht genügend Mineralstoffe, die Ihnen helfen, T4 in T3 umzuwandeln. Dies ist vor allem für all jene bedeutsam, die Thyroxin-Medikamente nehmen, denn das ist pures T4. Das T4 aber muss in der Zelle in T3 umgewandelt werden, wollen Sie nicht dauerhaft im Zombie-Zustand verbleiben, und für diese Umwandlung brauchen Sie bestimmte Nährstoffe. Bei einigen häufig verordneten Medikamenten ist ein Nährstoffmangel quasi vorprogrammiert. Die Aktivierung von T3 funktioniert nicht, es sei denn, Sie geben dem Körper zurück, was der Nährstoffräuber ihm entzieht. Mehr über solche Medikamente und andere Hormondiebe erfahren Sie in Kapitel 8.

Ein Tipp für mehr Schilddrüsengesundheit

Egal, in welcher Dosierung Sie Ihre Schilddrüsenhormone einnehmen: Sie können NICHT aktiviert werden, wenn nicht bestimmte Mineralstoffe präsent sind. Kaffee ist ein typischer Mineralstoffräuber. Wenn Sie viel Kaffee trinken, haben Sie vermutlich Nährstoffdefizite. Das heißt nicht, dass Sie jetzt völlig auf Kaffee verzichten müssen. Ich bin ja keine Sadistin! Ich meine nur, dass Sie Ihren Mineralstoffhaushalt ausgleichen müssen, indem Sie frisches mineralstoffreiches grünes Gemüse oder entsprechende Nahrungsergänzungsmittel zu sich nehmen. Machen Sie das bitte vier Stunden vor oder nach Ihren Schilddrüsenmedikamenten. Abgemacht? Fein, denn hier geht es schließlich um Ihre Lebensqualität und Ihren Taillenumfang.

Nährstoffdefizite, die die T4-T3-Umwandlung beeinträchtigen

Achten Sie daher auf Ihre Ernährung, vor allem darauf, die folgenden Nährstoffe in ausreichender Menge aufzunehmen, welche die Umwandlung von T4 in T3 unterstützen. Fehlen diese im Blut, können Sie nicht ausreichend bioaktives T3 bilden. Daher müssen Sie diese Leckereien zutanken, wenn Sie Ihre Schilddrüsengesundheit stärken wollen.

- Vitamin A
- Chrom
- Vitamin D
- Jod
- Eisen
- Vitamin B_{12} (Methylcobalamin)
- Pyridoxal-5'-Phosphat (die aktive Form von Vitamin B_6)
- Vitamin B_2 (Riboflavin)
- Selen
- Zink

Wenn Sie ein Medikament einnehmen, das Ihnen einen bestimmten Nährstoff raubt, den Sie zur Verstoffwechslung eines anderen Medikaments brauchen, kann Letzteres nicht wirken. Daher möchte ich Sie noch auf einen wichtigen Punkt aufmerksam machen: Wenn Sie einen hohen rT3-Spiegel haben, sollten Sie keine T4-Medikamente einnehmen, denn damit produziert Ihr Körper nur noch mehr rT3 und es geht Ihnen kein bisschen besser. Bitte behalten Sie das im Hinterkopf!

Tabelle 7: Nährstoffdefizite, die sich nachteilig auf Ihre Schilddrüse auswirken

Symptome	Fehlender Nährstoff
✓ Heißhunger	✓ Chrom
✓ Haarausfall	✓ Zink
✓ Trockene Haut	✓ Vitamin A
✓ Müdigkeit	✓ Eisen und Riboflavin
✓ Gewichtszunahme	✓ Probiotika
✓ Depressionen	✓ Vitamin D
✓ Häufige Infektionen	✓ Selen
✓ Schlaflosigkeit	✓ Melatonin
✓ Schmerzen	✓ Magnesium

Sie können sich im Labor und in speziellen Diagnosekliniken ein Nährstoffprofil erstellen lassen. Auch wenn diese Tests auf den ersten Blick kostspielig wirken, können Sie doch unbezahlbar Ihr Wohlbefinden verbessern, wenn Sie erst einmal wissen, welche Nährstoffdefizite Sie tatsächlich haben. Doch letztlich müssen Sie solche Laborwerte immer vor dem Hintergrund Ihrer subjektiven Befindlichkeit interpretieren. Besagt Ihr Test beispielsweise, dass Sie einen Mangel an B_{12} (Methylcobalamin) oder Zink haben, würde ich mich zuerst einmal kundig machen, welche Symptomatik damit verbunden ist. Wenn Sie diese Symptome tatsächlich aufweisen, können Sie immer noch ein

Nahrungsergänzungsmittel nehmen. Jeder Mensch ist einzigartig. Wir sollten nur das zu uns nehmen, was uns wirklich guttut!

Nehmen wir zum Beispiel Fluoxetin, ein Antidepressivum, oder die cholesterinsenkenden Statine. Wenn Sie diese Medikamente einnehmen, haben Sie vermutlich Jodmangel. Das wiederum heißt, dass Sie nicht ausreichend Thyroxin (T4) herstellen können. Das liegt daran, dass das Fluor in diesen Medikamenten Ihrem Körper Jod raubt. Nehmen Sie orale Kontrazeptiva, bilden Sie aus demselben Grund einen Zinkmangel aus. Dann ist die Umwandlung von T4 in T3 beeinträchtigt. Das ist tatsächlich ein Problem. Mehr über all die Medikamente, die unserem Körper wichtige Nährstoffe rauben, finden Sie in meinem Buch *Vorsicht Nährstoffräuber!*. Nehmen Sie eine dieser »Räuberdrogen«, ohne das durch sie verursachte Defizit auszugleichen, dann wird sich diese Nebenwirkung des Medikaments letztlich in einer neuen Fehldiagnose niederschlagen! Am Ende dreht sich das Medikamentenkarussell immer schneller, und ein Abspringen ist nicht mehr möglich.

Einige der wichtigsten Nährstoffe behandle ich im Folgenden ausführlicher, damit Sie den entsprechenden Defiziten begegnen können. Das für die Schilddrüse wichtigste Spurenelement ist dabei zweifelsohne Selen.

Selenmangel führt zu Schilddrüsenproblemen

Selen ist ein Mineralstoff, der eine starke antioxidative Kraft entfaltet und außerdem für die Schilddrüse wichtig ist. Gerade Autoimmunkrankheiten der Schilddrüse verschlechtern sich bei Selenmangel rapide. Eine Studie im *Journal of Rheumatology* zeigt, dass sich durch regelmäßige Selengabe die Schilddrüsen-Antikörper um bis zu 40 Prozent reduzieren lassen. Menschen, die unter Problemen des Verdauungstrakts leiden wie zum Beispiel Zöliakie, Morbus Crohn oder Reizdarm, bauen dieses Spurenelement besonders schnell ab. Defizite können zu Schilddrüsenerkrankungen, Herzproblemen, Erschöpfung und einem schwachen Immunsystem führen.

Empfohlene Dosierung von Selen: 100 bis 400 Mikrogramm pro Tag, wobei die Gesamtdosis 400 Mikrogramm (aus Nahrungsmitteln und Nahrungsergänzungsmitteln) nicht überschritten werden darf. Ich würde mit 100 Mikrogramm anfangen und, falls erforderlich, die Dosis je nach Befindlichkeit steigern.

Selenräuber

sind beispielsweise:

- Kortikosteroide (Prednison, Dexamethason)
- Orale Kontrazeptiva
- Medikamente zur Hormonersatztherapie (Östrogen-Vaginalcreme, Östrogenpflaster und Östrogen-Vaginaltabletten, zum Beispiel Premarin)
- Asthma- und Allergie-Sprays (wie Fluticason)
- Viele Antibiotika
- Medikamente für Diabetiker

Eisenmangel führt zu Schilddrüsenproblemen

Eisenmangel behindert die Umwandlung von T4 zu T3 massiv. Dann entwickeln Sie alle Symptome einer Schilddrüsenunterfunktion, die den Stoffwechsel entsprechend herunterfährt. Resultat: Gewichtszunahme. Sie glauben, dass Sie müde sind, weil Sie zu wenig Eisen im Blut haben und damit nicht genug Sauerstoff in Ihre Zellen gelangt. Aber vielleicht haben Sie ja gar keine so ausgeprägte Anämie, sondern eher Schilddrüsenprobleme, weil so wenig T3 in Ihre Zellen gelangt. Ich weise auf dieses Problem hin, weil die Weltgesundheitsorganisation (WHO) schätzt, dass etwa zwei Milliarden Menschen (30 Prozent der Weltbevölkerung) unter einer Eisenmangelanämie leiden. Das aber bedeutet, dass viele Menschen Probleme mit ihren Schilddrüsenhormonen haben, ohne dies zu wissen. Als Veganer oder Vegetarier leiden Sie wohl ohnehin unter Eisenmangel. Das trifft aber auch zu, wenn Sie wenig Magensäure produzieren, starke Monatsblutungen haben, eine Nierenkrankheit oder minimale Blutungen im Magen-Darm-Trakt.

Im Folgenden finden Sie eine Aufstellung von Stoffen, die Ihrem Körper Eisen rauben. Ganz vorne stehen Kaffee und schwarzer Tee.

Eisenräuber

sind beispielsweise:

- Kaffee und Tee
- Säureblocker (Omeprazol, Ranitidin, Esomeprazol, Famotidin etc.)
- Antacida (Maaloxan, Talcid)
- Antibiotika
- ACE-Hemmer (gegen hohen Blutdruck, zum Beispiel Captopril, Enalapril, Lisinopril)
- Orale Kontrazeptiva
- Medikamente für die Hormonersatztherapie (Östrogen-Vaginalcreme, Östrogenpflaster und Östrogen-Vaginaltabletten, zum Beispiel Premarin)
- Colestyramin (Ionenaustauscher zur Lipidsenkung)
- Furosemide (Schleifendiuretika zur Ausscheidung von Gewebeflüssigkeit)
- Hydrochlorothiazid (HCT zur Ausschwemmung von Ödemen)
- Levonorgestrel (zur Empfängnisverhütung)
- Norethindron (in vielen Antibabypillen enthaltenes Gestagen)
- Alle selektiven Östrogen-Rezeptor-Modulatoren (wie Raloxifen, Tamoxifen und andere)
- Übermäßige Einnahme von Kalzium als Nahrungsergänzungsmittel

Empfohlene Dosierung: 20 bis 30 Milligramm elementares Eisen pro Tag. Eisen-Bisglycinat gehört zu den besten Ersatzstoffen, da es vom Magen leicht aufgenommen wird. Aber es sollte wie alle Eisenpräparate zum Essen eingenommen werden. Achten Sie darauf, dass Sie aus allen Eisenquellen (auch den von Ihnen verzehrten Nahrungsmitteln) nicht mehr als 30 Milligramm pro Tag zu sich nehmen, und darauf, das Eisenpräparat nicht zusammen mit den Schilddrüsenmedikamenten einzunehmen. Es sollten etwa vier bis sechs Stunden dazwischenliegen. Auch sollten Sie Eisenpräparate nicht zusammen mit Milchprodukten zu sich nehmen.

Seien Sie vorsichtig bei der Verwendung von Eisenpräparaten: Sie müssen die Dosierung mit Ihrem Arzt abklären. Eisenpräparate führen häufig zu einer harmlosen Entfärbung des Stuhls und zu Verstopfung. Eisen-Bisglycinat zum Beispiel belastet den Magen weniger. Manchen Menschen genügt es auch, jeden Tag ein Glas Orangensaft zu trinken, was die Eisenaufnahme aus der Nahrung verbessert und die Einnahme von Nahrungsergänzungsmittel überflüssig macht. Eisenpräparate können nämlich durchaus Verdauungsstörungen verursachen. Aber in den meisten Fällen kommen Sie um die Einnahme von Eisenpräparaten nicht herum. Die empfohlene Dosis beträgt etwa 20 bis 30 Milligramm täglich, bis Ihr Ferritinspiegel wieder steigt. Niedrige Eisenwerte können übrigens auch auf einen Befall mit dem Bakterium Helicobacter pylori zurückgehen. Reden Sie mit Ihrem Gastroenterologen darüber. Einige Menschen kämpfen allerdings mit Ferritinspiegeln, die sich über Jahre hinweg beharrlich weigern anzusteigen. Ich kann das gut nachfühlen! Ich hatte mit diesem Problem auch zu kämpfen. Geholfen hat mir am Ende ein Produkt mit dem Namen *ATP Fuel* von Researched Nutritionals, das die Zellmembranen im Körper wieder auf Vordermann bringt. Und Spirulina-Algenpräparate aus Hawaii und Leber und Zwiebeln! Dazu nahm ich noch zu jeder Mahlzeit Betain/Pepsin-Kapseln. Offensichtlich hatte ich einen erheblichen Mangel an Hydrochloriden und konnte deshalb das Eisen aus der Nahrung nicht richtig verwerten. Mehr dazu finden Sie in Kapitel 5.

Vitamin-D-Mangel führt zu Schilddrüsenproblemen

Viele Menschen wissen mittlerweile, wie das Sonnenschein-Vitamin funktioniert, wie es unsere Knochen und Muskeln stärkt und Infektionen abwehrt. Menschen, die unter melancholischer Stimmung, vor allem Winterdepressionen, leiden, profitieren sehr davon. Auch bei Herzrhythmusstörungen kann es seine positive Wirkung entfalten. Was die Schilddrüse angeht, so setzt ein

Vitamin-D-Mangel die Umwandlung von T4 zu T3 in der Zelle herab. Außerdem entwickeln sich so mehr Schilddrüsen-Antikörper. Vitamin-D-Mangel ist vor allem bei Vegetariern häufig. Aber auch bei Leber- und Nierenerkrankungen, genetischen Variationen und der Einnahme von Nährstoffräubern müssen Sie auf Ihren Vitamin-D-Spiegel achten.

Vitamin-D-Räuber

sind beispielsweise:

- Säureblocker (Omeprazol, Ranitidin, Esomeprazol, Famotidin etc.)
- Antacida (Maaloxan, Talcid)
- Antibiotika
- Krampflösende Medikamente (Carbamazepin, Valproinsäure und andere)
- Lipidsenker (Colestyramin, Colestipol und Fibrate)
- Statine als Cholesterinsenker (Atorvastatin, Lovastatin etc.)
- Ketoconazole (gegen Pilzerkrankungen)
- Butalbital enthaltende Medikamente (in Deutschland nicht mehr zugelassenes Barbiturat)
- Kalziumantagonisten (Amlodipin, Nifedipin, Verapamil)
- Fluticason (Flutide)
- Gabapentin als Epilepsiemedikament (Neurontin)
- Laxantien, die Magnesium enthalten wie Magnesiumcitrat oder Magnesiumhydroxid
- Mineralölprodukte
- Olestra (Fettersatz, zum Beispiel in Kartoffelchips-Lightprodukten)
- Orlistat (verringert die Fettresorption, etwa in Alli oder Xenical)
- Kohlenhydrat- und Fettblocker (aus Kidneybohnen oder Stärke)
- Alle selektiven Östrogen-Rezeptor-Modulatoren zur Brustkrebsbehandlung (wie Raloxifen, Tamoxifen und andere)
- Kortikosteroide (Prednison, Dexamethason)
- Stimulierende Laxantien (Abführmittel)

Die Dosierung von Vitamin D sollten Sie mit Ihrem Arzt abklären. Die übliche Dosis sind 2000 bis 10.000 IU pro Tag, bis sich Ihr Vitamin-D-Spiegel normalisiert hat. Zur Überprüfung sollten Sie Ihr Serum-Vitamin-D noch einmal mit einem Bluttest abklären lassen.

Sie können das Vitamin D am Morgen zusammen mit den Schilddrüsenhormonen einnehmen. Beide Substanzen beeinflussen sich nicht gegenseitig. Oder Sie nehmen es einfach zum Frühstück bzw. zum Mittagessen. Das Vitamin wird mit einer Mahlzeit besser im Körper aufgenommen. Das gilt nicht für die Schilddrüsenhormone.

Zinkmangel führt zu Schilddrüsenproblemen

Die Symptome, die auf einen Zinkmangel hinweisen, ähneln denen einer Schilddrüsenkrankheit: Haarausfall, dünner werdendes Haar, Verlust des Geruchs- bzw. Geschmackssinns, Erektionsstörungen oder chronischer Durchfall. Zink wird vor allem vom TSH für eine reibungslose Funktion benötigt. Es trägt außerdem dazu bei, dass mehr T3 als rT3 produziert wird. Und es hilft, das Schilddrüsenhormon zu aktivieren. Wussten Sie, dass Sie Zink verlieren, wenn Sie Ihre Monatsblutung haben? Zink hat eine stark antientzündliche Wirkung, was bei den Autoimmunerkrankungen der Schilddrüse wichtig ist, aber auch bei Diabetes. Ohnehin gehen diese beiden Krankheiten häufig Hand in Hand.

Im folgenden Abschnitt finden Sie eine Liste mit Medikamenten, Stoffen und Faktoren, die Ihnen das Zink sozusagen im Schlaf rauben.

Zinkräuber

sind beispielsweise:

- Antientzündlich wirkende Medikamente
- Antibiotika
- Säureblocker (Omeprazol, Ranitidin, Esomeprazol, Famotidin etc.)

- Antacida (Maaloxan, Talcid)
- Antivirale Medikamente (Azidothymidin, Lamivudin)
- Die meisten Blutdruckmedikamente
- Lipidsenker (Fibrate wie Clofibrat, Fenofibrat, Gemfibrozil)
- Clonidin (gegen Bluthochdruck)
- Diuretika zur Ausschwemmung von Ödemen und Kontrolle des Blutdrucks
- Ezetimib (Cholesterinsenker)
- Furosemide (Schleifendiuretika zur Ausscheidung von Gewebeflüssigkeit)
- Orale Kontrazeptiva
- Medikamente zur Hormonersatztherapie (Östrogen-Vaginalcreme, Östrogenpflaster und Östrogen-Vaginaltabletten, zum Beispiel Premarin)
- Methyldopa (Antihypertonikum)
- Alle selektiven Östrogen-Rezeptor-Modulatoren zur Brustkrebsbehandlung (wie Raloxifen, Tamoxifen und andere)
- Östrogendominanz im Körper
- Casein, das Protein der Milchprodukte
- Schokolade (im Übermaß verzehrt), da sie viel Kupfer enthält, welches Zink reduziert
- Rauchen

Die Zinkdosierung sollten Sie mit Ihrem Hausarzt abklären. Eine klassische Dosis wären 15 bis 50 Milligramm pro Tag, bis sich Ihr Zinkspiegel normalisiert hat. Sie sollten Zink nicht zusammen mit Ihrem Schilddrüsenmedikament einnehmen, sondern mindestens vier bis sechs Stunden dazwischen verstreichen lassen.

Haben Sie genug B-Vitamine?

Haben Sie manchmal unter den Folgen von Ameisenlaufen (Nervenreizung), Depressionen, Müdigkeit, Blutarmut oder Gewichtszunahme zu leiden? Dies geht möglicherweise auf einen Mangel an B-Vitaminen zurück. Ihr Vorrat an diesen nützlichen Kerlchen wird dezimiert von weiblichen Hormonen (zur Hormonersatztherapie wie zur Geburtenkontrolle), Säurehemmern, Mitteln gegen Magengeschwüre, Diuretika gegen zu hohen Blutdruck, Raloxifen, Colestyramin, Medikamenten gegen zu hohen Blutzucker sowie Tee und Kaffee.

Holen Sie sich zurück, was die Nährstoffräuber Ihnen wegschnappen

Wie Sie sehen, gibt es unheimlich viele Medikamente, die Ihrem Körper Nährstoffe stehlen. Auch Nahrungs- und Genussmittel tun das. Wobei diese Nährstoffräuber keine Schilddrüsenunterfunktion im klassischen Sinne bewirken. Sie machen Sie vielmehr »schilddrüsenkrank«, wie ich das bereits ausgeführt habe: Sie können das von der Schilddrüse produzierte T4 nicht nutzen oder aktivieren. Wenn Sie mehrere der oben genannten Medikamente einnehmen und dazu noch Schilddrüsenhormone, dann müssen Sie die genannten Nährstoffe extra zuführen. Am besten eignet sich dafür eine Kombination folgender Präparate:

1. Probiotika
2. Spurenelemente
3. B-Vitamine

Gehen Sie dabei folgendermaßen vor: Am Morgen nehmen Sie die Probiotika zusammen mit den Schilddrüsenmedikamenten ein. Trinken Sie ein volles Glas Wasser dazu. Wenn Sie die Probiotika zweimal täglich nehmen, dann verlegen Sie die zweite Gabe auf den Abend vor dem Zubettgehen. Die Spurenelemente hingegen sollten Sie zu den Mahlzeiten einnehmen, damit sie den Magen nicht reizen und die Aufnahme in den Körper besser vonstattengeht. Die B-Vitamine können Sie dann im Laufe des Tages nehmen, auch sie am besten zu den Mahlzeiten. Da sie manchmal einen gewissen Aktivitätsschub auslösen, sollte man sie idealerweise vor 16 oder spätestens 17 Uhr einnehmen.

Drei verschiedene Nahrungsergänzungsmittel einzunehmen, kommt Ihnen vielleicht übertrieben vor. Möglicherweise kommen Sie auch mit dem Einnahmeplan öfter mal durcheinander. Alternativ können Sie sich nach einem Nahrungsergänzungsmittel umsehen, das möglichst viele verschiedene Nährstoffe zusammen mit Protein (von Reis, Erbsen, Hanf oder Molke) zuführt. Dieses können Sie einnehmen, wann Sie möchten, allerdings frühestens zwei Stunden nach Einnahme der Schilddrüsenmedikamente.

Kapitel 8

Schilddrüsendiebe sind überall

Im Periodensystem der Elemente, der Klassifizierung chemischer Stoffe nach ihren Eigenschaften, gibt es eine Gruppe von Elementen, die man Halogene nennt. Das gefährlichste dieser Halogene ist das Fluor, gefolgt von Chlor, Brom und Jod. Ein weiteres Halogen ist das Astat, aber es kommt vergleichsweise selten vor. Von den Halogenen ist nur das Jod gut für die Schilddrüse, weil daraus deren Hormone hergestellt werden. Fluor, Chlor und Brom hingegen sind die »bösen Halogene«. Wenn Sie sich eine grafische Darstellung des Periodensystems ansehen, werden Sie bemerken, dass alle in einer Gruppe aufgeführt sind. Wenn diese Elemente in einer chemischen Reaktion reduziert werden, erhalten sie andere Namen. Sie werden dann zu »Halogeniden« wie Jodid, Bromid, Fluorid und Chlorid.

In der Schilddrüse sammelt sich Jod, die anderen Halogene hingegen gelten als gefährlich für die Schilddrüse. Jene verfügt über eine kraftvolle Jodpumpe, die das 50- bis 100-Fache des Jodspiegels im Blut aufbauen kann. Halogene, leider auch das Fluor, saugt die Schilddrüse auf wie ein Schwamm. Ihre Schilddrüse erblickt sozusagen ein Fluoratom und weil es chemisch so ähnlich aussieht wie Jod, lagert sie es sofort ein. Das ist schlecht für Sie, denn nun können Sie kein Schilddrüsenhormon mehr herstellen. Sie haben also dem Dieb die Tür weit aufgemacht, als er vor der Tür stand, und ihn ins Haus gelassen. Aber wieso? Weil dieser Dieb aussieht wie Ihr Partner namens Jod!

Die »bösen Halogene« sind deshalb so schlecht für Sie, weil sie echte Rowdys sind. Sie drängen das gute Jod nämlich förmlich aus der Drüse. Brom, Fluor und Chlor verdrängen das Jod überall dort, wo Jod gebraucht wird. Nur zur Information: Jod wird gebraucht in Ihren Fortpflanzungsorganen (Brust, Gebärmutter, Hoden, Prostata). Und es muss genug davon vorhanden sein, um Schilddrüsenhormone herstellen zu können. Wenn es von den Chlor-, Brom- oder Fluor-Rowdys verdrängt wird, produzieren Sie nicht genug T4 bzw. T3. Und siehe da: Schon haben Sie eine Schilddrüsenunterfunktion.

Hier die Rowdys im Einzelnen:

Fluor oder Fluorid

Dieses Halogen ist ein recht verbreiteter Schilddrüsendieb, weil es auch im Leitungswasser vorkommt, zum Glück jedoch nicht überall. Erkundigen Sie sich bei Ihren Stadtwerken. Den Großteil des Fluorids können Sie durch Filtern des Wassers entfernen. Leider findet sich der Stoff auch in Zahnpasta, Mundspülungen und anderen Produkten zur Zahnpflege. Es greift übrigens auch die Zirbeldrüse an (die, wenn sie dabei nicht vom Fluor gestört wird, das Schlafhormon Melatonin herstellt). Fluorid ist ein Stoff, der leicht von Haut und Schleimhäuten absorbiert wird, sodass er es leicht bis in die Zirbeldrüse schafft. Leider dringt er auch in die Schilddrüse ein und verdrängt dort das Jod. Und wie sollen Sie dann aus Tyrosin (das »T« in T4 bzw. T3) und vier Fluoratomen T4 herstellen? Es ist absolut unmöglich, denn Sie brauchen dazu nämlich vier Jodatome, keine Fluoratome! Ahnen Sie nun, dass die Verwendung von fluorfreien Produkten zur Zahn- und Körperpflege Ihnen helfen kann, mehr Schilddrüsenhormone herzustellen? Wenn Fluor das Jod aus der Schilddrüse verdrängt, kann Ihr Körper kein T4 bzw. T3 mehr herstellen.

Trotzdem hat Fluorid hohen medizinischen Nutzen, und das ist kein Witz. Lange Zeit waren Fluorgaben das Mittel der Wahl, um eine überaktive Schilddrüse auszubremsen! Und tatsächlich wird es auch heute noch zu diesem Zweck verwendet. Der medizinisch wichtigste Zweck von Fluor ist, die Schilddrüsenaktivität zu unterdrücken. Dies ist vor allem für Menschen mit Schilddrüsenüberfunktion (wie Basedow) wichtig. Hierbei machen Fluorgaben Sinn. Fluoride, wie es in den USA geschieht, vorbeugend ins Trinkwasser zu mischen, ist meiner Ansicht nach Unsinn, denn dies kann nur allzu leicht eine Schilddrüsenunterfunktion auslösen.

Fluoride sind in vielen Zahnpflegeprodukten enthalten, aber in so geringer Menge, dass einmaliges Zähnebürsten noch keinen gravierenden Schaden verursachen würde. Wenn Sie allerdings über die Jahre täglich mehrmals Fluoride schlucken, dann kann das schon problematisch werden. Ich würde Ihnen ja raten, zu einem fluorfreien Produkt zu wechseln. Doch der Fluorgehalt von Zahnpasta ist nichts im Vergleich zum dem von Medikamenten wie den Chinolonen, zum Beispiel Ciprofloxacin, Levofloxacin und Moxifloxacin, die als Antibiotika eingesetzt werden. Da ich nicht möchte, dass Sie Ihrer kostbaren Schilddrüse Schaden zufügen, schlage ich vor, dass Sie statt der Chinolone lieber Cephalosporine oder Makrolide einnehmen. Eine Liste der Medikamente mit Fluor finden Sie in Tabelle 8. Die meisten Medikamente sind noch auf dem Markt, andere hingegen wurden von der Behörde für Arzneimittelsicherheit schon zurückgerufen.

Tabelle 8: Medikamente mit Fluoranteil

Folgende Medikamente besitzen Fluoranteile:

- ✓ Atorvastatin
- ✓ Citalopram
- ✓ Dexamethason
- ✓ Escitalopram
- ✓ Fluconazol
- ✓ Flunisolid
- ✓ Fluorchinolon-Antibiotika (Ciprofloxacin, Levofloxacin und Moxifloxacin)
- ✓ Fluoxetin
- ✓ Flurazepam
- ✓ Fluticason
- ✓ Fluvastatin
- ✓ Lansoprazol
- ✓ Midazolam
- ✓ Omeprazol
- ✓ Paroxetin

Brom oder Bromid

Brom (und sein Derivat Bromid) sind in verschiedenen Nahrungsmitteln enthalten, unter anderem in Brot und anderen Backwaren, aber auch in Limonadegetränken. Man nennt den daraus für Limonaden hergestellten Zusatzstoff bromiertes Pflanzenöl. Dieses wird schon seit den Dreißigerjahren verwendet, um Aromastoffe in Wasser besser löslich zu machen. Dr. Joseph Merola nannte diesen Limonadengrundstoff, der in der Europäischen Union übrigens verboten ist, eine »Massenvernichtungswaffe in der Dose«. Der Stoff wurde in den USA zum Beispiel in Coca-Cola, Pepsi und Gatorade verwendet, bis die Limonadenhersteller freiwillig darauf verzichteten.

In den USA wird Kaliumbromat auch als Backhilfsmittel eingesetzt. Woher Ihr Lebensmittel auch kommt: Achten Sie darauf, dass kein Brom auf der Liste der Inhaltsstoffe angegeben ist.

Auch in verschiedenen Medikamenten wird eine Form des Broms verwendet. Dazu gehören zum Beispiel Atrovent Inhalations- und Nasenspray. Propanthelin Bromid ist ein Blutdruckmedikament, das Brom enthält. Und auch bei Narkosen werden mitunter bromhaltige Mittel verwendet. Bromvergiftung führt zu paranoider Schizophrenie und anderen psychischen Störungen. Wenn Sie zu viel Brom zu sich nehmen, äußerst sich dies in Akne, Hautausschlag, Müdigkeit, Bauchschmerzen, Herzrhythmusstörungen und einem metallischen Geschmack im Mund.

Halogenglühlampen

Es gibt keine Studie, die belegt, dass die Verwendung von Halogenleuchten Ihrer Schilddrüse schadet. Ich persönlich finde die Dinger trotzdem beunruhigend.

Halogenglühlampen nutzen einen kompakten Quarzkolben, um so höhere Temperaturen erzeugen zu können. Das ist ihr Wirkprinzip. Doch in dem

Quarzkolben befinden sich Argon und ein Halogen. Ursprünglich war es Brom, heute nimmt man häufig Jod. Sie sollten darauf achten, sich Halogenglühlampen zu besorgen, die mit Jod arbeiten, oder Sie ersetzen diese durch andere Leuchtmittel. Doch im Allgemeinen müssen Sie das Halogen-Brom eher als Lebensmittelzusatzstoff fürchten denn als Komponente einer Halogenglühlampe.

Chlor oder Chlorid

Wasser aus der Leitung? Nun, in Deutschland mag das angehen, doch auch dort wird gelegentlich mit Chlor desinfiziert. Aus diesem Grund brauchen Sie für Ihr Leitungswasser einen Filter. Schließlich sollten Sie ja darauf achten, nicht zu viel Chlor aufzunehmen. Sie nehmen ohnehin viel Chlor über die Haut auf, wenn Sie des Öfteren ins Schwimmbad oder in die Sauna gehen. Dann brauchen Sie vielleicht zum Ausgleich ein bisschen Jod extra. Chlor ist außerdem in vielen anderen Produkten enthalten, zum Beispiel in Bleichmitteln oder in den Produkten, die in der Reinigung verwendet werden.

Chlororganische Verbindungen sind sehr umstritten, da sie sich im Körper anreichern können. Viele Experten glauben, dass sie die Produktion der Schilddrüsenhormone behindern oder der Schilddrüse selbst schaden (siehe: *Environmental Health Perspectives,* auf: *http://ehp.niehs.nih.gov*, Archiv von 1999). »Chlororganische Verbindung« bedeutet, dass das Molekül einen Kohlenwasserstoffanteil hat, der durch eine kovalente Bindung mit Chloratomen verbunden ist. Auch Medikamente enthalten Chlor oder werden mit einer Chlorkomponente hergestellt. Chlor wird bei der Produktion von etwa 93 Prozent der weltweit am besten verkauften Medikamente eingesetzt.

Schädigen diese Stoffe nun Ihre Schilddrüse? An diesem Punkt bin ich mir selbst keineswegs sicher, denn das Chlor wird nur bei der Herstellung verwendet. Das Medikament selbst enthält kein Chlor. Andere Medikamente hingegen enthalten sehr wohl Chlor. Diese habe ich unten mit einem Sternchen gekennzeichnet.

- * Amlodipin für den Blutdruck
- Säureblocker (Lansoprazol, Esomeprazol, Famotidin, Zantac)
- Fluticason für Asthma
- * Chlordiazepoxid (Librium), ein Beruhigungsmittel
- * Chloralhydrat, starkes Sedativum
- * Chlorpheniramin (Chlor-Trimethon), ein Antihistamin
- * Clopidogrel (Plavix) zur Herabsetzung der Blutgerinnung
- * Glucovance für Diabetes
- Lamotrigin, Antiepileptikum
- Loratadin, ein Antihistamin
- Olanzapin, ein Neuroleptikum
- Sucralose, ein Süßstoff (Splenda)
- Sertralin, ein Antidepressivum
- Statine als Cholesterinsenker (Lipitor, Zocor)
- * Venlafaxin
- * Vancomycin, ein Antibiotikum

Vermeiden Sie Plastikflaschen!

Viele Menschen trinken regelmäßig Wasser aus speziellen Kunststoffflaschen, zum Beispiel beim Joggen; viele der gängigen Mineralwassersorten werden in Kunststoffflaschen abgefüllt und gut verkauft. Für manche Menschen gehört das einfach zum Lebensstil. Leider enthält das Material, aus dem solche Plastikflaschen hergestellt werden, einen überaus schädlichen Stoff, nämlich Bisphenol A. Bisphenol A blockiert die Rezeptoren für das Schilddrüsenhormon, und zwar im ganzen Körper, nur nicht in der Hirnanhangsdrüse. Wieder sehen die TSH-Werte also normal oder sogar leicht erhöht aus, während Sie in Wirklichkeit längst eine Schilddrüsenresistenz entwickelt haben oder – wie ich das nenne – schilddrüsenkrank sind.

Natriumchlorid wird durch Ionenbindung zusammengehalten, ist also ein völlig anderes Molekül als die chlororganischen Verbindungen. Es handelt sich dabei schlicht um Kochsalz. Es ist gut in Wasser löslich, weil sich die Ionenbindung leicht auflöst, sodass Natrium- und Chlorionen entstehen. Beide kommen in der Umwelt häufig vor und sind relativ harmlos. Die kovalenten Bindungen der chlororganischen Verbindungen aber lösen sich nicht, wenn man diese in Fett (nicht polar) oder Wasser (polar) auflöst.

Zu den chlororganischen Verbindungen gehören eine ganze Reihe von Stoffen, daher kann man auch nicht sagen, dass sie sich im menschlichen Körper immer gleich verhalten. Und sie lassen sich auch nur bedingt vergleichen. Oberflächlich betrachtet würde ich davon ausgehen, dass die oben genannten chlororganischen Verbindungen eines gemeinsam haben: Sie sind größtenteils nicht-polar, also fettlöslich. (Sucralose hingegen löst sich auch in Wasser.) Das wiederum heißt, dass sie sich im Organismus anreichern können.

Wie man solche Gifte vermeidet

Sie sollten sich bemühen, Fluor, Chlor und Brom aus Ihrer Ernährung, Ihrer Umgebung und Ihrem Körper zu verbannen, wenn Sie wollen, dass Ihre Schilddrüsenzellen vollen Zugriff auf das Jod im Körper haben. Ich gehe diesen Stoffen nach Möglichkeit aus dem Weg, sehe aber ein, dass das manchmal nicht leicht ist. Zum Beispiel, wenn Sie im Sommer schwimmen gehen wollen. Das Wasser im Schwimmbad ist gechlort – meistens! Zu Hause oder im Hotel, ob Sie duschen oder Wasser aus der Leitung trinken – es könnte stets Chlor darin enthalten sein, wenn es nicht gefiltert wird. Wenn ich weiß, dass ich kurzzeitig irgendeinem Halogen ausgesetzt war, nehme ich manchmal eine Jodtablette, die ich immer zu Hause habe. Das mache ich nicht ständig, nur dann, wenn es nötig ist. Manchmal nehme ich eine Woche später noch eine. Dann müsste ich meiner Ansicht nach das aus dem Körper verdrängte Jod wieder aufgenommen haben. Ich glaube, vielen Menschen fehlt ein wenig Jod im Speiseplan, doch Sie sollten sich wirklich testen lassen, bevor Sie lediglich auf Verdacht Ihre Ernährung mit Jod ergänzen.

Wenn Sie nicht aufpassen, wird das Jod in Ihrem Körper von den Halogen-Rowdys verdrängt. Dann lässt die Thyroxinproduktion schnell nach. Außerdem schadet der Jodmangel auch Ihren Fortpflanzungsorganen. Die Informationen in diesem Kapitel sollen Ihnen helfen, Ihren Arzt ein wenig zu unterstützen. Falls dieser Sie nämlich mit Schilddrüsenersatzhormonen vollpumpt und die Dosis immer weiter und weiter erhöht, können Sie ihm sagen, dass es einen intelligenteren Weg gibt, mit einer Schilddrüsenerkrankung umzugehen, als ständig mehr Hormone einzunehmen. Effektiver ist es, wenn Sie zuerst Ihren Körper von Schadstoffen, Giften, Halogenen und anderen Stoffen befreien, die Entzündungen auslösen können. So schützen Sie Ihren Körper und Ihre Schilddrüse. Die einzige Ausnahme stellen Menschen dar, deren Schilddrüse entfernt wurde. Sie müssen ihr Leben lang Schilddrüsenhormone einnehmen.

Kapitel 9

Was Ihnen den Weg zur Schilddrüsengesundheit versperrt

In diesem Buch geht es vor allem um eines: Ihnen den Weg zur Schilddrüsengesundheit zu zeigen. Ich bin fest entschlossen, Sie über die Arbeit dieser Drüse so umfassend zu informieren, dass Sie Ihren Arzt überzeugen können, »das Richtige zu tun«. Damit meine ich: Sie schilddrüsengesund zu machen. Es ist wirklich Zeit, mit einigen Missständen Schluss zu machen. Aus diesem Grund finden Sie im Folgenden eine Liste aller medizinischen Irrtümer, die Sie daran hindern, Schilddrüsengesundheit zu erlangen. Wenn Sie wissen, welche Fehler bei der Diagnose und Behandlung von Schilddrüsenproblemen gemacht werden, sind Sie besser in der Lage, sich durchzusetzen.

Hier sind die zehn häufigsten Fehler – und der Grund, weshalb Sie sich manchmal nicht wohlfühlen, obwohl Sie seit Jahren Schilddrüsenmedikamente nehmen.

1. Man überprüft labortechnisch nur den T4-Spiegel im Serum (Thyroxinspiegel). Das sagt noch nichts über die Schilddrüsenhormone in den Zellen aus. Wenn sich Schilddrüsenhormone im Blut finden lassen, heißt das noch nicht, dass sie auch ins Zellinnere gelangen.

2. Ärzte versuchen den Zustand Ihrer Schilddrüse mithilfe des TSH-Tests zu ermitteln. Wenn der TSH-Wert im Normalbereich liegt, dann schickt man Sie nach Hause. Pech für Sie! Manche Menschen mit einem Schilddrüsenproblem kommen mit Medikamenten besser zurecht, auch wenn ihre Blutwerte scheinbar normal sind. Überzeugen Sie Ihren Arzt, für Sie trotzdem eine Therapie auszuarbeiten. Viele Störungen werden aufgrund ihres klinischen Erscheinungsbildes behandelt, da sie sich nicht

mit Labortests erhärten lassen: zum Beispiel Fibromyalgie, chronisches Erschöpfungssyndrom, Lyme-Borreliose und andere.

3. Häufig werden »Schilddrüsenprobleme« als Probleme angesehen, die auf die Schilddrüse begrenzt sind. Das ist nicht ganz richtig. Schilddrüsenhormone unterstützen jede Zelle in unserem Körper. Sie müssen Ihre Schilddrüsenfunktion optimieren oder Sie werden sich schlecht fühlen. Schilddrüsenhormone schenken uns Vitalität von Kopf bis Fuß. Ein niedriger Schilddrüsenhormonspiegel – vor allem der T3-Spiegel – zieht ein höheres Sterblichkeitsrisiko nach sich. Das heißt, jemand mit einem niedrigen Schilddrüsenhormonspiegel wird früher sterben als jemand, der einen gesunden Hormonspiegel aufweist. Je niedriger Ihr T3-Spiegel, desto höher Ihr Sterblichkeitsrisiko.

4. Man hat Ihren rT3-Wert nicht gemessen, das heißt das Vorkommen des reversen T3. Häufig nehmen Ärzte an, dass der rT3-Wert ohne Bedeutung ist, dass auch rT3 biologisch inaktiv ist. Aber das stimmt nicht. Wir sollten das rT3 nicht unterschätzen. Ist der rT3-Wert hoch, kann die Zelle das aktive Schilddrüsenhormon T3 nicht aufnehmen. Ihre Zellen hungern nach T3, weil kein freies T3 hineingelangen kann. Stattdessen lagert sich das rT3 an. Könnte die Zelle sprechen, so würde sie sagen: »Geh runter. Dieser Körper ist kalt, müde, schwer und depressiv! Also hau ab, um Himmels willen!« Die Messung des rT3-Spiegels gibt einen Hinweis darauf, wie sehr Ihre Zellen nach Schilddrüsenhormonen hungern. Ein hoher rT3-Spiegel ist immer ein Hinweis darauf, dass Medikamente angebracht wären, und zwar kein Thyroxin (T4, das nicht wirken würde), sondern entweder ein T3-Medikament oder eine Kombination aus T4 und T3, wie sie bei natürlichen Schilddrüsenhormonen vorhanden ist.

5. Ihr TPO-Wert ist normal. Wenn Ihre TPO-Antikörper (Thyroperoxidase) einen normalen Wert aufweisen, dann nimmt man an, dass Ihre Schilddrüse nicht entzündet ist und nicht von Antikörpern attackiert wird. Das ist ein Riesenfehler, denn der TPO-Antikörperwert ist nur einer von

vielen Markern. Sie sollten auf jeden Fall die anderen Antikörper prüfen lassen. Möglicherweise ist ein anderer Antikörperwert relativ hoch, was Ihre Schilddrüse auf Dauer zerstört. Lassen Sie also nie nur einen Wert testen.

6. Niemand kümmert sich um Ihre eingeschränkte Darmfunktion. Wenn man Ihnen ein Schilddrüsenmedikament verschreibt, nimmt man automatisch an, dass Sie dieses auch richtig verstoffwechseln können. Doch wenn Ihre Darmfunktion eingeschränkt ist, Sie einen nicht diagnostizierten Infekt oder wenig Magensäure haben, dann können Sie das Medikament gar nicht voll verwerten. Heilen Sie also zuerst Ihren Darm, dann greift das Medikament besser. Das gilt auch für Nahrungsergänzungsmittel.

7. Möglicherweise legen Sie Ihre Medikamente selbst durch Nahrungsergänzungsmittel lahm. Da gibt es durchaus Wechselwirkungen. Manchmal enthalten die Nahrungsergänzungsmittel Mineralstoffe, die die Schilddrüsenmedikamente hemmen (zum Beispiel Kalzium). Daher sollten Sie zwischen der Einnahme von Schilddrüsenmedikamenten und der von Nahrungsergänzungsmitteln zwischen zwei und vier Stunden verstreichen lassen. Nur Probiotika können Sie problemlos zur selben Zeit einnehmen. Wechselwirkung muss nicht heißen, dass die Aktivität des Schilddrüsenhormons herabgesetzt wird. Mitunter ist auch das Gegenteil der Fall. Wenn Sie Nahrungsergänzungsmittel zu sich nehmen, die mehr Schilddrüsenhormon aktivieren, dann kann das sogar richtig gefährlich werden. Diese Mittel können Ihre Schilddrüse möglicherweise richtig anheizen. Achten Sie genau darauf, was Ihre Nahrungsergänzungsmittel enthalten. Dass diese Produkte ohne ärztliche Verschreibung erhältlich sind, heißt noch nicht, dass sie keinen Schaden anrichten können.

8. Sie trinken Sojamilch. Sojamilch ist nicht automatisch gut für Sie. Sie ist der letzte Schrei, vor allem bei Vegetariern und Veganern, doch Sojaprodukte sowie deren Isoflavone und andere Phytoöstrogene (das aus der

Sojabohne stammende Genistein zum Beispiel) können Ihren Schilddrüsenspiegel beeinflussen. Aus diesem Grund nennt man sie auch strumigen oder kropfbildend. Mit Kropf ist eine Schwellung am Hals gemeint, die die vergrößerte Schilddrüse verursacht. Manchmal schwillt die Schilddrüse auch wegen Jodmangels an. Ich möchte auch vom Sojaöl abraten. Es kann Ihre Schilddrüse ebenfalls beeinträchtigen. Außerdem ist Soja häufig genetisch modifiziert. Und so etwas lasse ich grundsätzlich nicht in meine Küche.

9. Sie nehmen zum Abnehmen oder zur Steigerung Ihrer sportlichen Leistungsfähigkeit L-Carnitin. Ich schätze dieses Mittel sehr, doch hohe Dosen setzen die Aktivität Ihrer Schilddrüsenhormone herab. Daher wird es gerne zur Behandlung von Basedow eingesetzt. Verstehen Sie mich nicht falsch: Es ist ein ausgezeichnetes Nahrungsergänzungsmittel, aber nur in geringer Dosierung. L-Carnitin ist eine Aminosäure, die wir für den Muskelaufbau und für ein gesundes Herz brauchen. Die Version mit der Acetylgruppe, das Acetyl-L-Carnitin, wirkt gut bei Konzentrations- und Gedächtnisproblemen, weil sie zur Synthese von Acetylcholin im Gehirn beiträgt, dem »Gedächtnismolekül«.

10. Sie nehmen Ihre Mineralstoffe zur selben Zeit wie Ihre Schilddrüsenmedikamente. Mineralstoffe, vor allem Kalzium, Eisen, Jod oder Magnesium, müssen mindestens vier oder sechs Stunden nach den Schilddrüsenhormonen eingenommen werden. Das gilt auch für Multimineralpräparate. Nehmen Sie das Schilddrüsenhormon möglichst am Morgen gleich nach dem Aufstehen auf leeren Magen. Die Mineralstoffe hingegen nehmen Sie zum Mittag- oder Abendessen ein. Viele Menschen nehmen Jod als Nahrungsergänzungsmittel. Nur damit Sie's wissen: Dies führt nicht dazu, dass Ihre Schilddrüsenhormone in der Zelle besser verwertet werden. Es wird dadurch nur mehr Thyroxin (T4) hergestellt. Wenn Sie tatsächlich Jod brauchen, können Sie es ohne Rücksicht auf die Tageszeit einnehmen.

Teil IV

Störungen, die von der Schilddrüse ausgehen können

Kapitel 10

Gewichtszunahme

Zerfleischen Sie sich nicht mit Selbstvorwürfen, wenn Sie nicht abnehmen oder sogar zugenommen haben. Wir sind mittlerweile süchtig nach den Zusatzstoffen in der Nahrung. Das ist seit Jahrzehnten bekannt. Sogar in angeblich gesunde Nahrungsmittel wird seit Jahren immer mehr Zucker gepackt, sodass sie am Ende schädlicher sind als so manche Junkfood-Variante. So kann es sein, dass Sie zwar süßen Versuchungen wie klebrigen Donuts, fettigen Cheeseburgern und Limonadengetränken widerstehen, aber die »verweigerten« Fette und Zucker in naturbelassenem Saft, allen möglichen Milchgetränken, Apfelmus und mit Vitaminen und Zucker versetztem »Wasser« zu sich nehmen. Was hier hilft? Sie müssen »neurotisch« werden wie ich: Ich studiere gnadenlos die Inhaltsstoffe aller Lebensmittel, die ich kaufe und esse. Wenn Sie das nicht tun, werden Sie zunehmen, ohne zu wissen, wieso. Und dann machen Sie Diät, versagen sich alles Mögliche, nur um danach wieder zuzunehmen. Das ist der berüchtigte Jo-Jo-Effekt. Wenn Sie sich schwer und müde fühlen, stimmt vielleicht etwas mit Ihrer Schilddrüse nicht. Oder Sie haben zu viel Leptin im Blut. Auch den Leptinspiegel können Sie von Ihrem Arzt mittels Labortest feststellen lassen.

Was ist Leptin?

Leptin ist ein Proteohormon, das beeinflusst, wie viel Hormone Ihre Schilddrüse herstellt. Rein technisch betrachtet ist Leptin ein Protein, das in den Fettzellen hergestellt wird. Leptin ist gut für uns, denn es ist das Stoppschild für unsere Nahrungsaufnahme. Wenn Ihr Körper Leptin produziert, dann gibt er Ihnen das Gefühl, satt zu sein. Er hebt nicht den Zeigefinger und sagt Ihnen, dass Sie jetzt zu essen aufhören sollen. (Eine kleine Nachspeise hat doch immer noch Platz, oder?) Leptin schafft vielmehr ein Gefühl von Sattheit, und auf dieses Signal sollten Sie hören. Sobald Sie dieses Gefühl spüren, legen Sie die Gabel aus der Hand!

Das heißt: Achten Sie auf Ihre Leptin-Signale! Andernfalls entwickeln Sie nämlich eine Leptinresistenz. Dann können Ihre Zellen noch so viel Leptin produzieren, Sie überfahren einfach das Stoppschild. Das Gehirn denkt aber dann mehr oder weniger, es herrsche Hungersnot, Leptin wird ausgeschüttet, aber Sie essen weiter, da Sie gegen seine Signale resistent sind.

Was ist Leptinresistenz?

Bei einer Leptinresistenz denkt Ihr Gehirn, Sie hungern. Ich weiß, das hört sich komisch an, aber tatsächlich ist diese Störung recht verbreitet und hat fast schon epidemische Ausmaße angenommen. Für Ihre Schilddrüse ist sie äußerst ungesund! Wenn sich eine Leptinresistenz ausbildet, wird der Schilddrüse durch komplexe hormonelle Regelkreise vermittelt, dass sie den Stoffwechsel verlangsamen und so wenig Kalorien wie möglich zur Energiegewinnung verbrennen soll. Anders gesagt: Der Körper erhält das Signal, sich an seine Fettreserven zu klammern, um die Hungersnot zu überleben. (Er denkt ja, Sie sind am Verhungern.) Und noch was: Sie bekommen schreckliche Kopfschmerzen.

Leptinresistenz heißt: Die Fettspeicher füllen sich

Wenn Sie Diät halten und diese dann beenden, sorgt das Leptin dafür, dass alle Kalorien aus der Nahrung, die Sie jetzt (nach der Diät) zu sich nehmen, in die Fettspeicher wandern – für den Fall, dass der Nahrungsmangel andauern sollte. (Ihr Körper hat Angst, Sie könnten wieder eine Crash-Diät machen.) Der Körper weiß ja nicht, dass die Diät vorüber ist und nun lauter leckere Dinge auf ihn warten. Er glaubt, dass es jederzeit wieder zu dieser drastischen Verringerung der Kalorienzufuhr kommen kann. Daher will er sicherstellen, dass Sie nicht sterben. In diesem Zustand können Sie essen wie ein Spatz, Sie werden auf jeden Fall zunehmen. Ihr Gehirn und Ihre Schilddrüse haben »Angst«, dass Sie jederzeit wieder in den »Hungermodus« (die nächste Diät) verfallen könnten. Also signalisieren die Hormone, dass man doch bitte Fett auf Ihren Hüften und an Ihrem Bauch einlagern möge, um der nächsten Nahrungsknappheit vorzubeugen. Das ist das Fatale am Jo-Jo-Zustand.

Leptin und die Laborwerte

Als würde das noch nicht genügen, fällt auch noch Ihr T3-Spiegel, während Sie gerade die neueste Wahnsinnsdiät machen. Gleichzeitig nimmt das reverse T3 (rT3) zu. Das aber hemmt Ihre natürliche Verarbeitung der Schilddrüsenhormone und fährt den Stoffwechsel damit noch weiter herunter. Vereinfacht gesagt: Ihr Schilddrüsenhormonspiegel gerät völlig aus dem Gleichgewicht und Sie nehmen zu, obwohl die Standard-Schilddrüsentests (TSH und T4) das nicht zeigen. Ihr Arzt wird Ihnen sagen, dass alles »normal« sei, und Sie mit Ihren Unterfunktionssymptomen nach Hause schicken. Und Sie haben keine Ahnung, wie Sie endlich Ihr Übergewicht loswerden oder sich besser fühlen. Das ist so traurig, dass ich jedes Mal einen Wutanfall kriegen könnte, wenn ich darüber nachdenke. Genau deshalb möchte ich Ihnen helfen. Ich wünsche mir, dass Sie diesen Vorgang genau verstehen, damit Sie sich mit Ihren behandelnden Ärzten auseinandersetzen können und die richtige Behandlung bekommen. Der TSH-Test sagt bei übergewichtigen Menschen mit erhöhten Leptinspiegeln wenig aus. Sparen Sie sich das Geld dafür. Und geben Sie es für Medikamente aus, die Ihren Stoffwechsel wieder in Gang bringen. Bei einer Leptinresistenz entzündet sich Ihre Schilddrüse. Erinnern Sie sich, wie schlecht proinflammatorische Zytokine sind? Sie stellen die primäre Ursache für die Schilddrüsenkrankheit (und zahlreiche andere Krankheiten) dar. Ich bin fest davon überzeugt, dass proinflammatorische Zytokine ein Hauptgrund für Krankheiten, Schmerzen und Krebs sind. Menschen, die an einer Hashimoto-Thyreoiditis leiden, weisen fast immer eine Form der Leptinresistenz auf.

Editieren Sie, was Sie essen

Ich rate Ihnen daher dringend, auf Crash-Diäten zu verzichten. Wenn Sie abnehmen wollen, dann langsam und mit Maß. Warum, glauben Sie, gibt es Hunderte von Diätratgebern? Weil Diäten nicht funktionieren. Ich sage immer: Editieren Sie, was Sie essen. Machen Sie keine Diät. Das ist ein Wortspiel mit dem Klang der beiden Wörter »Diät« und »editieren«. »Editieren« bedeutet, dass man an etwas, was bereits vorliegt, Änderungen vornimmt. Statt also Apfelkuchen zu essen, bleiben Sie schlicht beim Apfel. Statt Kartoffelchips essen Sie nur die Kartoffeln. Diese winzigen Änderungen helfen Ihnen auf Dauer, Übergewicht abzubauen. Bringen Sie Ihre Hormone ins Gleichgewicht. Achten Sie vor allem auf eine eventuelle Überlastung der Nebennieren. In meinem ersten Buch *The 24-Hour Pharmacist* (Collins 2009) gibt es ein Kapitel mit dem Titel »Lose Fat While You Sleep«. Dort erfahren Sie genau, wie Sie Ihre Essgelüste »editieren« und damit dauerhaft abnehmen.

Laufen Sie öfter mal gegen die Wand?

Hier eine interessante Tatsache: Wenn Sie des Öfteren schlecht in Form sind und sich häufiger als sonst stoßen, können daran auch die Schilddrüse und entsprechende Leptinprobleme schuld sein. Doch zurück zur Diät: Wenn Menschen Übergewicht abbauen, gehen die Schilddrüsen-Antikörper häufig auf den Normalwert zurück. Das ist gut. Wissen Sie, was die Schilddrüsen-Antikörper noch reduziert? Eine glutenfreie Ernährung bzw. sogar eine vollkommen getreidefreie Ernährung wie die Phase-One-Diät oder die Paleo-Diät. Das heißt: kein Reis, kein Quinoa, kein Weizen, kein Roggen, kein Dinkel, kein Amaranth, kein Mais ... Nichts davon! Mehr über Leptin finden Sie in Kapitel 5.

Ein niedriger Schilddrüsenhormonspiegel verursacht Diabetes

Eine Schilddrüsenunterfunktion führt zu Insulinresistenz, Diabetes und dem metabolischen Syndrom. Wenn bei Ihnen also Diabetes festgestellt wird, sollten Sie auf jeden Fall Ihre Schilddrüse untersuchen lassen. Sind Ihre Schilddrüsenwerte nicht normal, kann es zu Diabetes kommen. Wurde bereits Diabetes festgestellt, so überprüft man in der Folge meist nur den Blutzucker und den Insulinspiegel. Meiner Ansicht nach ist das ein Fehler. Man müsste vielmehr die Ursachen des Diabetes abklären, die nicht zuletzt auch in einer nicht diagnostizierten Schilddrüsenerkrankung liegen können. Bei Diabetikern nämlich ist die Umwandlung von T4 in T3 um etwa 50 Prozent geringer als bei Nicht-Diabetikern. Normalerweise wird – wie gesagt – zur Diagnose von Schilddrüsenerkrankungen lediglich der T4-Wert gemessen. Nur gute Ärzte wissen, dass sie auch das freie T3 testen müssen. Der Rest der Zunft beschränkt sich auf das, was er vor Jahrzehnten im Studium gelernt hat, und überprüft also nur den T4- und den TSH-Wert. Dabei aber fällt so mancher Patient durchs Raster. Dann nehmen Sie zu, weil Ihre Schilddrüse Probleme macht, und irgendwann sagt man Ihnen dann, Sie hätten Diabetes. Glauben Sie mir, wenn ich sage: Das geschieht nicht über Nacht. Diese Krankheit entwickelt sich über Jahre hinweg. Wenn Sie Diabetes haben, brauchen Sie kein T4. Überprüfen Sie also, welche Medikamente man Ihnen verschreibt. Thyroxingaben sind bei Diabetes, Insulin- und Leptinresistenz nicht die beste Methode der Behandlung.

Ich möchte Ihnen helfen, denn Diabetes ist wirklich gefährlich. Er kann zu Herzanfällen, Amputationen, Nierenversagen und Blindheit führen. Sie können Diabetes vorbeugen, wenn Sie früh genug die Schilddrüsenerkrankung behandeln. Daher ist es wichtig, welche Labortests durchgeführt werden. Zu Ihrer Information: Die Medikamente und Insulinspritzen, mit denen Diabetiker behandelt werden, können zu Gewichtszunahme führen. Außerdem fördern und heilen sie Ihre Schilddrüse nicht! Ich habe ein ganzes Buch über dieses Thema verfasst: *Diabetes heilen ohne Medikamente*. Dort erfahren Sie, wie Sie abnehmen und Herz, Augen und Gliedmaßen schützen können! Dieser Bestseller hat sich in der ganzen Welt verkauft. Manche Ärzte empfehlen es sogar ihren Patienten zur Behandlung von Diabetes nach meinem speziellen Fünf-Stufen-Programm. Dieses Programm unterscheidet das Buch von anderen Diabetes-Selbsthilfebüchern.

Sie möchten gerne wissen, warum ich so auf diesem Thema herumreite? Weil Sie, wenn Sie als Übergewichtiger in irgendeine Arztpraxis gehen, immer nur eines zu hören bekommen: Machen Sie Diät! (Ich sagte ja schon, dass das nichts nützt.) Und nehmen Sie Cholesterinsenker! »Auweh!«, wie meine Mutter sagen würde. Wenn bei Ihnen eine Leptinresistenz besteht, funktioniert das mit der Diät nicht so gut. Doch es kann helfen, Getreide aus der Ernährung zu verbannen, raffinierten Industriezucker und schlechte Fette. Wie Sie das anstellen, können Sie ganz leicht herausfinden. Es gibt ja zahlreiche Bücher zum Thema. Ich empfehle Ihnen: Essen Sie wie ein Höhlenmensch: Im Paläolithikum, der Altsteinzeit, gab es keine Limonade. Und keine Fertiggerichte. Sie wissen ja im Grunde schon, was zu tun ist! Und wenn nicht: In meinem Buch *Diabetes heilen ohne Medikamente* finden Sie genügend Tipps, die Ihre Pfunde in Nullkommanichts schmelzen lassen.

Der Leptinspiegel

Ein Leptinwert über 12 gilt als hoch. In diesem Fall würde ich sagen, dass Sie Schilddrüsenhormone brauchen. Antioxidantien und antientzündliche Mittel helfen auch. Wenn sich bei Ihnen nach einer Diät leicht ein Jo-Jo-Effekt einstellt, leiden Sie vermutlich unter einer Leptinresistenz. Einige der neueren Diabetikermittel wie Byetta und Victoza können auch bei Leptinresistenz helfen. Ich bin zwar kein großer Fan solcher Methoden, kurzfristig allerdings können sie durchaus hilfreich sein. Eine Leptinresistenz fährt Ihren Stoffwechsel um 25 Prozent runter. Anders gesagt: Sie können Ihre Nahrung nicht mehr vollständig in Energie umwandeln, sondern speichern einen Teil davon als Fett. Vergleicht man zwei gleichaltrige Personen mit derselben Statur und demselben Körperfettanteil, dann verbrennen die Jo-Jo-Diät-Menschen etwa 25 Prozent weniger Kalorien pro Tag.

Sport ja, aber nicht zu viel!

Wissenschaftliche Untersuchungen zeigen, dass zu viel Sport den Stoffwechsel bremst, vor allem bei Frauen. Wenn Ihr Körper sich unter »Stress« fühlt, sich also zu sehr anstrengt, schaltet der Stoffwechsel einen Gang zurück. Sie kämpfen also mit sich selbst. Die Studien zeigen vor allem, dass intensiver Sport in Zusammenhang mit einer Diät die Herstellung biologisch aktiven Schilddrüsenhormons bremst.

Es gibt einen direkten Zusammenhang zwischen der Ausschüttung/Umwandlung von Schilddrüsenhormonen und dem Stoffwechsel. Je nachdem, wie diese Ausschüttung/Umwandlung funktioniert, sind Sie entweder schlank oder mollig. Essen Sie wie ein Vögelchen und nehmen aber trotzdem schon zu, wenn Sie Essbares nur anschauen? Dann funktioniert Ihr Stoffwechsel nicht optimal. Unser »Stoffwechsel« wird gemessen am Gesamtverbrauch von Sauerstoff innerhalb eines bestimmten Zeitraums. Im Ruhezustand gewonnen, bezeichnet man diesen Wert als »Grundumsatz« (GU). Wenn Sie vermuten, dass Sie Probleme mit der Schilddrüse haben, würde ich Ihnen raten, den GU messen zu lassen. Im Internet finden Sie zudem verschiedene Formeln, die eine ungefähre Schätzung nach Alter, Gewicht und Geschlecht zulassen (Harris-Benedict-Formel), sodass Sie Ihren GU auch selbst bestimmen können. Aber auch hier gilt: Es kommt nicht auf irgendwelche Maßzahlen an, sondern auf Ihr Befinden. Sind Sie schilddrüsenkrank oder schilddrüsengesund? Vergessen Sie nicht, dass Ihr GU keine fixe Größe ist. Er kann sich durch Stimulation erhöhen, aber auch durch Stress und die Gabe von Schilddrüsenhormonen.

Kapitel 11

Depressionen

Zwischen unseren Schilddrüsenhormonen und seelischen Krankheiten wie der Depression oder der Bipolaren Störung besteht ebenfalls ein Zusammenhang. Doch auch hier wird die Schilddrüsenproblematik aufgrund mangelhafter Testpraxis oft gar nicht erst erkannt. Dem National Institute of Mental Health zufolge, dem weltweit größten Forschungszentrum in diesem Bereich, leiden 9,5 Prozent der US-Amerikaner unter Stimmungsschwankungen und 18 Prozent unter Angststörungen. Meiner Ansicht nach sollten Sie, wenn man bei Ihnen eine Depression oder eine Bipolare Störung festgestellt hat, als Erstes schleunigst Ihre Schilddrüse testen lassen, und zwar korrekt. Als Nächstes sollten Sie Schilddrüsenhormone einnehmen in Verbindung mit Nährstoffen, die Ihre Botenstoffe im Gehirn ausgleichen, oder adaptogene Pflanzen zur Stärkung der Nebenniere. Stattdessen aber schickt man Sie mit einem Dauerrezept für ein Antidepressivum nach Hause. Woher ich das weiß?

Die größte Studie zum Thema Depression, die je durchgeführt wurde, hieß: STAR*D-Trial. Das Sternchen im Namen ist gewollt und kein Druckfehler. Ziel der Untersuchung war es herauszufinden, wie gut eine medikamentöse Behandlung bei Menschen mit einer schweren depressiven Störung anschlug. Die Studie war die größte und längste, die jemals zur Behandlung von Depressionen durchgeführt wurde.

Als Pharmakologe erlebt man eines immer wieder: Fast 66 Prozent der Patienten sprechen nicht auf ihre Behandlung an oder leiden unter Nebenwirkungen, die so gravierend sind, dass das Medikament abgesetzt werden muss. Von diesen »Nicht-Respondern« werden mehr als die Hälfte innerhalb eines Jahres erneut depressiv. Die STAR*D-Studie ergab, dass T3-Medikamente häufig dort wirkten, wo andere Medikamente versagt hatten! Wie war das möglich? Die Schilddrüse vermochte, etwas zu bewegen, die Antidepressiva nicht? Folgende Medikamente wurden getestet: Sertralin, Venlafaxin, Buproprion und Citalopram. Die T3-Behandlung war um 50 Prozent wirksamer als einige dieser Medikamente, sogar in kleinen Dosen. Die T3-Probanden verloren ihr Übergewicht und hatten mehr Energie.

Menschen mit Depressionen haben fast immer zu wenig Schilddrüsenhormone. Doch statt dieser verschreibt man ihnen meist Antidepressiva. Mit allen Nebenwirkungen ... So baut man zum Beispiel zwei- bis dreimal mehr Knochenmasse ab, wenn man Serotonin-Wiederaufnahmehemmer nimmt (ein bekanntes Antidepressivum, das auf den Serotonin-Regelkreis einwirkt). Überlegen Sie es sich besser zweimal, bevor Sie zu solchen Medikamenten greifen. Eine Gabe von Schilddrüsenhormonen wäre vermutlich sinnvoller.

Stimmungsschwankungen und die Bipolare Störung

Bei Schilddrüsenerkrankungen treten häufig Stimmungsschwankungen auf, üblicherweise Angstgefühle und Reizbarkeit. Diese können so schlimm werden, dass der Arzt glaubt, Sie hätten eine Bipolare Störung, und Ihnen Lithium verschreibt. Dabei wären Sie vielleicht mit einem Schilddrüsenmedikament besser bedient.

In einer wissenschaftlichen Studie wurden 160 an einer Bipolaren Störung erkrankte Menschen untersucht, die nicht auf die üblichen Medikamente reagierten. Im Durchschnitt waren dies 14 Medikamente pro Teilnehmer! Stellen Sie sich einmal vor, wie viele Jahre des Leids hinter diesen Zahlen stecken. Für diese Menschen empfinde ich wirklich Mitgefühl. Aber Sie ahnen vermutlich schon, worauf ich hinauswill ... Die Wissenschaftler erprobten dann an diesen Menschen regelmäßige T3-Gaben, unabhängig von deren TSH-Wert (der fast immer normal aussah). 80 Prozent reagierten positiv mit einer Verminderung ihrer Symptomatik. 20 Prozent durften sich sogar über eine vollkommene Heilung freuen. Daraus folgt: Mit T3- und anderen Schilddrüsenmedikamenten steht ein gangbarer, sicherer, kostengünstiger und effektiver Weg zur Verfügung, Menschen mit Depressionen, Stimmungsschwankungen und Bipolarer Störung zu helfen.

Eine weitere interessante Studie wurde an Teilnehmern durchgeführt, die bereits Patienten der endokrinologischen Abteilung eines Krankenhauses waren. Man stellte drei Vergleichsgruppen zusammen: 51 Patienten mit Hashimoto-Thyreoiditis, 45 Patienten mit Kropf (Struma; geschwollene Schilddrüse) und eine Kontrollgruppe mit 68 Patienten, die keinerlei Schilddrüsenerkrankung aufwiesen. Alle Teilnehmer der Studie wurden auf psychische Erkrankungen hin untersucht, und zwar mithilfe des Standardfragebogens »Structured Clinical Interview for DSM-IV«. Den Patienten, die nach diesem Fragebogen eine psychische Störung aufwiesen, wurden noch zwei weitere Fragebögen vorgelegt: »Beck Depression Inventory« und »Beck Anxiety Inventory«.

Nach der Auswertung der Daten ergab sich ein statistisch relevanter Unterschied zwischen den drei Gruppen im Hinblick auf schwere Depressionen und Angststörungen. In der Gruppe der Hashimoto-Erkrankten kamen mehr Depressionen und Panikstörungen vor als in der Kontrollgruppe. In der Struma-Gruppe waren Stimmungsschwankungen und Depressionen bzw. Angststörungen in etwa genauso verteilt wie in der Hashimoto-Gruppe. Damit ergab sich in etwa der gleiche Unterschied zur Kontrollgruppe wie bei dieser.

Die Wissenschaftler schlossen daraus, dass Patienten mit Hashimoto-Thyreoiditis und solche mit Struma für Depressionen und Angststörungen grundsätzlich anfälliger sind. Daher schlagen sie vor, bei Patienten mit Depressionen oder Angststörungen grundsätzlich zu testen, ob diese Menschen auch an einer Autoimmunerkrankung der Schilddrüse oder einer anderen Schilddrüsenstörung leiden. Ich würde es so ausdrücken: Wenn Sie unter emotionalen Störungen leiden, sollten Sie auf jeden Fall ausschließen können, dass Sie an einer Hashimoto-Thyreoiditis erkrankt sind, bevor Sie anfangen, Ihr Leben lang Antidepressiva, Beruhigungsmittel, Psychopharmaka oder stimmungsausgleichende Medikamente wie Lithium zu nehmen. Wenn Sie unter Depressionen oder Angststörungen leiden, versuchen Sie es nach einem gründlichen Laborcheck doch mal mit Schilddrüsenmedikamenten und warten Sie, wie Sie darauf reagieren. Wenn es funktioniert, ist das auf jeden Fall besser, als Beruhigungs- bzw. Schlafmittel und Antidepressiva zu nehmen, die für die Schilddrüse ohnehin nichts tun. Schließlich geht es darum, die allem zugrunde liegende Ursache zu finden.

Können Sie mit T4-Medikamenten wie Levothyroxin etwas anfangen, wenn Sie Angststörungen, Depressionen oder eine Bipolare Störung haben? Ich bezweifle es. T4-Medikamente sind bei diesen Erkrankungen selten sinnvoll. Ein Kombinationspräparat aus T4 und T3 funktioniert normalerweise etwas besser, am besten aber wäre ein reines T3-Medikament. Nun wird es ein klein wenig kompliziert: Manche Menschen mit Depressionen haben eine genetische Modifikation, die sie daran hindert, Schilddrüsenhormone in die Zellen zu bekommen. Sie sind also nach meiner Begrifflichkeit schilddrüsenkrank. Anders gesagt: Einige Menschen mit depressiver Symptomatik werden nie auf Antidepressiva (oder Thyroxingaben) reagieren. Beide Medikamentengruppen schaffen es nicht, die Hormone in die Zelle zu bringen. (Das ist genetisch bedingt.) In diesem Fall sind T3-Medikamente ideal. Sie schlüpfen eilig hinein in die Zelle, die so das biologisch aktive Hormon erhält, das sie braucht.

Ich möchte Sie einmal mehr darauf hinweisen, wie wichtig ein wirklich guter Arzt ist. Denn dieser untersucht Sie gründlich. Bei einer Depression nämlich wirken die üblichen Laborwerte zunächst völlig unverdächtig. Vielleicht haben Sie einen normalen (oder sogar erhöhten) T4-Wert, einen normalen (oder sogar niedrigen) TSH-Wert. Das sieht für einen nicht besonders gut informierten Arzt alles völlig »normal« aus oder weist sogar eher auf eine Überfunktion hin. Sobald Sie aber andere Tests vornehmen lassen, entdecken Sie möglicherweise, dass der fT3-Wert niedrig ist und/oder der des rT3 erhöht. Das zeigt, dass Sie eine Schilddrüsenresistenz haben. Nach meinen Begriffen wären Sie dann schilddrüsenkrank und eine Behandlung mit Hormonen wäre angezeigt.

Das ist ein wichtiger Punkt, weil Millionen von Menschen Depressionen haben. Der Markt für Antidepressiva und andere Medikamente zur Behandlung von Stimmungsschwankungen ist riesig. Bei Depressionen können Sie wie gesagt ganz normale Laborwerte haben, sofern Sie nicht auf fT3 und rT3 getestet werden, welche sehr wohl außerhalb der Norm liegen können. Das liegt daran, dass das T4 nicht in die Zellen gelangt, wo es zu T3 umgewandelt werden kann. Sie haben also eine Schilddrüsenhormonresistenz, eine Art zelluläre Unterfunktion. In meinen Begriffen heißt das: Sie sind schilddrüsenkrank. Haben Sie Lust auf noch ein bisschen mehr Fachjargon? Dann lesen Sie den nächsten Abschnitt. Wenn nicht, dann haben Sie meine Erlaubnis, ihn zu überspringen und mit dem nächsten Kapitel fortzufahren.

Lust auf noch mehr Wissenschaft?

In diesem Abschnitt geht es fast ausschließlich um Fachchinesisch. Wenn Sie davon jetzt die Nase voll haben, sehen wir uns wieder im nächsten Kapitel. Die Nerds unter Ihnen wollen mir nun bitte folgen!

Es gibt viele Faktoren, die den TSH-Wert verringern können, sodass er ganz normal (oder niedrig) aussieht. Dann denkt Ihr Arzt, mit Ihrer Schilddrüse wäre alles in Ordnung. Was aber nicht zutrifft. Zu den Stoffen, die den TSH-Wert niedrig halten, gehören: Cortisol (Stress), proinflammatorische Zytokine (durch Schmerz oder Ernährung), ein hoher Prolaktinwert, Schwankungen bei den Neurotransmittern wie Serotonin, Dopamin und MSH (Melanozyten-stimulierendes Hormon). Ihr fT3-Wert ist dann gewöhnlich niedrig, Ihr rT3 erhöht (über 16 bzw. 160, je nach verwendeter Einheit) und TSH bzw. T4 sind »normal«. Das sieht so aus, als ginge es Ihrer Schilddrüse gut. Aber dem ist nicht so. Da helfen keine Antidepressiva, sondern nur Schilddrüsenhormone, die richtige Ernährung und Nahrungsergänzungsmittel.

Was ist MSH?

Möglicherweise haben Sie diese Abkürzung noch nie gehört. Aber ich will Sie ja hier dazu bringen, dass Sie Biomarker untersuchen lassen, die normalerweise keiner berücksichtigt. MSH steht für das Alpha-Melanozyten-stimulierende Hormon. Normalerweise wird es abgekürzt als α-MSH. Es ist ein gutes Hormon, von dem wir so viel wie möglich haben sollten, weil es antientzündlich wirkt. Es verleiht uns ein Stimmungshoch, weil es Endorphine freisetzt. Und es kontrolliert die Freisetzung des Schlafhormons Melatonin. Es wird als Reaktion auf das Leptin gebildet, das Sättigungshormon, das uns sagt, wann wir genug gegessen haben. Die meisten Menschen denken, dass Übergewicht und Diabetes auf zu viel Essen zurückzuführen sind, doch das ist eine recht altmodische Ansicht. Denn tatsächlich geht die Fettsucht- und Diabetes-Epidemie unserer Tage auf eine fehlerhafte Ausschüttung von MSH und Leptin zurück.

Wenn Sie zu wenig MSH haben, dann leiden Sie unter chronischer Müdigkeit, Schmerzen und unruhigem Schlaf (oder einer quälenden Schlaflosigkeit). Wenn Sie wenig MSH besitzen, müssen Sie häufig auf die Toilette und haben andauernd Durst (ähnlich wie der Diabetiker). Außerdem sind Sie für blitzartig einschießende Nervenschmerzen anfällig wie bei der Trigeminusneuralgie oder für die sogenannten Ticks, bei denen die Gesichtsnerven plötzlich ein Zucken auslösen. Mehr darüber finden Sie in meinem Kopfschmerzbuch *Headache Free*, das Sie bei Amazon erwerben können.

Jede Krankheit, auch Schilddrüsenprobleme, und unter ihnen ganz besonders die Hashimoto-Thyreoiditis und die Basedowkrankheit, führen zur Produktion von Entzündungsstoffen im Körper. Dies wiederum kann einen MSH-Mangel auslösen. Dann müssen Sie zuerst das zugrunde liegende Problem lösen, das häufig auf eine Infektion zurückgeht, auf Giftstoffe im Körper, schädliche Antibiotika, Bio-Toxine, Pilze, Parasiten oder Nahrungsmittelallergien. Sehen Sie sich ruhig noch einmal Tabelle 3 in Kapitel 3 an, wo alle »Schilddrüsen-Granaten« aufgeführt sind.

Das grundlegende Problem zu lösen, wird zur Herausforderung, wenn Sie lange Zeit unter der Lyme-Borreliose gelitten haben oder andere, nicht diagnostizierte Krankheiten bzw. Nahrungsmittelallergien haben. Dann nämlich wird der Hypothalamus in Mitleidenschaft gezogen und die MSH-Produktion geht in den Keller. An diesem Punkt bekommen Sie meist die Klassiker Sertralin, Fluoxetin, Neurontin etc. verschrieben. Diese reduzieren Nervenschmerzen, tragen zur Entspannung bei und helfen Ihnen zu schlafen. Im Moment gibt es leider keine Möglichkeit, Ihnen MSH direkt zu verabreichen. Wenn sich in dieser Hinsicht etwas tut, werde ich dies auf meiner Webseite bekannt geben, denn es gibt eine Menge Leute, die unter einem MSH-Defizit leiden. Lassen Sie diesen Biomarker nach Möglichkeit testen. Alle wissenschaftlichen Artikel zum Thema MSH finden Sie auf *Pubmed.com*.

Kapitel 12

Herzkrankheiten und erhöhtes Cholesterin

Normalerweise bringen wir Schilddrüsenhormone hauptsächlich mit Gewicht, Stimmung, Stoffwechsel und Temperaturregulierung in Verbindung. Doch sie wirken auch auf das Herz-Kreislauf-System, weil sie das Herz und die Blutgefäße schützen. Schilddrüsenbedingte Symptome des Herz-Kreislauf-Systems können zum Beispiel sein:

- Bradykardie – ein Puls von weniger als 60 Schlägen pro Minute
- Atemnot schon bei geringer Betätigung
- Hoher Blutdruck aufgrund von Arterienverhärtung
- Ödeme – geschwollene Hände oder Füße
- Schmerzen und Druck in der Brust oder Angina Pectoris
- Cholesterinanomalien
- Unregelmäßiger Herzschlag

Die oben genannten Symptome treten bei Menschen mit Herzkrankheiten auf. Kommt dazu noch eine Schilddrüsenunterfunktion, verstärkt dies die Symptome zusätzlich. Eine bahnbrechende Studie, die vor 15 Jahren erstellt wurde, zeigt, dass normal bis reduzierte Schilddrüsenhormonspiegel bei Frauen das Risiko, eine Herz-Kreislauf-Erkrankung zu entwickeln, deutlich erhöhen. Die sogenannte Rotterdam-Studie aus dem Jahr 2000 ergab darüber hinaus, dass niedrige Schilddrüsenwerte einen klareren Risikofaktor für Herzkrankheiten darstellten als hohes Cholesterin, Rauchen, hoher Blutdruck und Diabetes. Sie könnten für nahezu 60 Prozent aller Herzkrankheiten verantwortlich sein. Das ist unglaublich, denn ich möchte meinen Kopf verwetten, dass viele Frauen mit hohem Cholesterinspiegel Statine zu dessen Senkung erhalten. Meiner

Ansicht nach aber sollten diese Frauen erst einmal korrekt auf eine mögliche Schilddrüsenunterfunktion getestet und versuchsweise mit Schilddrüsenhormonen behandelt werden. Die Studie zeigte deutlich, dass die Schilddrüsenhormonspiegel wichtiger sind als der Cholesterinspiegel. Und ich bezweifle auch hier wieder, dass eine Behandlung mit Thyroxin (T4) in dem Fall wirklich funktioniert.

Die Studie zeigte zudem, dass Frauen mit niedrigen Schilddrüsenwerten ein deutlich höheres Risiko haben, eine Atherosklerose (doppelt so hoch) zu entwickeln oder einen Herzanfall (dreifach höheres Risiko) zu bekommen. Die Wissenschaftler zogen folgendes Fazit: »Wir haben letztendlich herausgefunden, dass eine subklinische Schilddrüsenunterfunktion vor allem bei älteren Frauen recht häufig ist. Und es zeigt sich eine starke Korrelation mit einer Atherosklerose der Aorta bzw. einem Myokardinfarkt.«

Was, wenn Sie bereits einen Herzinfarkt hatten?

Dann sollten Sie tatsächlich eine gründliche Untersuchung aller Werte vornehmen lassen, die mit der Schilddrüse zusammenhängen. Lesen Sie dazu mehr in Kapitel 5. Denn wenn Ihr rT3-Wert hoch ist, bedeutet dies nichts Gutes: Ihr Risiko, an einem Herzanfall zu sterben, steigt dramatisch an, wenn Sie Ihre Schilddrüsenhormone nicht in Balance bringen. Die Einjahres-Letalität, also die Zahl der Erkrankten, die innerhalb eines Jahres sterben, liegt zwischen 40 und 600 Prozent höher! Wenn Sie jetzt anfangen, sich Sorgen zu machen, dann lassen Sie sich einfach von Ihrem Arzt genau untersuchen. Herzinfarkten kann man vorbeugen, wenn man sich gut um sich selbst kümmert. Denn nicht nur niedrige Schilddrüsenwerte steigern das Risiko, das gilt für höhere genauso. Wenn Sie eine sogenannte subklinische Überfunktion haben und zu viel Schilddrüsenhormone produzieren, dann haben Sie ebenfalls ein erhöhtes Infarktrisiko. Die goldene Mitte wäre hier das Ziel. Wenn Sie wissen, dass Ihr Schilddrüsenhormonspiegel bei Ihrem Risiko, eine Herz-Kreislauf-Erkrankung zu entwickeln, eine Rolle spielt, dann können Sie dieses Risiko ja auch entsprechend senken.

Auch Statine können Schilddrüsenprobleme verursachen

Man konnte in einer Studie an 307 Personen nachweisen, dass diese Medikamentengruppe den TSH-Spiegel senkt, was die Symptome einer Überfunktion bewirkt. Wenn Sie also Ihre Schilddrüsenmedikamente zusammen mit Statinen (Atorvastatin, Simvastatin, Pravastatin etc.) einnehmen, wird Ihr Arzt sich versucht fühlen, die Dosierung Ihrer Schilddrüsenmedikamente zu senken. Doch Ihr TSH-Wert wurde ja von außen beeinflusst, nämlich durch die Statine. Dabei können Sie durchaus immer noch eine Unterfunktion haben, doch Ihr Arzt wird dies nicht erkennen, weil er aufgrund des niedrigen TSH-Werts glaubt, Sie hätten eine Überfunktion. (Erinnern Sie sich: Je niedriger der TSH-Wert ist, desto weniger Hormon wird von der Schilddrüse produziert.) Da Statine das TSH in Ihrem Blut aber künstlich senken, ohne die Gewebespiegel von T3 und T4 zu beeinflussen, nennt man diesen Zustand eine Pseudo-Überfunktion. Bitte behalten Sie dies im Hinterkopf, wenn Sie gleichzeitig wegen zu hohem Cholesterin und einer Schilddrüsenerkrankung in Behandlung sind. So wie ich das sehe, sind Statine eine sehr gute, wenn auch unkonventionelle Therapie bei Schilddrüsenüberfunktion oder Basedowkrankheit. Doch natürlich sollten Sie ersetzen, was diese Räuber Ihrem Körper an Nährstoffen entziehen. Statine reduzieren den Vitamin-D-Gehalt im Körper, aber auch das Coenzym Q10 und den Kreatinwert. Fragen Sie bitte auf jeden Fall Ihren Arzt, aber ich würde Ihnen empfehlen, diese Stoffe ergänzend einzunehmen, wenn Sie ein Statinmedikament erhalten. Ich plädiere für 5000 IU Vitamin D, 100 Milligramm Coenzym Q10 und 500 bis 1000 Milligramm Kreatin täglich. Nehmen Sie alles zusammen mit einem Glas Wasser. Ohnehin sollten Sie viel Wasser trinken, denn das Kreatin verursacht sonst Krämpfe.

Kapitel 13

Chronische Schmerzen

Viele Menschen müssen aufgrund von Verletzungen, Unfällen, Infektionen oder fehlerhaften Antibiotikaverschreibungen ein Leben mit chronischen Schmerzen führen. Niemand sollte dauerhaft mit Schmerzen leben müssen. Das ist jedenfalls meine Meinung. Manche Schmerzen schränken einen in der ganzen Lebensführung ein, was zweifellos ganz massiv für Kopfschmerzen gilt. Über dieses Thema habe ich ein Buch geschrieben: *Headache Free: Relieve Migraine, Tension, Cluster, Menstrual and Lyme Headaches*.

Allein die Tatsache, dass Sie eine Schilddrüsenüberfunktion oder -erkrankung haben, kann schon Schmerzen verursachen. Kopfschmerzen zum Beispiel, aber auch diffuse Schmerzen im Körper, die der Arzt mitunter für Fibromyalgie hält oder für ein chronisches Erschöpfungssyndrom. In Tierversuchen hat sich ergeben, dass eine Schilddrüsenunterfunktion im Körper einen Stoff entstehen lässt, den man Substanz P nennt. Dieser signalisiert dem Gehirn, dass sich hier etwas tut. Das Gehirn denkt dann: »Au!« Auch die Substanz P zählt zu den Entzündungsstoffen, die man nicht unbedingt im Körper haben will. Bei einem niedrigen Schilddrüsenhormonspiegel steigt das Schmerzempfinden, weil mehr Substanz P ausgeschüttet wird, die einen schmerzempfindlicher macht.

Und die Verschwörung geht weiter: Gleichzeitig mit der Substanz P wird der exzitatorische Neurotransmitter Glutamat freigesetzt. Zusammen können diese beiden einigen Schaden anrichten. Wenn die Spiegel beider Substanzen im Blut normal bleiben, besteht keine Gefahr. Bei einem Überschuss allerdings wird es schnell kritisch. Auf jeden Fall müssen Sie lernen, diese Bestien zu zähmen, denn große Mengen von Substanz P und Glutamat verursachen Angstzustände, Depressionen, Übelkeit, Erbrechen, erhöhte Schmerzempfindlichkeit, Atemrhythmusstörungen, Schlaflosigkeit, posttraumatische Belastungsstörungen sowie das Raynaud-Syndrom. Jetzt ist wohl klar, weshalb Sie bei chronischen Schmerzen auch Ihre Schilddrüsenfunktion optimieren müssen. Tun Sie das nicht, lassen Sie diese Stoffe ungehindert auf Ihren Körper los. Folgende Schmerzempfindungen gehen häufig mit einem niedrigen Schilddrüsenhormonspiegel einher:

- Muskelschmerzen und allgemeine Schwäche
- Gelenksteifigkeit (vor allem in der Hüfte, in Schultern und Knien)
- Geschwollene Kniegelenke
- Karpaltunnelsyndrom
- Neuropathische Symptome (Taubheit, Brennen, Kribbeln, Ameisenlaufen)

Bestimmte Medikamente wie Schmerzmittel mit Opioiden (Oxycodon, Hydrocodon) oder Gabapentin (Neurontin) und Pregabalin (Lyrica) setzen die Produktion der Substanz P herab. Das geht auch auf natürliche Weise, zum Beispiel mit Ingwer, Capsaicin, Bromelain aus Ananas, Quercetin, Lerchensporn (Corydalis) und Kurkuma.

Schmerzmittel und Schilddrüsenmedikamente

Ich bin mittlerweile seit mehr als zwei Jahrzehnten Apothekerin und sehe, dass Schmerzmittel und Schilddrüsenmedikamente häufig zusammen verschrieben werden. Die Schmerzmittel variieren, aber häufig geht es um Neurontin, Lyrica, Hydrocodon oder Oxycodon. Dies zeigt mir, dass Schilddrüsenprobleme und Schmerzen häufig zusammen auftreten. Möglicherweise müssen Sie sogar täglich Ibuprofen oder Naproxen einnehmen, die in niedriger Dosierung in der Apotheke erworben werden können. Wenn Sie unter einer Autoimmunerkrankung der Schilddrüse leiden (der Hashimoto-Thyreoiditis beispielsweise), kann das die Schmerzen sogar noch verschlimmern. Schmerzen und Schilddrüsenprobleme haben nämlich eine Begleiterscheinung gemeinsam: Ihr Körper produziert zu viele Entzündungsstoffe, proinflammatorische Zytokine. Diese Schmerzauslöser müssen Sie reduzieren. Tun Sie das, haben Sie zwei Fliegen mit einer Klappe geschlagen. Daher sind Kurkuma, Resveratrol in Rotwein, Weintrauben oder Erdnüssen sowie grüner Tee so nützlich, wenn man unter chronischen Schmerzen leidet.

Die Schilddrüse und der Schmerz

Chronischer Schmerz führt auf jeden Fall zu einer Reduktion des im Gewebe verfügbaren T3, ohne den TSH-Wert zu verändern! Wenn Ihr Arzt nur die Standardtests für Schilddrüsenerkrankungen anordnet (TSH und T4), werden all diese Werte normal erscheinen. Wenn dem nur so wäre! So hält man Sie für schilddrüsengesund, während Sie in Wirklichkeit schilddrüsenkrank sind. Müssen Sie mit chronischen Schmerzen leben? Wenn die Antwort Ja ist, dann brauchen Sie vermutlich mehr Schilddrüsenhormone. Machen Sie einen Versuch: Erhöhen Sie die Dosis leicht, um zu sehen, ob Sie darauf positiv reagieren. Können Sie Ihren Arzt davon überzeugen, dass er bei der Untersuchung der Schilddrüse mehr in die Tiefe geht, dann werden Sie vermutlich einen niedrigen T3-Spiegel in den Geweben aufweisen. Dazu müssen Sie zunächst einmal zwei Werte kennen: das freie T3 (fT3) und das reverse T3 (rT3). Diese beiden setzen sie dann zueinander in Beziehung (fT3 geteilt durch rT3). Dieser Wert sollte unter 2 liegen. Da die Werte für fT3 und rT3 gewöhnlich in unterschiedlichen Einheiten angegeben werden, können Sie mein Umrechnungsprogramm zu Hilfe nehmen: auf *www.ScriptEssentials.com/ThyroidConverter* oder *www.SuzyCohen.com/ThyroidConverter* beide Werte eingeben, die Einheiten nach Ihrem Laborblatt einstellen, ein Knopfdruck und fertig! Zusätzlich zu dieser Verhältniszahl lassen Sie am besten noch überprüfen, ob Sie Schilddrüsen-Antikörper im Blut haben. Denn dann ist Ihre Schilddrüse ständigen Angriffen ausgesetzt.

Schmerzmittel komplizieren das Ganze

Mein Ziel in diesem Kapitel ist es, Sie darauf hinzuweisen, dass es durchaus funktionieren kann, Schilddrüsenmedikamente und Schmerzmittel zu kombinieren. Meiner Ansicht nach jedenfalls funktioniert die Kombination besser als jedes Medikament für sich genommen. Verstehen Sie mich nicht falsch: Ich will nicht, dass Sie leiden müssen und keine Schmerzmittel nehmen sollen, wenn Sie Schmerzen haben. Ich will Sie nur auf einen Sachverhalt hinweisen, der gerne übersehen wird: *Schmerzmittel verhindern die biologische Aktivierung Ihres Schilddrüsenhormons*. Einige Schmerzmittel unterdrücken die Umwandlung von T4 in T3, was eine grundsätzlich vorhandene Unterfunktion nur noch verstärkt.

Schmerzmittel mit Opioiden (Morphine, Oxycodon, Hydrocon) sind effektive Schmerzkiller, doch sollte Ihr Arzt sich vielleicht ein bisschen besser um Sie kümmern und Ihnen zur Unterstützung vielleicht noch Schilddrüsenmedikamente verschreiben. Denn Sie werden auf diese Schmerzmittel sehr viel besser ansprechen und daher eine geringere Dosis davon brauchen als ohne Schilddrüsenmedikamente. Und Schmerzmittel (ohne die Gabe von Schilddrüsenhormonen) sind auf die Dauer keine gute Alternative.

Chronische Schmerzen unterdrücken die Produktion des Enzyms DIO1 und stimulieren dafür die DIO2-Produktion. Das führt dazu, dass T3 im peripheren Gewebe weniger wird, im Gehirn aber nicht. Das hört sich vielleicht für Sie kompliziert an, aber Ihr Arzt kann damit durchaus etwas anfangen. Über diese Enzyme und ihre Wirkung finden Sie mehr in Kapitel 2, Tabelle 2. Auch unter diesen Umständen werden die üblichen Laborwerte normal aussehen, obwohl Sie sich miserabel fühlen. Sie (und jede schmerzende Stelle in Ihrem Körper) werden nach Hause geschickt – unbehandelt. Es sei denn, Sie können Ihren Arzt auf dieses Problem hinweisen. Ihr Gewebe lechzt förmlich nach Schilddrüsenhormonen, Sie sind nach meinem Begriff schilddrüsenkrank, doch die Laborwerte zeigen dies nicht, wenn nicht bestimmte andere Tests gemacht werden. (Mehr dazu weiter unten.) Die Wirkung von Opioid-Schmerzmitteln auf die Schilddrüsenhormone verschlimmert Depressionen und Müdigkeit. Und ebendies sind Symptome, die bei einer chronischen Schmerzproblematik alles andere als selten auftauchen.

Verstehen Sie nun, warum ich unermüdlich wiederhole, dass der TSH-Wert nicht viel aussagt? Und doch gilt er immer noch als der Standardtest für Patienten, bei denen man ein Schilddrüsenproblem vermutet. Ihr Arzt hält sich nur an das, was üblich ist. Man kann ihm dafür noch nicht einmal böse sein, weil er an der Universität gelernt hat, eben genau das zu tun. Daher müssen Sie gut informiert sein, damit Sie von Ihrem Arzt aussagekräftige Tests einfordern können. Die meisten Medizinstudenten lernen eben nur das, was sie unbedingt müssen (was nebenbei bemerkt nicht wenig ist), und fangen dann an, als Arzt zu praktizieren. Ich hingegen als Apothekerin bin in gewisser Weise ein echter Nerd: Diese Themen interessieren mich, daher beschäftige ich mich schon seit Jahrzehnten damit. Auch weil ich selbst als Betroffene mit der gängigen Praxis zu kämpfen hatte.

Sollen Sie Ihre Schmerzmittel weiter nehmen?

Ja, natürlich. Ich will Sie hier nicht dazu anstiften, Ihre Medikamente abzusetzen. Alles, was Ihre Schmerzen lindert, ist in meinen Augen gerechtfertigt. Doch wenn sich Ihre Schilddrüsenwerte normalisieren, werden Sie merken, dass Sie weniger Schmerzmittel brauchen. Das wäre wunderbar. Denn dann leben Sie schilddrüsengesund! Aus diesem Grund habe ich Sie auf diesen Ausflug in relativ komplizierte Sachverhalte mitgenommen: Damit Sie Ihren Arzt um die richtigen Tests und die Verschreibung der richtigen Medikamente bitten können, selbst wenn Sie bereits Schmerzmittel erhalten.

Es gibt viele gute Schmerzspezialisten unter den Ärzten, die längst wissen, dass die Schilddrüsenwerte bei der Schmerzentwicklung eine gewichtige Rolle spielen. Ich habe diese komplexen Zusammenhänge hier nur vereinfacht dargestellt. Ihr Arzt verschreibt Ihnen ja vielleicht ein T3-Medikament oder ein Kombinationspräparat aus T4 und T3, obwohl Sie einen normalen TSH-Spiegel haben. Was ich dagegen nicht empfehlen kann, ist ein reines T4-Medikament, das in diesem Zusammenhang eine geringere Wirkung entfaltet. Wenn die Umwandlung von T4 in T3 ohnehin schon gestört ist, brauchen Sie mehr T3. Bei chronischen Schmerzen sind reine Thyroxinmedikamente weniger wirksam.

Nehmen Sie Opioide als Schmerzmittel, sollten Sie daran denken, dass diese Verstopfung verursachen. Das ist aber bei Menschen mit einer Schilddrüsenerkrankung meist ohnehin ein Problem. Setzen Sie also auf Ballaststoffe: Obst, Gemüse, Leinsamen, Chiasamen oder Reisflocken. Sie können auch Flohsamenschalen (*Psyllium*) als Pulver oder Kapsel erwerben. Für Menschen mit Verstopfung und niedrigen Schilddrüsenwerten sind Probiotika enorm wichtig. Fragen Sie also Ihren Apotheker!

Ein Tipp für mehr Schilddrüsengesundheit

Überprüfen Sie Ihre Matratze! Matratzen sind meist mit Flammschutzmittel behandelt, die verhindern, dass das gute Stück sich schnell entzündet. Leider können sich diese im Körper des Menschen anreichern und Substanzen bilden, die die Schilddrüse blockieren. (Toxological Sciences 2000)

Kapitel 14

Eisenmangel und chronische Müdigkeit

Eisenmangel führt zu chronischer Müdigkeit, die sozusagen das Leitsymptom dieser Mangelerscheinung ist. Doch ist nicht jede Form von Müdigkeit auf Eisenmangel zurückzuführen. Falls Sie sich aber mit Schilddrüsenkrankheiten beschäftigen, sollten Sie immer auch auf den Eisenspiegel Ihres Körpers achten, denn diese beiden Störungen gehen nur allzu häufig Hand in Hand. Eisen hilft uns, ein Protein herzustellen, das man Hämoglobin nennt. Dieses fungiert wie eine Art Sattelschlepper und transportiert Sauerstoff durch den ganzen Körper. Als Menschen können wir Eisen speichern, bis es gebraucht wird, und zwar in Form von Ferritin. Bei Eisenmangel friert man, ist reizbar, deprimiert oder kann sich nicht konzentrieren. Blasse Lippen, eine blasse Haut und eine wunde Zunge sind auch recht sichere Zeichen dafür – wie spröde Nägel und häufige Infektionen. Als ich damit zu tun hatte, hatte ich nach der kleinsten Anstrengung schon Herzklopfen.

Wenn Sie viel roten Traubensaft oder Rotwein trinken, brauchen Sie vielleicht eine zusätzliche Eisengabe. Fällt Ihre Menstruation besonders stark aus und verlieren Sie dabei viel Blut, würde ich Ihnen empfehlen, sich auf Eisenmangel testen zu lassen. Haben Sie wenig Magensäure, können Sie das Eisen aus Ihrer Nahrung nicht richtig verwerten und brauchen vielleicht ein bisschen Unterstützung, zum Beispiel durch Betain-Pepsin-Kapseln.

Frieren Sie ständig?

Haben Sie zu wenig Eisen, dann frieren Sie häufig. Aber für diesen Zustand könnte auch die Schilddrüse verantwortlich sein. Das *American Journal of*

Clinical Nutrition veröffentlichte eine Studie, in der der Zusammenhang zwischen Eisenmangelanämie und unserer Fähigkeit, uns nach einem Bad in kühlem Wasser wieder aufzuwärmen, untersucht wurde. Zehn Frauen mit Eisenmangelanämie, acht Frauen mit leeren Eisenspeichern (keine Anämiesymptome) und zwölf Frauen ohne diese Störungen als Kontrollgruppe wurden untersucht. Alle hatten in etwa denselben Prozentsatz an Körperfett. Sie lagen 100 Minuten lang in einem Wasserbad von 28 Grad Celsius. Die Frauen mit Eisenmangelanämie zeigten deutlich geringere Körpertemperaturen sowie niedrigere T3- und T4-Konzentrationen als die Kontrollgruppe, und zwar sowohl vor dem Bad als auch danach.

In der zweiten Phase der Studie gab man den Frauen mit Eisenmangel zwölf Wochen lang Eisensulfat-Medikamente zur Nahrungsergänzung. Die Kontrollgruppe bekam nichts. Dann ging's wieder ins kalte Wasser, und zwar mehrmals! Langer Rede kurzer Sinn: Die Forscher fanden heraus, dass sich die T3- und T4-Werte sofort verbesserten, als die Eisenwerte besser wurden (wenn sie auch noch nicht normal waren). Genauso verbesserte sich die Fähigkeit der Betroffenen, auch im kühlen Bad ihre Körperwärme zu halten. (Mir jedenfalls könnten Sie gar nicht genug Geld geben, dass ich so lange in so kaltem Wasser liegen bliebe. Wenn Sie nämlich Eisenmangel haben, werden Ihre Schilddrüsenhormone nicht wirken. In dem Fall können Sie sich auch aufs Frieren einrichten.)

Der Schilddrüsenstoffwechsel jedenfalls wird durch eine Eisenmangelanämie massiv behindert. Ich kann Ihnen davon ein Lied singen, denn ich hatte diese Probleme selbst: Mein Ferritinwert lag bei 8 (Normalwert zwischen 70 und 90) und ich zeigte bereits Anzeichen der Schilddrüsenkrankheit: tiefe Müdigkeit, brüchige Nägel, die langsam wuchsen, trockene Haut, vor allem an den Füßen, und Konzentrationsschwierigkeiten. Jetzt, Jahre später, habe ich einen gut eingestellten Schilddrüsenspiegel und fühle mich richtig gut. Ich habe zwar immer noch trockene Haut, was ich dem Leben in der Wüste anlaste. Gut, kaufe ich eben Cremes. Ein geringer Preis dafür, dass ich in einer »Bildschirmschoner«-Landschaft lebe. Colorado ist nun mal bildschön!

Wenn Sie Eisenmangel haben (oder einen zu niedrigen Ferritinwert), dann können Sie T4 nicht effizient zu T3 umbauen. Ihre Konversionsrate ist zu niedrig. Im Bluttest prangt Ihr schön normaler TSH, möglicherweise ist sogar der T4-Wert noch in Ordnung (oder sogar erhöht, da es ja nicht in T3 umgewandelt wird), aber ... Eine sinnvolle Selbsthilfe wäre, ein bisschen Eisen (Eisen-Bisglycinat ist eine gute Möglichkeit) zusammen mit ein bisschen Jod einzunehmen und zu warten, ob es Ihnen damit besser geht. Das sollten Sie aber nur mit Erlaubnis Ihres Arztes tun!

Ich persönlich präsentiere meinen Lesern immer gern noch eine zweite Meinung. In diesem Fall die von Dr. Kent Holtorf (*www.holtorfmed.com*). Er empfiehlt bei chronisch niedrigem Ferritinwert eine niedrige Dosis Heparin, einen Blutverdünner, der subkutan gespritzt wird. Normalerweise bekommen Sie Heparin nach Operationen gespritzt, damit sich keine Blutgerinnsel bilden, wenn Sie länger liegen müssen. Doch die Dosis sollte wirklich sehr niedrig sein, denn in höheren Dosen kann das blutverdünnende Heparin innere Blutungen hervorrufen. Heparin ist ein Antikoagulans, es sorgt dafür, dass das Blut nicht klumpt. Es mischt sozusagen unsere roten Blutkörperchen auf, sodass der Körper mehr Sauerstoff erhält als üblich, vor allem, wenn Sie Eisenmangel haben. Diese Notfallmaßnahme würde ich im Hinterkopf behalten, falls Ihr Ferritinwert unter 10 rutscht.

Warum sind Sie blass?

Schilddrüsenhormone erweitern die Blutgefäße. Wenn Sie wenig Schilddrüsenhormone haben, fließt weniger Blut in die Haut. Dann sind Sie blass. Dasselbe gilt bei Eisenmangel.

Kapitel 15

PMS, Schwangerschaft und Unfruchtbarkeit

Ich glaube, jede Frau entwickelt irgendwann in ihrem Leben eine gewisse Schilddrüsenunterfunktion. Das liegt an den Schwankungen des weiblichen Hormonspiegels während des Zyklus. Was aber hat das mit Schilddrüsenhormonen zu tun? Wir wissen, dass Frauen eine sehr viel höhere Wahrscheinlichkeit haben, Schilddrüsenfehlfunktionen zu entwickeln. Ursache dafür ist, dass Frauen, sobald ihr Spiegel an weiblichen Hormonen sinkt, mehr von einem bestimmten Protein produzieren, nämlich dem Thyroxin-bindenden Globulin oder TBG. Dieses aber bindet das aktive T3, sodass die Zellen es nicht mehr nutzen können.

Sie bilden sich Ihre Symptome keineswegs ein. Es tut mir wirklich leid, dass die meisten Ärzte Ihnen nicht glauben. Manche geben einem gar das Gefühl, ein Hypochonder zu sein. Das sind Sie nicht! Wenn Ihnen ein Arzt dann ein Rezept für ein Antidepressivum über den Tisch schiebt, ist das so, als würde er Ihnen ins Gesicht sagen: »Ich glaube dir nicht. Du bildest dir das alles nur ein!« Doch man ist ja nicht an einen derart unsensiblen Arzt für den Rest seines Lebens gefesselt. Wechseln Sie zu einem Arzt, der seine Patienten respektiert, der Ihnen glaubt und Ihnen helfen will. Das steht durchaus in Ihrer Macht.

Ihre weiblichen Hormone spielen bei der Gesundheit der Schilddrüse eine entscheidende Rolle. Wenn Ihr Schilddrüsenhormonspiegel niedrig ist, dann leiden Sie zum Beispiel stärker unter dem prämenstruellen Syndrom, kurz PMS genannt. Auch Ihre Fähigkeit, schwanger zu werden und ein Kind auszutragen, kann dadurch beeinträchtigt werden. Probleme mit den Schilddrüsenhormonen können sogar Wechseljahrssymptome auslösen. Daher ist es so wichtig, dass Ihr Hormonspiegel ausgeglichen ist. Doch ganz egal, wie viele Schilddrüsenhormone Sie einnehmen, Sie werden nicht darauf ansprechen, wenn Ihre Geschlechtshormone verrückt spielen. Je mehr TBG der Körper produziert, umso »schilddrüsenkränker« werden Sie. Doch Sie können Ihren TBG-Spiegel ebenfalls durch einen Bluttest ermitteln lassen.

Kurzzeitige Spitzen beim Östrogenspiegel, zum Beispiel nach Einnahme der Pille oder als Symptom der Wechseljahre, verschlimmern die Symptome noch. Das Auf und Ab des Östrogenspiegels lässt die Alarmsignale Ihres Immunsystems aufflammen. Das heißt, dass es noch sensibler reagiert. Bei Frauen in der Menopause oder Perimenopause (ein bis zwei Jahre vor dem »Wechsel«) führt dies zu noch mehr Hitzewallungen, Schlaflosigkeit, Angstzuständen und Reizbarkeit.

Haben Sie eine Hashimoto-Thyreoiditis – was bei vielen Menschen mit einer Schilddrüsenunterfunktion der Fall ist, auch wenn diese Autoimmunerkrankung nicht immer diagnostiziert wird –, dann bewirkt der periodisch erhöhte Östrogenspiegel während des Zyklus, dass Sie sich zu einer bestimmten Zeit des Monats wirklich mies fühlen. Man könnte die Uhr danach stellen, wenn es eine »Monatsuhr« gäbe! Der Anstieg des Östrogenspiegels lässt den TBG-Spiegel mit ansteigen. Und Ihr aktives Schilddrüsenhormon ist für Sie nicht mehr nutzbar. Ihre Zellen hungern nach T3, obwohl Ihr TSH wie immer normal ist.

Auch eine Schwangerschaft beeinflusst den Hormonspiegel. Zwischen Schwangerschaft und Hashimoto-Thyreoiditis besteht eine Wechselwirkung. In einer bestimmten Phase der Schwangerschaft verursachen die hormonellen Schwankungen eine Verschlimmerung der Hashimoto-Erkrankung, weil sich auch das Immunsystem verändert. Ebenso kann es Ihnen nach der Geburt eines Kindes schlechter gehen. All das muss nicht sein, doch ich möchte, dass Sie sich darauf einstellen: Die Hormonschwankungen während der Schwangerschaft können der Schilddrüse Probleme bereiten.

Wo genau haben Sie Haarausfall?

- ✓ Eher um den Haarwirbel herum? Dann ist vermutlich das Östrogen zu niedrig.
- ✓ Wie ein Mann am Haaransatz? Dann haben Sie wohl zu viel DHT (Dihydrotestosteron).
- ✓ Am ganzen Kopf? Das ist vermutlich auf einen Mangel an verfügbarem Schilddrüsenhormon zurückzuführen.

Die Pille macht schläfrig

Unter Stress produziert der Körper mehr rT3. Das liegt daran, dass er unter Stress Cortisol ausschüttet, das Stresshormon. Ein dauerhaft zu hoher Cortisolspiegel ist das Krankheitsbild beim Cushing-Syndrom. Ein hoher Cortisolspiegel beschleunigt die Umwandlung von T4 in rT3, weil er bestimmte Enzyme beeinflusst. Allzu viel rT3 aber lässt uns in Winterschlaf versinken. Das rT3 ist ein Stoffwechselprodukt des T4 (Thyroxin). Wenn T4 ein Jodatom verliert, wird es üblicherweise zu Trijodthyronin (T3), dem aktiven Schilddrüsenhormon. In manchen Fällen aber spart der Körper Energie und wandelt das T4 stattdessen in rT3 um, die inaktive Form von T3, die den Zellen nicht wie sein aktiver Bruder Sauerstoff und Energie liefern kann. Ein hoher rT3-Spiegel (mit entsprechend wenig aktivem Schilddrüsenhormon) wirkt sich auf das Sterblichkeitsrisiko stärker aus als ein hoher Cholesterinspiegel. Wussten Sie das? Und wurde Ihr rT3-Wert getestet? Oder gehören Sie zu den Millionen, denen man sagt, es sei schon alles in Ordnung und man solle doch mal abwarten. Warten? Worauf? Auf den Herzinfarkt? Aus demselben Grund übrigens erhöht auch die Pille das Risiko für einen Herzinfarkt.

Sie brauchen echtes, biologisch aktives T3 zum Aufwachen. Wenn Sie reine T4-Medikamente wie Levothyroxin nehmen, wird davon auch mehr zum Einschläfermolekül rT3 umgewandelt. Wenn Sie östrogenhaltige Medikamente nehmen wie die Antibabypille (auch in Pflasterform oder als Injektion), dann produziert Ihr Körper mehr rT3. Wenn Sie während der Wechseljahre eine Hormonersatztherapie machen, produziert Ihr Körper ebenfalls mehr rT3. Wenn Sie eine Östrogendominanz (also einen Progesteronmangel) haben oder Eisenmangel (zum Beispiel zu niedrige Ferritinwerte), passiert genau dasselbe. Sie werden schilddrüsenkrank, obwohl der übliche Test auf Schilddrüsenunterfunktion Sie als gesund ausweist.

Mitunter gibt man schon Teenies die Pille, um ihre Akne zu behandeln. Der dadurch erhöhte Östrogenspiegel sorgt zusammen mit dem Mineralstoffräuber Pille (sie »frisst« Zink, Magnesium, Folsäure und Tyrosin) dafür, dass diese Jugendlichen auf Dauer schilddrüsenkrank werden. Haben Sie vielleicht gerade »Aha!« gesagt? Wie sollen Sie Gewicht verlieren und schön sein, wenn Ihre Hormone aus dem Gleichgewicht geraten sind und Ihre Zellen nach Nährstoffen schreien? Das ist der Nachteil der oralen Empfängnisverhütung. Doch jetzt wissen Sie ja, dass Sie eventuell Nährstoffe »nachfüllen« müssen. Oder Sie überlegen sich eine andere Methode der Empfängnisverhütung. Die Antibabypille sorgt dafür, dass Ihr SHBG (Sexualhormon-bindendes Globulin) dramatisch ansteigt. Der Spiegel bleibt auch erhöht, wenn Sie die Einnahme abbrechen. Sie können den SHBG-Wert mit einem Bluttest feststellen lassen. Ein erhöhter SHBG-Wert führt zu einem niedrigeren Testosteronspiegel und damit zu weniger Lust auf Sex. Bei einem erhöhten SHBG-Wert aber brauchen Sie mehr Schilddrüsenhormone, weil die Umwandlung von T4 zu T3 behindert ist. Wenn Sie also die Antibabypille nehmen, verlieren Sie Ihre Lust auf Sex und brauchen eine höhere Dosis Schilddrüsenhormon. Die Pille abzusetzen kann die Libido wieder steigen lassen.

Kunststoffflaschen

Es gibt östrogenähnliche Moleküle, die man Xenoöstrogene nennt. Diese und eventuelle Schwermetallrückstände im Blut lassen den rT3-Wert ansteigen, wovon wir träge werden. In nicht-biologischer Kosmetik, Haushaltsreinigern, Nahrungsmitteln und sogar im Trinkwasser finden sich regelmäßig Schadstoffe. Kunststoffflaschen für unsere Getränke zum Beispiel enthalten meist Bisphenol A (BPA). Wenn Sie daraus trinken, nehmen Sie chemische Stoffe zu sich, die bewirken, dass überschüssiges rT3 Ihre Schilddrüsenrezeptoren blockiert, sodass das zirkulierende Schilddrüsenhormon von der Zelle nicht verwertet werden kann.

Was macht man in so einem Fall? Sie können entweder das rT3 unschädlich und den Rezeptor frei machen (damit das Hormon verarbeitet werden kann) oder Sie nehmen eine andere Art Schilddrüsenhormon. Ein guter Endokrinologe kann dieses Problem korrigieren, wenn es denn erst einmal erkannt wurde. Denn darum geht es eigentlich: das Problem zu erkennen. Denn der TSH-Wert bleibt häufig ganz normal, auch wenn BPA oder Xeno-Östrogene die Rezeptoren besetzen. Aus diesem Grund nennt man diese Stoffe auch »endokrine Disruptoren« oder »hormonaktive Substanzen« (falls Sie noch weiter nachschlagen wollen).

Flammschutzmittel in Matratzen und Pestizide, die Sie im Haus versprühen, wirken ähnlich. Vor allem manche Pestizide entfalten eine östrogenähnliche Wirkung. An Ihrer Stelle würde ich daher alles, was Sie im Haushalt und in der Küche brauchen, wenn möglich aus biologischer Produktion und biologischem Anbau kaufen. Die Liste der Schwermetalle, die die Verstoffwechslung von Schilddrüsenhormonen behindern, ist lang. beispielsweise Kadmium (bei Rauchern), Quecksilber, das Quecksilbersalz Thiomersal, alles, was sich in fettreichen Meeresfrüchten bzw. im Thunfisch so ansammelt, und andere Umweltschadstoffe. All diese Stoffe wirken sich negativ auf Ihren Schilddrüsenspiegel aus, weil sie die Hormonrezeptoren blockieren oder die T4-Aktivierung verhindern. Genauer gesagt regen sie die Umwandlung von T4 in das inaktive rT3 statt ins aktive T3 an, weil sie die dazu nötigen Enzyme hemmen.

Haben Sie Probleme mit der Fruchtbarkeit?

Mehr als 6,1 Millionen Frauen weltweit leiden unter Unfruchtbarkeit und zahlen viel Geld für Maßnahmen, um doch noch schwanger zu werden. Ich frage mich, wie viele Frauen mühelos ein Kind hätten empfangen können, wenn ihre Schilddrüse besser gearbeitet hätte. Ich jedenfalls kenne viele Frauen, deren Schilddrüse richtig eingestellt wurde und die danach schwanger wurden. Mittlerweile sind ihre Kinder schon groß, doch sie sind den Ärzten, die ihre zuvor nicht erkannte Schilddrüsenstörung behoben haben, immer noch dankbar. Wenn Sie sich ein Kind wünschen, aber einfach nicht schwanger werden, rate ich Ihnen ernsthaft, das Buch, das Sie jetzt in Händen halten, von vorne bis hinten ganz durchzulesen. Gehen Sie zum Arzt und lassen Sie sich Ihre Schilddrüse korrekt untersuchen.

Frauen, die schwanger werden oder stillen wollen, brauchen unbedingt einen ausgeglichenen Jodspiegel. Jodmangel bei schwangeren Frauen kann zu Fehlgeburten, Totgeburten, Frühgeburten und Fehlbildungen der Genitalien bei den Neugeborenen führen. Kinder, deren Mütter während der Schwangerschaft unter massivem Jodmangel litten, können in ihrer geistigen Entwicklung eingeschränkt sein, sie können Wachstums-, Hör- oder Sprechstörungen haben. Im schlimmsten Fall führt eine Schilddrüsenunterfunktion der Mutter zu angeborener Unterfunktion beim Kind, dem sogenannten Kretinismus. (Zum klinischen Bild gehören hier dauerhafte Hirnschäden, geistige Behinderung, Taubstummheit, spastische Lähmung und Minderwuchs.) In den Vereinigten Staaten kommt dies relativ selten vor, in anderen Ländern aber durchaus häufiger. Daher sollten Sie Ihren Jodspiegel mithilfe einer Urin-Sammelprobe überprüfen lassen. Jod zuzuführen (aus dem die Schilddrüsenhormone hergestellt werden) ist sehr viel einfacher und billiger als teure Fruchtbarkeitsbehandlungen!

Zum Thema »Schwangerschaft und Schilddrüsenerkrankung« habe ich meine Freundin Dana Trentini befragt. Sie hat eine Organisation namens Hypothyroid Mom gegründet, die es sich zur Aufgabe gemacht hat, für eine umfassende Schilddrüsenuntersuchung bei jeder Schwangerschaft einzutreten. Dana meint: »Jede Frau, die ein Kind bekommen möchte, und vor allem jede Schwangere sollte sich ihre Schilddrüse komplett testen lassen: TSH-Wert, freies T4, fT3, rT3 und Schilddrüsen-Antikörper. Die Forschung zeigt klar, welche Risiken sich für Schwangere mit Schilddrüsenerkrankung und zu wenig Schilddrüsenhormonen ergeben: Fehlgeburt, Totgeburt, Unfruchtbarkeit, Eisenmangelanämie, Präklampsie, vorzeitige Plazentalösung, Blutungen nach der Geburt, Frühgeburt, niedriges Geburtsgewicht beim Baby und Defizite in der geistigen Entwicklung des Kindes.« Unglaublich, nicht wahr? Und ein wichtiger Hinweis für alle Frauen, die sich mit diesem Problem plagen. Dana zum Beispiel hat Hypothyroid Mom im Gedenken an ihr ungeborenes Kind gegründet, das sie aufgrund ihrer nicht erkannten Schilddrüsenunterfunktion verloren hat. Mehr über sie finden Sie auf *www.HypothyroidMom.com*.

Ein niedriger Schilddrüsenhormonspiegel führt zu Fehlgeburten

Die Statistiken sprechen eine klare Sprache: Fehlgeburten sind die häufigsten Komplikationen bei der Schwangerschaft. Man schätzt, dass eine von fünf Schwangerschaften mit einer Fehlgeburt endet. Ich aber frage mich, wie häufig dieser herzzerreißende Verlust auf eine nicht diagnostizierte Schilddrüsenstörung zurückgeht, vor allem auf erhöhte Schilddrüsen-Antikörper. Der bekannteste davon ist der TPO-Antikörper (TPO-AK). Wissenschaftliche Studien zeigen, dass das Risiko einer Fehlgeburt größer ist, wenn bei einer schwangeren Frau der Spiegel der TPO-Antikörper erhöht ist und sie eine Schilddrüsenunterfunktion entwickelt. Normalerweise geht man bei erhöhten TPO-Antikörpern sofort von einer Hashimoto-Thyreoiditis aus.

Bei einer Untersuchung maß man den TPO-AK-Wert bei 118 Frauen, die eine Fehlgeburt gehabt und nie ein Kind lebendig zur Welt gebracht hatten. Deren Werte wurden mit denen von 162 Frauen verglichen, die zwei oder mehr lebende Kinder geboren und nie eine Fehlgeburt gehabt hatten. Dabei stellte sich heraus, dass die Frauen, die schon einmal eine Fehlgeburt erlitten hatten, höhere Antikörperwerte aufwiesen als die Frauen der Kontrollgruppe (ohne Fehlgeburten). Diese Untersuchung konnte so bestätigen, dass zwischen erhöhten TPO-Antikörper-Werten und Fehlgeburten ein Zusammenhang besteht. Daher möchte ich Ihnen dringend empfehlen, dass Sie Ihre TPO-Antikörper testen lassen und mit ihnen die anderen Antikörper der Schilddrüse, wenn Sie schwanger werden wollen. Dies gilt vor allem, wenn Sie bereits eine Fehlgeburt hatten. Möglicherweise lässt sich so feststellen, weshalb Sie ein Kind nicht ganz austragen können. Ich würde zu gerne erfahren, was diese Informationen für Sie bedeuten. Ich weiß, dass Unfruchtbarkeit und Fehlgeburten bei Frauen mit nicht diagnostizierter Schilddrüsenfehlfunktion ein echtes Drama sein können.

PMS verschlimmert sich bei niedrigem Schilddrüsenhormonspiegel

In einer anderen Studie wurde untersucht, ob es einen Zusammenhang zwischen Schilddrüsenunterfunktion und der Ausbildung von gutartigen Brusttumoren gibt. Tatsächlich wiesen 23 Prozent der untersuchten Frauen, die einen Tumor hatten, eine nicht diagnostizierte Schilddrüsenunterfunktion auf. Die Symptome der Mastopathie ließen sich bei 83 Prozent der schilddrüsenerkrankten Frauen durch die Gabe von Thyroxin (T4) beseitigen. (Siehe dazu: *World Journal of Surgery* vom Juli 2009.)

Studien zeigen, dass starke Monatsblutungen und das Auftreten eines prämenstruellen Syndroms häufig mit einem niedrigen Schilddrüsenhormonspiegel zu tun haben. Sobald Sie die Schilddrüsenstörung behandeln, können sich auch die Auswirkungen des Zyklus verbessern. PMS tritt auch bei einem dauerhaft erhöhten Östrogenspiegel auf. Ihr Arzt kann hier die entsprechenden Analysen vornehmen. Ich empfehle Ihnen, beim Gynäkologen einen Hormontest vornehmen zu lassen und beim Hausarzt ein komplettes Schilddrüsenprofil zu verlangen.

Der Zusammenhang zwischen dem prämenstruellen Syndrom und Schilddrüsenstörungen ist nachgewiesen. Eine Studie, die im *New England Journal of Medicine* veröffentlicht wurde, untersuchte das Vorkommen von Schilddrüsenunterfunktionen bei Frauen mit PMS. Es handelte sich um eine sehr umfassende Studie, in die alle möglichen Tests und Werte miteinbezogen wurden. Man fand heraus, dass 94 von 100 Frauen mit PMS Schilddrüsenprobleme hatten. Dagegen wies keine einzige der Frauen, die keine Probleme mit ihrem Zyklus hatten, eine Schilddrüsenstörung auf. Keine! Und: Auch hier stellte sich heraus, dass 65 Prozent der Frauen mit einer Schilddrüsenstörung den Standardtests zufolge als »gesund« gegolten hätten. Der TSH-Test, den ich ja eh nicht besonders schätze, war normal. Das Wichtigste aber ist: Die Frauen, die unter PMS litten, erfuhren eine Linderung ihrer Symptome, sobald sie anfingen, Schilddrüsenhormone zu nehmen. Man behandelte sie also wie Schilddrüsenkranke, obwohl ihr TSH-Wert normal war. Und siehe da: Ihr PMS reduzierte sich. Ich bin sicher, dass vielen Frauen, die jetzt dieses Buch in Händen halten, etwas Ähnliches passiert ist oder noch passieren wird.

Eine andere Studie, die man im *American Journal of Psychiatry* publizierte, untersuchte ebenfalls die Frage, ob es einen Zusammenhang zwischen PMS und Schilddrüsenwerten gibt. Hierbei stellte sich heraus, dass sieben von zehn Frauen mit PMS Schilddrüsenprobleme hatten, obwohl ihr TSH-Wert völlig normal war.

Was bei PMS und Beschwerden der Perimenopause wirklich hilft

Magnesium

Wenn Sie leicht in Tränen ausbrechen, reizbar sind und unter Stimmungsschwankungen leiden, sollten Sie Magnesium einnehmen. Magnesium, das auch bei Fibromyalgie-Schmerzen und Beinkrämpfen hilft, ist wichtig für den Energiestoffwechsel. Fehlt Magnesium, kann der Körper nämlich kein ATP (Adenosintriphosphat), das Energiemolekül, herstellen. Leider rauben uns bestimmte Arten von Medikamenten wie Säureblocker, Säurehemmer und Verhütungsmittel dieses notwendige Mineral. Versuchen Sie es mit Magnesium-Glycinat, -Malat oder -Citrat, und nehmen Sie davon 200 bis 300 Milligramm täglich.

Grüntee

Grüntee ist Meditation in der Teetasse. Das darin enthaltene L-Theanin wirkt sofort beruhigend. Doch wissenschaftliche Untersuchungen lassen eine gewisse Vorsicht geraten erscheinen. Die Zeitschrift *Human and Experimental Toxicology* publizierte 2010 in ihrer August-Ausgabe eine Studie, wonach Grüntee (im Vergleich zu Schwarztee) eine dramatische Reduktion der Schilddrüsenhormone T3 und T4 bewirkt. TSH (Thyroidea-stimulierendes Hormon) hingegen steigt nach Grünteegenuss, was zeigt, dass der Genuss von grünem Tee die Schilddrüse durchaus in ihrer normalen Funktion beeinträchtigen kann. Außerdem kann Grüntee eine leichte Schwellung der Schilddrüse verursachen. Was die Wirkung von Grüntee auf die Schilddrüse angeht, ist man sich offensichtlich nicht einig. Manche Experten raten zu, andere ab. Ich würde Ihnen empfehlen, Ihre Symptome selbst zu beobachten.

Rosenwurz (Rhodiola rosea)

Zweimal täglich etwa 50 bis 500 Milligramm, am besten als Kapsel oder Flüssigzubereitung eingenommen; dieses sibirische Kraut beruhigt.

Johanniskraut

Es hilft vor allem, Stimmungsschwankungen im Zyklus auf natürliche Weise abzufedern. Das Kraut beeinflusst PMS sowohl auf der emotionalen als auch auf der körperlichen Ebene in günstiger Weise. Da Johanniskraut die Wirksamkeit anderer Medikamente (beispielsweise die der Antibabypille) beeinträchtigen kann, sollten Sie die Einnahme vorher mit Ihrem Arzt absprechen.

5-Hydroxytryptophan (5-HTP)

Eine Vorstufe des Gehirn-Botenstoffes Serotonin, der uns Glücksgefühle vermittelt. Es wird als Nahrungsergänzungsmittel verkauft.

Leinsamen

Streuen Sie immer ein bisschen gemahlenen Leinsamen über Ihre Mahlzeiten. Dieser reduziert die Auswirkungen von zu viel Östrogen im Körper, wenn Sie die Pille nehmen oder häufig aus Kunststoffflaschen trinken.

I3C oder DIM

Di-Indolyl-Methan ist eine Komponente von Indol-3-Carbinol und wird als Nahrungsergänzungsmittel angeboten. DIM ist ein sekundärer Pflanzenstoff, der in Kreuzblütlergewächsen wie Brokkoli, Rosenkohl, Weißkohl und Grünkohl vorkommt. Warum aber bietet man es in zwei Formen an? Weil IC3 im Körper zu DIM umgewandelt werden muss. Das geht nur, wenn ausreichend Magensäure vorhanden ist. Menschen über 40 aber produzieren weniger Magensäure. DIM ist vermutlich die bessere Wahl, wenn Sie über 40 Jahre alt sind. Dieses Nahrungsergänzungsmittel hilft, Östrogene so zu verarbeiten, dass weniger schädliche Stoffe dabei anfallen. So lassen sich Fibroadenome, starke Monatsblutungen und Regelkrämpfe vermindern.

Thyroid oder Ritalin?

Eltern sind gewöhnlich ratlos, wenn bei ihren Kindern eine Aufmerksamkeitsdefizitstörung festgestellt wurde. Im Wunsch, ihren Kindern zu helfen, stimmen sie einer Behandlung mit doch recht starken Medikamenten zu. Die Forschung aber zeigt, dass in manchen Fällen natürliches Schilddrüsenhormon, vor allem T3, bessere Wirkung erzielt, ohne die Nebenwirkungen von Ritalin, Adderall und Concerta hervorzurufen. Auch hier ist der entscheidende Punkt, dass Sie die Laborwerte Ihres Kindes überprüfen lassen müssen – und zwar alle relevanten. Siehe dazu Kapitel 5.

Ich habe mit Mary Shomon gesprochen, die sich für die Rechte von Patienten einsetzt und das Buch *Die gesunde Schilddrüse* geschrieben hat. Auch sie hat sich mit dem Thema der Thyroxinresistenz auseinandergesetzt. Sie sagt:

»Das Beste, was ein Schilddrüsenpatient für sein Wohlbefinden und ein Maximum an Lebensqualität tun kann, ist, sich gründlich zu informieren. Wir nehmen an, dass unsere Ärzte uns über einige grundlegende Zusammenhänge schon aufklären werden. Zum Beispiel darüber, dass sich hinter einem normalen TSH-Wert trotzdem eine Unterfunktion verstecken kann. Oder darüber, dass, wenn man ganz klare Unterfunktionssymptome zeigt, obwohl der TSH-Wert normal ist (falls man zum Beispiel eine Hashimoto-Thyreoiditis hat), sie uns schon sagen werden, dass wir unser Schilddrüsenmedikament nicht zur selben Zeit einnehmen sollen wie Eisen oder Kalzium. Oder dass T3 oder natürliche Schilddrüsenhormone vielleicht besser wirken als ein Thyroxin-Medikament. Und wir gehen davon aus, dass der Arzt uns schon darauf hinweisen wird, dass einige Fälle von Schilddrüsenunterfunktion durch eine glutenfreie Diät ›geheilt‹ werden können. Unglücklicherweise erhalten wir diese grundlegenden Informationen von unseren Ärzten im Normalfall nicht. Daher sind Sie als Schilddrüsenpatient selbst gefordert, sich zu informieren, Fragen zu stellen und sich Ärzte und Spezialisten zu suchen, die bereit sind, zusammen mit Ihnen das bestmögliche Resultat anzustreben.«

Mehr über Mary Shomon finden Sie auf *www.Thyroid-Info.com*.

Kapitel 16

Hashimoto-Thyreoiditis

Sie können jahrelang Symptome zeigen und doch nie wissen, dass Sie krank sind. Vermutlich bekommen Sie in dieser Zeit massenhaft falsche Diagnosen gestellt, dabei haben all Ihre Beschwerden letztlich doch nur eine Ursache: Hashimoto. Wird sie schließlich erkannt, erzählen die Ärzte ihren Patienten meist auch noch, dass die Hashimoto-Thyreoiditis selten ist. Das stimmt nicht. Sie hat sich nahezu zu einer Seuche entwickelt, nur bleibt sie meist unerkannt. Sie können jahrelang unter den Symptomen leiden, bevor jemand diese endlich richtig zuordnet. Hashimoto ist verantwortlich für mehr als 80 Prozent der Fälle von Schilddrüsenunterfunktion. Möglicherweise haben Sie selbst ja auch Hashimoto.

Viele Ärzte wissen gar nicht, wie man diese Erkrankung feststellt. Die klassischen Tests für Autoimmunerkrankungen, auch der Zytokintest, können unauffällig ausfallen. Vielleicht haben auch die klassischen Antikörper-Tests nichts ergeben. Eines Tages wird die Wissenschaft so weit sein festzustellen, dass es sich bei den meisten Schilddrüsenerkrankungen im Grunde um Fehlfunktionen unseres Immunsystems handelt.

Auf jeden Fall ist die Hashimoto-Thyreoiditis eine Autoimmunerkrankung, das heißt, Ihr eigenes Immunsystem greift Ihr Gewebe an. Nicht jeder, der eine Schilddrüsenerkrankung entwickelt, hat die Autoimmun-Form, doch fast 80 Prozent der Schilddrüsenkranken werden von ihrem eigenen Immunsystem attackiert. Möglicherweise wird die Krankheit »chronische Thyreoiditis« oder einfach »Hashimoto« genannt.

Es gibt viele Theorien darüber, wie sie entsteht. Eine dieser Theorien besagt, dass wir es gleichsam mit einer molekularen Mimikry zu tun haben. Es ist die Aufgabe des Immunsystems, Keime aufzustöbern und Antikörper dagegen herzustellen. Zu unserem Unglück weisen die Zellen unserer Drüsen bzw. Organe große Ähnlichkeit mit einzelnen Bausteinen dieser Keime (den Proteinen) auf, und so identifiziert unser Immunsystem sie fälschlich als Feinde. Bei der Autoimmunerkrankung multiple Sklerose greift das Immunsystem die eigenen Nervenzellen an, beim Rheuma die Gelenke. Bei der Hashimoto-Erkrankung ist es eben die Schilddrüse, die vom Immunsystem unter Beschuss genommen wird.

Auch hier ist das Wichtigste die Diagnose, denn immer wieder gibt es Menschen, bei denen die Krankheit nicht erkannt wird. Zu Beginn der Hashimoto-Thyreoiditis geht der Schilddrüsenhormonspiegel ständig rauf und runter. Diesen Zustand kennen wir als Hashitoxikose. Dementsprechend fährt auch Ihre Stimmung Achterbahn. Aus diesem Grund wird Patienten mit einer (unerkannten) Hashimoto-Thyreoiditis häufig die Diagnose Bipolare Störung verpasst und man verschreibt ihnen Carbamazepin oder andere Präparate, die dem Körper wichtige Vitalstoffe rauben. Dann stellt sich ein Zustand ein, der einer Unterfunktion sehr ähnlich ist. Die Patienten haben trockene Haut, Verstopfung, Haarausfall, Schlaflosigkeit und vieles mehr. In Kapitel 23 finden Sie einige Tipps, wie Sie diesen Symptomen begegnen können.

Also: Wichtig ist die richtige Diagnose. Ich frage mich oft, wie viele Menschen als manisch-depressiv eingestuft werden, obwohl sie in Wirklichkeit an Hashimoto erkrankt sind. Keine noch so große Gabe an Lithium oder Carbamazepin kann die Hashimoto-Thyreoiditis heilen, auch wenn sie natürlich die Stimmungsschwankungen lindert.

Der Test auf Schilddrüsen-Antikörper ist nicht unbedingt Routinesache, vor allem, wenn es um junge Frauen geht oder Frauen, die keine klassische Schilddrüsensymptomatik aufweisen. Und wenn getestet wird, dann ist dieser Antikörpertest manchmal unvollständig. Häufig werden nur die TPO-Antikörper gemessen, in Wirklichkeit müssen auch noch andere Antikörper überprüft werden. Genaueres dazu finden Sie in Kapitel 5.

Dennoch gehen nicht alle Fälle von Schilddrüsenunterfunktion auf eine Hashimoto-Thyreoiditis zurück, die zu ihrem Entstehen einiger Voraussetzungen bedarf. Zur genetischen Prädisposition muss noch ein Trigger (wie eine Infektion oder eine Nahrungsmittelallergie) kommen, der die Krankheit auslöst. Und ein undichter Darm, den die meisten Menschen haben. Ich mache keine Witze. Ihre Innereien werden mit der Zeit leck und können ihren Inhalt nicht mehr richtig halten. Mikroskopisch kleine Nahrungsmittelteilchen treten aus und vermischen sich mit dem Blutstrom. Ihr Blut trägt diese Partikel und Proteine dann durch Ihren Körper und lagert sie in irgendeinem Gewebe ab.

Ihr Immunsystem aber tut dann, was man von ihm erwartet. Es jagt die Fremdkörper (Antigene), wo auch immer sie sich versteckt haben mögen. Ein solches Versteck ist möglicherweise die Schilddrüse. Und so greift das Immunsystem die Zellen an, die dem Fremdling Unterschlupf gewähren, wofür man ihm keinen Vorwurf machen kann, tut es doch nur, was seine Pflicht ist. Sie wollen ja schließlich, dass es Fremdkörper aufspürt und unschädlich macht! Das Problem ist also nicht Ihr Immunsystem, sondern vielmehr der undichte Darm. Also sollten Sie sich überlegen, wie Sie diese Lecks abdichten. Wissenschaftlich ausgedrückt müssen wir die Permeabilität des Darms beseitigen. Wir müssen dafür sorgen, dass diese winzig kleinen Partikel nicht mehr durch die Darmwand treten können. Darum redet jeder über gesunde Ernährung, wenn es um Autoimmunerkrankungen geht. Ihre Ernährungsgewohnheiten haben einen direkten Einfluss auf Ihren Hashimoto, ja auf jede Autoimmunerkrankung. Ihre Schilddrüse steht unter Beschuss und geht in Flammen auf. Um diese zu löschen, müssen Sie die Ladung Antigene in Ihrer Schilddrüse verringern. Zum Beispiel, indem Sie Nahrungsmittel-Antigene weglassen. (Oder Bakterien abtöten, wenn diese Krankheitserreger fördern.) Lesen Sie dazu Kapitel 5. Dort erfahren Sie mehr über Zonulin, das Molekül, das solche winzigen Löcher in Ihrem Darm wieder verschließen kann.

Was ist die erste Gegenmaßnahme, die Hashimoto-Betroffene ergreifen können?

Lassen Sie die Finger von Getreide und anderen Nahrungsmittel-Antigenen. Auf diese Weise bringen Sie Ihre Antikörper schnell wieder auf ein tragbares Niveau. Sie können sich bei Ihrem Hautarzt auf Nahrungsmittelallergien testen lassen oder gleich zum Allergologen gehen. Wenn Sie Getreide aus Ihrer Ernährung streichen, so verhindert dies das Fortschreiten der Hashimoto-Thyreoiditis. Nichtsdestotrotz muss auch die Darmwand saniert werden – und zwar mit Nahrungsergänzungsmitteln.

Was sind Nahrungsmittel-Antigene eigentlich? Das kann jedes mikroskopisch kleine Teilchen der Nahrung sein, das durch die Darmwand in den Blutstrom gelangt. Solche Antigene schädigen das Organ, in dem sie sich einnisten, weil sie Antikörper auf sich ziehen. Welche Antigene dies im Einzelfall sind, bedarf der Untersuchung. Im Falle der Schilddrüse sind meist Weizen und Milchprodukte die Übeltäter. Aber auch Soja kann infrage kommen, auf das tatsächlich viele Menschen allergisch reagieren. Soja kann sogar einen Kropf verursachen, weil es die Produktion von Schilddrüsenhormonen herabsetzt. Für Hashimoto-Betroffene kann es sich günstig auswirken, auf Soja und Sojamilch zu verzichten. Manchmal reicht das schon aus. Ich empfehle hier die »Phase One Diet« von Doug Kaufmann oder die Paleo-Diät. Auch die SCD – Spezielle Kohlenhydratdiät – hat schon vielen Menschen geholfen. All diese Ernährungsformen verzichten auf Getreide. Eine meiner Freundinnen hatte wirklich einen sehr hohen Antikörperspiegel (um die 300). Ich bat sie, sich doch mal getreidefrei zu ernähren. Ihre Antikörper fielen in acht Monaten auf Normalwert.

Was ist die zweite Gegenmaßnahme, die Hashimoto-Betroffene ergreifen können?

Werden Sie Ihre Infektion los, dann geht es Ihnen sehr viel besser. »Welche Infektion denn?«, fragen Sie jetzt vielleicht. Vermutlich tragen Sie eine Infektion mit sich herum, ohne es zu wissen. Unser Körper bietet zahlreichen Keimen eine Behausung. Kein Grund zum Ausflippen, denn wir tragen mehr Keime in uns spazieren als Blutzellen. Hatten Sie je Pfeiffer'sches Drüsenfieber? Oder Windpocken? Wurden Sie geimpft? Wissen Sie, wer auf Ihrer Haut siedelt? Keime! Sie sind überall, vor allem in Mund und Nase.

Haben Sie Refluxösophagitis? Dann haben Sie vielleicht eine Infektion mit Helicobacter pylori. Eine weitere häufige Infektion ist die Lyme-Borreliose. Man bekommt sie von einem Zeckenbiss. Die meisten Menschen mit Lyme-Borreliose haben eine Autoimmunerkrankung, die der Hashimoto-Thyreoiditis sehr ähnlich ist! Die Lyme-Borreliose wird, wenn sie unerkannt bleibt, zum Auslöser häufiger Schwankungen im Schilddrüsenhormonspiegel. Viele Menschen, die glauben, an Fibromyalgie oder chronischer Erschöpfung zu leiden, stellen nach einem Bluttest fest, dass sie in Wirklichkeit Lyme-Borreliose haben, zu der sich auf jeden Fall eine Schilddrüsenunterfunktion gesellt. Eine Erklärung der genauen Zusammenhänge würde den Rahmen dieses Buches sprengen. Mehr zur Lyme-Borreliose finden Sie in meinem Buch *Headache Free*. Oder in den Artikeln auf meiner englischsprachigen Webseite.

Auch Herpesinfektionen, beispielsweise mit dem Cytomegalievirus oder dem Epstein-Barr-Virus, können mit der Hashimoto-Thyreoiditis zu tun haben. Infektionen führen zu vielen Erkrankungen, die leider häufig falsch diagnostiziert werden. Der Körper reagiert auf Biotoxine und Infektionserreger mit der Produktion von Antikörpern. Jeder Erwachsene hat heute eine größere Menge Antikörper im Blut. Aber was bei der Hashimoto-Thyreoiditis ins Auge springt, ist eben diese Vielfalt an erhöhten Antikörpern, zum Beispiel TPO oder Thyreoglobulin. Außerdem zeigen Hashimoto-Patienten häufig allergische Reaktionen auf Nahrungsmittel oder Chemikalien. Das kommt am Ende alles zusammen.

Die *Environmental Working Group* hat festgestellt, dass sich schon im Nabelschnurblut eines Neugeborenen 232 verschiedene Chemikalien finden lassen. Nach der Geburt werden die Kinder geimpft, und schon wird die Zahl der Fremdkörper weiter vermehrt. Bei manchen Menschen sammeln sich selbst bei einer Wurzelbehandlung am Zahn Keime an. Auch diese Mikroorganismen können Autoimmunerkrankungen verursachen. Das sollten Sie wissen, sonst setzt die Behandlung Ihrer Symptome nicht an der wirklichen Ursache, Ihrer Infektion, an. Lassen Sie zumindest einen Zytokintest machen, wenn Sie Gewissheit haben wollen.

Was genau sind Antikörper?

Antikörper sind Proteine, die vom Immunsystem eingesetzt werden, um Fremdkörper wie Bakterien, Pilze oder Viren zu bekämpfen. Wenn Ihr Immunsystem eine Bedrohung erkennt, bildet es Antikörper. Wenn es beispielsweise einen Antikörper zum Enzym Thyreoperoxidase (TPO) bildet, dann zahlt die Schilddrüse dafür den Preis. Diese Antikörper werden beim Bluttest entdeckt. Je niedriger der Wert, desto besser für Sie. Haben Sie von Ihrem Arzt ein Laborblatt mitbekommen, dann holen Sie es jetzt hervor. Da sehen Sie zum Beispiel einen Wert für die TPO-Antikörper (TPO-AK).

Ein anderer Wert wird bestimmt für die Thyreoglobulin-Antikörper (Tg-AK). Dieser Wert ist ebenso wichtig wie der TPO-AK-Wert. Auch hier gilt: Je niedriger die Zahl, desto besser. Antikörper sind wie Soldaten. Sie greifen Ihre Schilddrüse an und zerstören Zellen darin. Schließlich geht Ihre Fähigkeit, Schilddrüsenhormone zu bilden, ganz verloren, wenn Sie diesen Soldaten nicht Einhalt gebieten. Warum ich Sie über all das so eingehend informiere? Nun, Ihre Antikörper können schon jahrelang hohe Werte zeigen, ohne dass dies Ihren TSH-Wert nur im Geringsten beeinflusst. Das ist besonders wichtig, denn manche Ärzte machen den Bluttest für ihre Patienten schlicht zu spät. Wenn man Sie früh genug auf Schilddrüsen-Antikörper testet, haben Sie noch die Möglichkeit gegenzusteuern, sollten Sie unter einer Hashimoto-Thyreoiditis leiden.

Mit diesen Informationen in der Hand können Sie einen korrekten Bluttest und ein Schilddrüsen-Antikörper-Profil verlangen, selbst wenn Ihr TSH-Wert normal ist. Erhöhte Antikörper zeigen Ihnen auf jeden Fall, dass Ihre Schilddrüse unter Beschuss ist. Lesen Sie dazu mehr in Kapitel 3.

Dass die Autoimmunerkrankungen der Schilddrüse so selten entdeckt werden, liegt vor allem daran, dass man bei Frauen unter 40 zum Beispiel so gut wie nie einen Antikörpertest durchführt. Man kontrolliert den TSH- und den T4-Wert, und das war's dann.

Das Antikörper-Profil bestimmen zu lassen ist vor allem dann wichtig, wenn in Ihrer Familie bereits Schilddrüsenerkrankungen bestehen. Sind Ihre Werte erhöht, können Sie sich zunächst einmal selbst behandeln: Finden Sie heraus, ob Sie irgendwelche Nahrungsmittelunverträglichkeiten oder Infektionen haben, die zu Autoimmunstörungen führen können und Ihr Immunsystem entsprechend irritieren. Mindestens einmal im Jahr sollten Sie einen solchen Test machen lassen, öfter, wenn eine chronische Erkrankung festgestellt wird. Erhöhte TPO-Antikörper bedeuten, dass Ihre Schilddrüse bei lebendigem Leib gefressen wird.

Doch Labortests sind ja ohnehin so eine Sache. Manchmal sagt man Ihnen, dass es Ihnen gut geht, weil der Arzt eben nur Ihren TSH- und T4-Wert überprüft hat und Sie dann nach Hause schickt, wenn diese Werte in Ordnung scheinen. Die Rate falscher Negativdiagnosen liegt tatsächlich bei über 40 Prozent. Zum Vergleich: Zu positiven Fehldiagnosen kam es nur in weniger als 3 Prozent der Fälle. Wenn Ihre Labortests also besagen, dass Sie krank sind, dann ist das vermutlich richtig. Ideal wäre es, wenn Sie die Tests zwei- oder gar dreimal machen würden. Der Antikörperspiegel schwankt ziemlich, vor allem zu Beginn einer Erkrankung. Daher wäre es gut, über sechs Monate hinweg mehrere Tests machen zu lassen, um einen Trend erkennen zu können. Wenn Ihre Hashimoto-Thyreoiditis fortschreitet, kommt es am Ende zu einer dauerhaften Schilddrüsenunterfunktion, weil Ihre Schilddrüse allmählich zerstört wird und damit kein Thyroxin (T4) mehr herstellen kann. Mit einem Antikörpertest können Sie diese Krankheit schon frühzeitig aufdecken und strikt Ihren Lebensstil ändern, vor allem Ihre Ernährung, um die Immunsituation zu verbessern.

Wenn es um die Diagnose Hashimoto geht, sind Antikörper aber noch nicht der Weisheit letzter Schluss. Das liegt daran, dass auch Ihre TPO-Antikörper im Normbereich liegen können, weil Sie TH1-dominant sind. Was es mit dieser TH1- bzw. TH2-Dominanz auf sich hat? Ganz kurz gesagt, geht es um Folgendes: TH1-Dominanz heißt, dass Ihr Immunsystem so durcheinandergeraten ist, dass es nicht einmal mehr richtige Antikörper bilden kann. Dann fällt der TPO-Spiegel beim Bluttest normal aus, obwohl er eigentlich hoch sein sollte und Ihre Schilddrüse tatsächlich »in Brand steht«, obwohl die TPO-Antikörper dies nicht signalisieren. Haben Sie alle Symptome einer Hashimoto-Erkrankung, obwohl Ihr TPO-Wert normal wirkt, würde ich mich an Ihrer Stelle dafür entscheiden, etwas gegen Hashimoto zu tun. Ich weiß, das ist verwirrend. Ich wünschte, es wäre hier alles Schwarz oder Weiß und nichts dazwischen. Aber gerade bei der Schilddrüse kommt es so sehr darauf an, auch das Beschwerdebild zu betrachten. Es gilt, auch die Symptome zu berücksichtigen und nicht nur die Laborwerte. Letztere sind nur ein Teil des Puzzles und stimmen nicht immer.

Hashimoto-Enzephalopathie

Wenn Sie über diese mögliche Komplikation bei der Schilddrüsenunterfunktion nicht Bescheid wissen, kann es sein, dass man bei Ihnen Epilepsie diagnostiziert oder gar einen Schlaganfall. Denn die Hashimoto-Enzephalopathie sieht von den Symptomen her tatsächlich aus wie ein Schlaganfall. Doch die Medikamente, die Sie dann bekommen, helfen Ihnen nicht. Der Patient kann sogar sterben, wenn er die falsche Diagnose bekommt. Sie brauchen hohe Dosen von Glukokortikosteroiden, um diese Krankheit in den Griff zu bekommen. Wenn Sie das nicht wissen, behandelt man Sie auf Schlaganfall oder Epilepsie und Sie bekommen vielleicht nicht schnell genug die benötigte Hilfe.

Die besten Behandlungsformen für Hashimoto-Thyreoiditis

Vorab kurz eine Übersicht, was bei einer Hashimoto-Thyreoiditis hilfreich sein kann:

- Selen als Nahrungsergänzungsmittel
- Naltrexon in niedriger Dosierung (Low Dose Naltrexon oder LDN)
- Testosterontherapie
- Vitamin D_3, um das Immunsystem zu regulieren
- L-Glutamin, welches die Darmschleimhaut regeneriert
- Probiotika zur Unterstützung der Darmflora
- Verdauungsenzyme, vor allem Dipeptidyl-Peptidase 4 (DPP-4)

Selen

Dieser Mineralstoff kann Ihnen helfen, Ihr wichtigstes Ziel zu erreichen: die Antikörper um bis zu 40 Prozent zu reduzieren. Ohne Selen im Körper können Sie kein Glutathion herstellen. Dieses brauchen Sie aber, weil es Ihren Körper sauber hält. Es entgiftet. Da es für Ihre Gesundheit und Ihr Wohlbefinden so wichtig ist, sollten Sie es täglich einnehmen: 100 bis 200 Mikrogramm täglich. Stimmen Sie das bitte mit Ihrem Arzt ab, denn eine zu hohe Dosis verursacht Herzklopfen.

Niedrig dosiertes Naltrexon (LDN)

Dies ist ein verschreibungspflichtiges Medikament, das Ihr Arzt Ihnen verordnen muss. Es gibt Kapseln mit 1,5 Milligramm des Wirkstoffs, sodass Sie die Dosis langsam steigern können, bis Sie auf allabendlich 4,5 Milligramm kommen. Wenn Ihnen das Mittel schlechte Träume verursacht, nehmen Sie es tagsüber ein. Ich weiß, dass dies in den Beipackzetteln gewöhnlich nicht empfohlen wird, aber ich rate Ihnen trotzdem dazu. So können Sie sich die Wirkung zunutze machen, ohne sich mit Schlaflosigkeit oder Albträumen quälen zu müssen. Wenn Sie es nachts nehmen, setzen Sie die Dosis auf 1,5 bis 3 Milligramm herunter. Ich habe Julia Schopick, Autorin von *Honest Medicine, Effective, Time-Tested, Inexpensive Treatments for Life-Threatening Diseases* und eine gute Freundin von mir, zum Thema LDN befragt. Sie meint dazu: »LDN scheint bei Krankheiten, deren Wurzel ein aus dem Takt geratenes Immunsystem ist, ganz gut zu funktionieren. Es hilft bei Hashimoto-Thyreoiditis und Basedow, obwohl diese beiden Krankheiten eigentlich auf den Schilddrüsenhormonspiegel einen ganz unterschiedlichen Effekt ausüben. Das liegt daran, dass beide auf eine Fehlfunktion des Immunsystems zurückgehen, die die Schilddrüse in Mitleidenschaft zieht. Eine interessante Nebenwirkung gibt es bei LDN: intensive Träume.«

Testosteron

Ja, genau, das männliche Geschlechtshormon. Manche Frauen haben zu wenig von diesem Hormon, was die Umwandlung von T4 in T3 behindert. Anders gesagt: Ein niedriger Testosteronspiegel verursacht Schilddrüsenunterfunktion. Wir wissen auch, dass der normale physiologische Testosteronspiegel im Körper die Antikörper-Angriffe beruhigt. Wenn Frauen die Antibabypille nehmen oder andere hormonelle Kontrazeptiva, sinkt auch der Testosteronspiegel. Haben Sie also einen niedrigen Testosteronspiegel, müssen Sie diesen anheben. Lassen Sie beim Arzt einen Test vornehmen, gewöhnlich ist dies ein einfacher Urintest. Dass ein ausgeglichener Testosteronspiegel die Schilddrüse vor Antikörper-Angriffen schützt, erklärt zum Teil, weshalb Männer so selten an Hashimoto-Thyreoiditis erkranken. Der niedrigere Testosteronspiegel bei Frauen lässt die Antikörperspiegel schnell ansteigen, vor allem, wenn sich dazu noch Nahrungsmittelallergien oder Infektionen gesellen. Zu viel Testosteron allerdings verursacht Pickel.

Vitamin D3

Dieser Nährstoff besänftigt ein überaktives Immunsystem, weshalb er bei jeder Autoimmunerkrankung positiv wirkt. Im Besonderen vermehrt er die Anzahl der T-Zellen, die wir für ein ausgeglichenes Immunsystem brauchen. (An die Ärzte unter den Lesern: Vitamin D_3 gleicht eine TH1- bzw. TH2-Dominanz aus. Es wirkt als Modulator.) Vitamin D_3 wird im Dünndarm aufgenommen. Wenn Sie Darmprobleme haben, verringert sich die Aufnahme entsprechend. Sind Sie übergewichtig, dann nehmen Ihre Fettzellen viel Vitamin D_3 auf und Sie brauchen immer mehr davon. Unterliegt man einem normalen Alterungsprozess, baut man immer mehr Vitamin D ab; aber auch Säurehemmer und fettbindende Diäthilfen rauben dem Körper den kostbaren Nährstoff. Statine, Medikamente zur Senkung von Cholesterin, vermindern den Vitamin-D-Spiegel. Wenn Sie also damit behandelt werden, haben Sie weniger Vitamin D (und weniger Coenzym Q10). Wenn Sie tatsächlich unter einer Hashimoto-Thyreoiditis leiden (ob Sie dies nun wissen oder nicht), dann brauchen Sie Vitamin D, um den Brand in Ihrer Schilddrüse zu löschen. Sich eine Überdosis Vitamin D zu verpassen, ist eher schwierig, denn normalerweise haben wir alle zu wenig davon. In Kapitel 5 erfahren Sie, mit welchem Labortest Sie ermitteln können, ob Ihr Körper genug Vitamin D zur Verfügung hat. Dazu müssen Sie zwei Zahlen zueinander in Beziehung setzen. Eine Zahl allein genügt noch nicht.

L-Glutamin

Ein entzündeter Darm ist meist durchlässig und verschlimmert so fast alle Erkrankungen, auch Autoimmunerkrankungen. Daher müssen Sie zuerst Ihren Darm heilen. Glutamin ist eine Aminosäure, die für Ihre Darmflora essenziell ist. Sie hält die haarfeinen Ausstülpungen der Darmschleimhaut (*Villi intestinales*) sauber. Wie der Staubsauger den Bettvorleger. Dadurch reduziert sich auch die Durchlässigkeit der Darmwand für Stoffe, die in unserem Körper eigentlich nichts verloren haben, da wir sie ja ausscheiden wollten. Ich habe bereits erwähnt, dass das Wichtigste für Hashimoto-Betroffene ist, möglichst viele Nahrungsantigene wegzulassen. Danach aber sollten Sie gleich Ihren Darm sanieren, um die Angriffe des Immunsystems stillzulegen. Das ist wie bei Gras. Das können Sie zwar schneiden, doch wenn Sie die Wurzeln nicht ausreißen, kommt es wieder. Außerdem sollten Sie Ihrem Körper helfen, Glutathion herzustellen (siehe den Abschnitt über Selen).

Bei manchen Erbkrankheiten (Erbgutmodifikationen) kann Glutamin wie ein Bumerang wirken und Ängste, Reizbarkeit, Schlaflosigkeit, Konzentrationsstörungen und sogar epileptische Anfälle auslösen. Das allerdings merken Sie sofort, weil Sie sich nach der Einnahme von Glutamin schlecht fühlen. Das kommt nur sehr selten vor, aber ich möchte Ihnen nicht verschweigen, dass Glutamin bei Menschen mit solchen genetischen Modifikationen eine paradoxe Wirkung entfalten kann, weil es dann nicht zu GABA verstoffwechselt werden kann.

Probiotika

Es ist nicht normal, nur alle drei Tage aufs stille Örtchen zu müssen. Täglich sollte es schon sein, denn sonst leiden Sie unter Verstopfung. Haben Sie aber Verstopfung, verbleiben Toxine in Ihrem Körper, statt zügig ausgeschieden zu werden. Ihre Gesundheit könnte sich drastisch verbessern, wenn Sie qualitativ hochwertige Probiotika einnehmen, die Ihre Darmflora fördern. Einige der probiotischen Bakterienstränge stärken auch das Immunsystem. Eine Einnahme steigert auch die Menge des von T4 zu T3 umgewandelten Thyroxins um gut 20 Prozent. Vielleicht haben Sie dann ja endlich auch mehr Energie! Probiotika fördern einen regelmäßigen Stuhlgang und lindern Reizdarmsymptome. Besonders wichtig ist dies, wenn Ihnen der Blinddarm entfernt wurde (der quasi als Lagerhaus für gute Darmbakterien fungiert). Ist die Darmflora in Ordnung, können bestimmte angeborene Gene (Mutationen) an- und abgeschaltet werden, deren negative Auswirkungen Sie folglich nicht fürchten müssen. Probiotika schalten die guten Gene ein und vermindern so das Risiko für medizinische Probleme. Sie sind für unsere Gesundheit so wichtig, dass ich sie am Morgen gleich als Erstes einnehme. Meiner Ansicht nach sollte man Autoimmunerkrankungen behandeln, indem man zuallererst den Darm saniert. Qualitativ hochwertige Probiotika sind extrem wichtig, wenn es darum geht, wie Ihre Gene auf die Umwelt reagieren. Mehr zum Thema Zonulin erfahren Sie in Kapitel 5. Ich empfehle stets die Probiotika von Dr. Ohhira (*Probiotics*), da sie die Darmflora optimal unterstützen. Sie enthalten keine Zusatzstoffe und die Bakterien sind noch lebendig, wenn Sie sie schlucken.

Verdauungsenzyme

Ihr Körper produziert ein Verdauungsenzym für Gluten und Casein (die Proteine von Weizen und Milchprodukten), das man Dipeptidyl-Peptidase 4 nennt. Leider reicht die Menge in manchen Fällen nicht aus. Dann wird das verzehrte Sandwich nicht richtig verdaut und seine Bestandteile treten durch eine durchlässige Darmwand in den Körper aus. Diese unverdaulichen Bestandteile lösen die Produktion von Abwehrstoffen durch das Immunsystem aus, wodurch wieder die Schilddrüse angegriffen wird. Mit Nahrungsergänzungsmitteln, die DPP 4 enthalten, aber auch mit anderen Verdauungsenzymen können Sie dem vorbeugen und Gluten und Casein unschädlich machen. Das ist jetzt keine Aufforderung zum hemmungslosen Pizzaverzehr, aber sollten Sie einmal derartige Gelüste empfinden, dann denken Sie an die Enzyme. Ein ausgezeichnetes Mittel für alle Gluten-Allergiker ist *Gluten-Ease* von Enzymedica, das Sie im Internet erhalten. Ich persönlich habe einen Enzymcocktail für Menschen mit Schilddrüsenerkrankung zusammengestellt, den Sie unter »ThyroScript« auf meiner Webseite *www.ScriptEssentials.com* finden.

Nahrungsergänzungsmittel, die Sie keinesfalls zu sich nehmen sollten

Folgende Nahrungsergänzungsmittel stimulieren einen Teil Ihres Immunsystems, den Sie eigentlich ausgleichen und beruhigen müssen. Wissenschaftlich ausgedrückt heißt das: Sie fördern eine TH1-Dominanz (die Sie reduzieren wollen). Wenn Sie eine Autoimmunerkrankung haben, bei der TH1-Dominanz eine Rolle spielt, sollten Sie auf Folgendes verzichten:

- Alfalfa (Medicago sativa)
- Ashwagandha (Withania somnifera)
- Beta-Glucan
- Echinacea
- Kanadische Orangenwurzel
- Melisse (Melissa officinalis)
- Süßholzwurzel (Glykyrrhiza)
- Tragant (Astragalus)
- Maitake-Pilz

Nahrungsergänzungsmittel, die bei Hashimoto-Thyreoiditis möglicherweise nützen

Wenn Sie Hashimoto-Thyreoiditis haben, sollten Sie folgende Nahrungsergänzungsmittel vielleicht ausprobieren, da sie Ihr Immunsystem dort unterstützen, wo es in diesem Fall nötig ist. Wissenschaftlich betrachtet könnte man dies als Stärkung der TH2-Zellen ausdrücken (die Sie brauchen). Wenn Sie unter einer Autoimmunerkrankung leiden, sollten Sie Ihren Arzt fragen, ob es sinnvoll ist, die unten genannten Mittel auszuprobieren. Entscheiden Sie dies bitte nicht selbst, denn bei einigen Autoimmunerkrankungen wechseln sich TH1- und TH2-Dominanz ab. Ich weiß also nicht, ob die Stärkung der TH2-Zellen für Sie das Richtige ist.

- Kurkuma
- Grapefruitsamenextrakt
- Grüner Tee
- Pycnogenol
- Quercetin
- Resveratrol
- Rindenextrakt der Silberweide (Salix alba)

Die sichersten Nahrungsergänzungsmittel

Stoffe, die für eine Immunmodulation sorgen, das heißt, die das Immunsystem stärken, ohne es anzuheizen oder auszubremsen, sind Nahrungsergänzungsmittel, die das Allgemeinbefinden verbessern. Ob Sie nun an einer TH1- oder TH2-Dominanz leiden, die nachstehend genannten Nahrungsergänzungsmittel wirken auf jeden Fall antientzündlich und gleichen so das Auf und Ab aus. Sie gelten also als Immunmodulatoren, nicht als Immunstimulanzien.

- Probiotika
- Vitamin D
- Vitamin A
- Vitamin E
- Colostrum
- Boswellia (Weihrauch)
- Pankreas-Enzyme
- Kurkuma (und der Wirkstoff Curcumin)
- Essenzielle Fettsäuren

Was Sie noch tun können

- Holen Sie eine zweite oder dritte Meinung ein, da jeder Arzt sozusagen seinen eigenen »Werkzeugkasten« hat.
- Lassen Sie sich eine Kopie Ihrer Labortests geben, sodass Sie selbst recherchieren und sich mit anderen darüber austauschen können.
- Lassen Sie sich auf jeden Fall korrekt testen. Das kann schwierig werden, da sich einige Ärzte dagegen sträuben, Labortests machen zu lassen, deren Nutzen sie nicht einsehen, da sie weniger gut informiert sind als Sie.
- Bitten Sie darum, eine bestimmte Dosis Schilddrüsenhormone ausprobieren zu dürfen, auch wenn Ihre TSH-, T3- und T4-Werte eigentlich »normal« erscheint. Da die Antikörper Ihre Schilddrüse nur langsam »um die Ecke bringen«, gelangen Schilddrüsenhormone ins Blut. Es kann also durchaus sein, dass Sie einen hohen T4- oder T3-Wert haben. Mit Medikamenten aber fühlen Sie sich sofort besser.
- Fahnden Sie nach chronischen Entzündungen. Manchmal sind sie es, die die Antikörper hochtreiben, die man bei Hashimoto-Thyreoiditis und Morbus Basedow findet. Lassen Sie sich auch auf Lyme-Borreliose testen.

Kapitel 17

Basedowkrankheit

Wenn Ihre Schilddrüse überaktiv ist, stellt sie mehr Schilddrüsenhormon her, als Ihr Körper braucht. Diesen Zustand nennt man Schilddrüsenüberfunktion. Zu viel Schilddrüsenhormon kann unerwünschten Gewichtsverlust zur Folge haben, beschleunigten Herzschlag, Nervosität und Reizbarkeit. Dazu kommen Schlafprobleme, ein zittriges Gefühl, Durchfall und ständige Überhitzung bzw. Schwitzen. Langfristig kann die Schilddrüsenüberfunktion zu Herzinsuffizienz oder Osteoporose führen.

Hier produziert die Schilddrüse zu viel Schilddrüsenhormon, was sämtliche Stoffwechselprozesse des Körpers ankurbelt. Stellen Sie sich vor, alles geht eine Nummer zu schnell. Zu einer Schilddrüsenüberfunktion kann es auch kommen, wenn Sie zu viele Schilddrüsenhormone einnehmen, also achten Sie auf die exakte Dosierung Ihrer Medikamente. Geraten Sie in eine Überfunktion, setzen Sie die Medikamente ein paar Tage ab oder reduzieren Sie die Dosis.

Die Basedowkrankheit ist eine Autoimmunerkrankung der Schilddrüse, bei der zu viel Schilddrüsenhormon produziert wird. Die Hashimoto-Thyreoiditis ist ebenfalls eine Autoimmunerkrankung der Schilddrüse, nur stellt der Körper dabei zu wenig Schilddrüsenhormon her. Nun möchte man annehmen, dass die eine Krankheit das genaue Gegenteil der anderen ist, was in gewisser Hinsicht auch stimmt, denn die Behandlung verläuft völlig unterschiedlich. Bei meiner Sicht der Dinge besteht zwischen den beiden Formen aber eine gewisse Ähnlichkeit: Sie waren in beiden Fällen einem bestimmten Stoff ausgesetzt (den Sie zum Beispiel durch Ihre Nahrung aufgenommen haben). Dieser Stoff hat Ihr Immunsystem in Aufruhr versetzt, das nun Ihre Schilddrüse angreift, die dann so oder so reagiert. Die Symptome einer Schilddrüsenüberfunktion finden Sie in Tabelle 9. Diese können auftreten bei einer Überdosierung von Schilddrüsenhormonen oder bei der Basedowkrankheit.

Tabelle 9: Symptome einer Schilddrüsenüberfunktion

- ✓ Beklemmung
- ✓ Doppelt-Sehen
- ✓ Hervorquellende Augäpfel (Exophtalmus, im Volksmund »Glupschaugen«)
- ✓ Durchfall, Darmreizung
- ✓ Gesteigerter Appetit
- ✓ Gesteigerte Wärme-Empfindung, vermehrtes Schwitzen
- ✓ Schlaflosigkeit
- ✓ Kropf (wegen einer eventuell anschwellenden Schilddrüse)
- ✓ Unregelmäßige Monatsblutung
- ✓ Nervosität
- ✓ Kurzatmigkeit
- ✓ Zittern
- ✓ Gewichtsverlust
- ✓ Beschleunigter oder unregelmäßiger Herzschlag
- ✓ Schwäche oder Müdigkeit

Die Behandlung der Basedowkrankheit

Ihr Arzt untersucht Sie und stellt fest, dass Sie einen beschleunigten Herzschlag haben. Er tastet Ihren Hals ab oder nimmt eine entsprechende Ultraschalluntersuchung vor: Ihr Hals ist geschwollen (Ansatz von Kropf). Der nächste Schritt ist die Beauftragung einer Blutuntersuchung im Labor: TSH, fT3, TPO, TRAK und so weiter. Die darauffolgende Behandlung zielt darauf ab, die Freisetzung von Schilddrüsenhormonen unter Kontrolle zu bringen. Sie werden also Medikamente verordnet bekommen, die die Thyroxin-(T4-)Produktion vermindern. Manche Menschen versuchen dies auf natürliche Weise, andere ziehen eine Kombination von natürlichen und schulmedizinischen Methoden vor. Bei der Basedowkrankheit rät der Arzt vermutlich auch zu Mitteln wie der Radiojodtherapie, der medikamentösen Therapie oder der Operation. Jede dieser Methoden ist risikobehaftet. Selbst wenn man Ihre Schilddrüse entfernt, bleibt Ihr Körper nach wie vor den Toxinen (oder Nahrungsantigenen) ausgesetzt, die Ihr Immunsystem in Alarmbereitschaft versetzt haben. Wenn

Sie sich also die Schilddrüse entfernen lassen, riskieren Sie vielleicht nur eine andere Autoimmunerkrankung. Der entscheidende Punkt ist: Sie müssen das Feuer löschen, wie ich es in Kapitel 3 beschrieben habe. Daher ist mein bester Rat bei Basedowkrankheit, eine antientzündliche Diät zu befolgen und den Körper so weit wie möglich frei von Giftstoffen zu halten.

Was sich bei Schilddrüsenüberfunktion oder Basedowkrankheit ebenfalls gut bewährt hat, ist L-Carnitin, eine natürliche Aminosäure, die dem T3 das Eindringen in die Zelle erschwert. Dieses Nahrungsergänzungsmittel wird im Allgemeinen gut vertragen und birgt keine besonderen Risiken. Außerdem unterstützt es das Herz und hält den Cholesterinspiegel niedrig.

Ein Tipp für mehr Schilddrüsengesundheit

Wurden Sie kürzlich an der Schilddrüse operiert?

Häufig beschreiben Menschen wenige Wochen oder Monate nach einer solchen Operation Symptome dessen, was ich Schilddrüsenkrankheit nenne. Es handelt sich um eine begrenzte Erkrankung, die mit der Schilddrüse eigentlich nichts zu tun hat. Nach Operationen ist dies ein häufiger Effekt. Diese Symptome nicht zu behandeln, tut Ihnen NICHT gut. In diesem Zustand haben Ihre Zellen einen hohen Bedarf an Schilddrüsenhormonen. Sie sind absolut schilddrüsenkrank.

Die Gefahren des Fluors

Wussten Sie, dass Fluoride sehr schnell die Produktion von Schilddrüsenhormonen zum Erliegen bringen können? Fluoride wurden eingesetzt, um die Basedowkrankheit zu lindern. Sie wirken exakt wie TSH: Wenn Sie viel TSH im Körper haben, hört die Schilddrüse auf, Hormone zu produzieren. Die Fluoride sind also Hochstapler: Sie tun so, als wären sie TSH, und Ihr Körper reagiert darauf wie auf TSH. Fluor ist zudem wie Jod ein Halogen. Wenn sich Fluor im Körper befindet, kann die Schilddrüse kein Hormon mehr produzieren, weil das Fluor dieselben Stellen besetzt wie das Jod. So wird die Thyroxinproduktion, zu der Jod benötigt wird, unterbrochen. Fluoride sind also in doppelter Hinsicht gefährlich: Sie tun, als wären sie TSH, und sie besetzen die Andockstellen für das Jod. Zwei Streiche auf einmal. Und der dritte folgt sogleich: Fluoride lagern sich nämlich auch in die Zirbeldrüse ein und reduzieren dort die Produktion von Melatonin. Diesen Stoff brauchen Sie, wenn Sie tief schlafen wollen. Und schlafen Sie mit Ihren Schilddrüsenproblemen nicht schon schlecht genug? Vielleicht verstehen Sie jetzt, warum ich von fluorhaltigen Zahnpflegeprodukten abrate und ebenso von allen fluorhaltigen Medikamenten. Diese sind schon für einen gesunden Menschen schädlich. Noch schlimmer wird es, wenn Sie unter Hashimoto-Thyreoiditis oder einer Schilddrüsenunterfunktion leiden. Auf Seite 123 finden Sie eine Aufstellung aller Medikamente, die Fluor enthalten.

Jod kann Fluor-Schäden lindern. Die Deutsche Gesellschaft für Ernährung empfiehlt Erwachsenen eine Zufuhr von 180 bis 200 Mikrogramm Jod pro Tag. Damit beugen Sie zwar einem Jodmangel vor, aber Ihre Gesundheit fördert dies noch nicht. Natürlich ist die Dosierung immer eine sehr individuelle Sache, aber die erforderliche Dosis kann je nach Person sogar zwischen 500 und 12.500 Mikrogramm schwanken. Ich weiß, das ist eine ordentliche Bandbreite, doch wie viel Sie von diesem Nahrungsergänzungsmittel brauchen, hängt letztlich ganz von Ihren Laborbefunden ab.

Parathyreoidismus

Auf der Schilddrüse liegen die Nebenschilddrüsen, welche das Parathormon (PTH) produzieren. Dieses Hormon ist zuständig für die Regulierung des Kalziumspiegels im Blut und in den Knochen. Die Nebenschilddrüsen haben eigentlich mit dem Schilddrüsenhormon-Regelkreis gar nichts zu tun oder jedenfalls nicht viel. Jüngere Forschungsarbeiten haben allerdings ergeben, dass Kropf, Basedowkrankheit und Hashimoto-Thyreoiditis auch zu überaktiven Nebenschilddrüsen und damit zu Hyperparathyreoidismus (der übermäßigen Bildung von PTH) führen können. Das ist keine zwangsläufige Folge, bei älteren Frauen allerdings kann es dazu kommen.

Im Rahmen dieses Buches kann ich mich nicht allzu sehr mit diesem Problem befassen. Ich erwähne es nur, weil die Entfernung oder radioaktive Bestrahlung der Schilddrüse bei einer Tumorerkrankung oder der Basedowkrankheit mitunter auch die Nebenschilddrüsen beschädigt. Das ist dann sozusagen ein Kollateralschaden.

Indem Sie Ihrer Schilddrüse etwas Gutes tun, schützen Sie auch Ihre Nebenschilddrüsen. Haben Sie zu viel Kalzium im Blut, könnte das auch ein Problem der Nebenschilddrüsen sein. Auch diese können im Übrigen in ihrer Funktion gestört sein. Das Beschwerdebild ist vergleichsweise diffus und zieht bedauerlicherweise weitere Störungen nach sich. Einige dieser Symptome bedürfen dann der Kontrolle. Auch hier müssen Sie entsprechende Bluttests machen, die jedoch von hoher Aussagekraft sind.

Symptome des Hyperparathyreoidismus

- Beklemmungsgefühl
- Rückenschmerzen
- Parodontitis, Knochenschwund im Kiefer
- Erschöpfung
- Reflux-Ösophagitis
- Feindseligkeit
- Schlaflosigkeit
- Kopfschmerzen
- Herzklopfen
- Hoher Blutdruck
- Muskelschmerzen
- Zwanghafte Verhaltensstörung
- Osteopenie (Verminderung der Knochendichte), Osteoporose (Knochenschwund)

PTU für Basedowkranke

Wenn Sie eine Schilddrüsenunterfunktion haben, ist es mitunter schwierig, Ihren Arzt davon zu überzeugen, die richtigen Tests machen zu lassen. Wüsste er oder sie, dass rT3 die Schilddrüse blockiert, also als eine Art Anti-Hormon fungiert, dann würde man den rT3-Wert häufiger bestimmen. Ich sage Ihnen, dass rT3 die Umwandlung von T4 in T3 stärker blockiert als PTU (Propylthiouracil), das Medikament, das bei der Basedowkrankheit zur Reduktion überschüssiger Schilddrüsenhormone eingesetzt wird. Das heißt, dass rT3 den Schilddrüsenhormonspiegel besser reduziert als ein Medikament! Wenn das der Fall ist, warum wird dieser Biomarker nicht auch bei Menschen mit Schilddrüsenunterfunktion routinemäßig bestimmt? Lesen Sie in Kapitel 5 nach, wo die besten Tests für die Eingrenzung Ihrer Schilddrüsenproblematik beschrieben werden. Außerdem sollten Sie wissen, dass Ihr Körper immer dann rT3 produziert, wenn Sie unter Stress stehen (hoher Cortisolwert) oder wenn Sie unter Mineralstoffmangel leiden. Und wenn Sie bestimmte T4-Medikamente nehmen.

Und wie ist das nun mit PTU? Ich würde Ihnen empfehlen, vorsichtig zu sein, wenn Sie es verschrieben bekommen haben. Lassen Sie zumindest alle drei Monate Ihre Leberwerte testen. Die amerikanische Behörde für Nahrungsmittel- und Medikamentensicherheit hat jedenfalls vor Leberversagen und Todesfällen im Zusammenhang mit einer PTU-Einnahme gewarnt.

Thiamazol und Carbimazol bei Basedowkrankheit

Thiamazol und Carbimazol sind verschreibungspflichtige Medikamente, die man zur Behandlung der Basedowkrankheit einsetzt. Carbimazol ist eine sogenannte Prodrug, eine Vorstufe des Wirkstoffs. Sie nehmen Carbimazol ein und im Körper wird daraus der Wirkstoff Thiamazol. Die eigentliche Arbeit wird also vom Thiamazol erledigt, das es ebenfalls als verschreibungspflichtiges Medikament gibt. Es verhindert die Produktion von Hormonen in der Schilddrüse und blockiert die Umwandlung des Hormons im peripheren Gewebe. Beide Medikamente gehören zu den Azolen, gegen die manche Menschen allergisch sind. Auch in der Schwangerschaft sollte man von einer Einnahme absehen. Gelegentlich kommt es auch zu Blutkrankheiten wie Granulozytose oder Neutropenie, die während der Behandlung jederzeit auftreten können. Beide Erkrankungen führen zum Abbau von weißen Blutkörperchen.

Basedowkrankheit bei Kindern

Kinder bekommen bei der Basedowkrankheit häufig die typischen Glupschaugen, was für sie belastend ist. Doch auch Erwachsene bleiben davon nicht verschont. Sie müssen sich das in etwa so vorstellen: Das obere Augenlid zieht sich zurück, die Augäpfel schwellen an und es kommt zur Bindehautentzündung.

Deutsche Wissenschaftler haben einen sehr interessanten Versuch durchgeführt: Man nahm 422 Blutserum-Proben von 157 Kindern mit Basedowkrankheit und man stellte eine Kontrollgruppe von 101 Personen zusammen, die andere Autoimmunerkrankungen – der Schilddrüse, aber auch anderer Organe – hatten. Dazu kam noch eine Kontrollgruppe mit 50 gesunden Kindern. Die Forscher untersuchten verschiedene Biomarker zur Schilddrüsenfunktion, unter anderem die der stimulierenden TSH-Rezeptor-Antikörper (TSAb). Sie fanden heraus, dass bei fast allen Kindern mit Augenproblemen (94 Prozent) die Autoimmunstörung stärker ausgeprägt war als bei den basedowkranken Kindern ohne Augenprobleme. Als die Kinder behandelt wurden, gingen die Antikörper um fast 70 Prozent zurück. Es macht also durchaus einen Unterschied, ob Ihr Kind bei Basedow behandelt wird oder nicht. Für Erwachsene gilt möglicherweise dasselbe.

Ein Tipp für mehr Schilddrüsengesundheit

Haben Sie eine Schilddrüsenüberfunktion oder eine Basedowerkrankung? Oder haben Sie vielleicht einfach heute zu viel Schilddrüsenhormon eingenommen? Dann kann Ihnen die Aminosäure Theanin helfen. Sie ist als Nahrungsergänzungsmittel erhältlich und kommt natürlich in grünem Tee vor.

Günsel bei Basedow

Auch der Günsel (Ajuga) ist ein gutes Mittel gegen zu viel Schilddrüsenhormon im Blut. Wenn Sie Ihr erhöhtes T4 reduzieren wollen, können Sie zu diesem natürlichen Kräuterschatz greifen. Wenn Sie bereits bei einem Naturheilkundler in Behandlung sind, sollten Sie ihn bitten, Ihre Medikamentendosis zu überprüfen, wenn Sie anfangen, Günsel zu nehmen. Günsel ist auch bekannt dafür, dass er starke Monatsblutungen mindert ebenso wie prämenstruelles Syndrom, Brustschmerzen und Schlaflosigkeit. Allerdings kann es sein, dass sich Ihre Schilddrüse vergrößert, wenn Sie zu viel Günsel zu sich nehmen. Seien Sie also vorsichtig, was die Dosis angeht.

Sie erhalten Günsel als Tee oder Tinktur in Ihrer Apotheke. Im Internet finden Sie ihn unter seinem englischen Namen Bugleweed als beliebtes Nahrungsergänzungsmittel. Ich persönlich ziehe die Tinktur von Herb Pharm vor, weil die Zubereitung nicht geschwefelt und nicht bestrahlt wurde. Da das Fläschchen einen Tropfenspender hat, können Sie ein paar Tropfen in ein Glas Wasser geben und die Mischung über den Tag verteilt trinken. Er lindert die Symptome der Schilddrüsenüberfunktion. Sie müssen den Günsel auch nicht Ihr Leben lang einnehmen, wenn Sie Ihren Lebensstil so ändern, dass sich Ihre Autoimmunerkrankung bessern kann. Sanieren Sie Ihren lädierten Darm und lassen Sie alle Nahrungsmittel weg, die zu entzündlichen Prozessen in Ihrem Körper führen, dann werden die Antikörper von selbst weniger und Sie können auf Günsel (oder PTU oder Thiamazol) verzichten. Sie heilen sich selbst und werden dadurch unabhängig von Kräutern oder verschreibungspflichtigen Medikamenten. Ein Absetzen sollte aber nur in Abstimmung mit Ihrem Arzt erfolgen, denn Sie müssen diese Wirkstoffe ausschleichen.

Eine Warnung noch: Für Schwangere oder Stillende ist Günsel verboten. Da der Günsel nicht so stark wirkt wie die oben beschriebenen Medikamente, sind die Nebenwirkungen allerdings weniger ausgeprägt. Letztlich gilt es abzuwägen, ob man das Risiko eingehen oder lieber auf die positive Wirkung verzichten will.

Herzgespann bei Basedow

Das Echte Herzgespann (Leonurus cardiaca) hilft ebenfalls bei Basedowkrankheit. Es verströmt Ruhe und Freude im Körper. Da es wirkt wie ein natürlicher Betablocker (beispielsweise wie das Medikament Propanolol), senkt es die Herzfrequenz. Und es reduziert die Zittrigkeit. Das Kraut ist ein allgemein wirksames Tonikum für Herz und Geist. Es wirkt weniger stark als PTU oder Thiamazol, hat aber auch weniger Nebenwirkungen. Sie können Herzgespann mit Günsel kombinieren, wenn Ihr Arzt nichts dagegen hat. Für Schwangere wird Herzgespann nicht empfohlen, bei stillenden Müttern machen manche Ärzte eine Ausnahme. Auch hier sollten Sie sich mit Ihrem Naturheilkundler besprechen.

Sonnenschein-Vitamin bei Basedowkrankheit

Wir wissen, dass bei vielen Autoimmunerkrankungen ein Vitamin-D-Mangel auftritt, so zum Beispiel bei Arthritis, Lupus erythematodes, Reizdarm, multipler Sklerose, Hashimoto-Thyreoiditis und Typ-1-Diabetes. Wie sieht es damit also bei der Basedowkrankheit aus?

Wissenschaftler untersuchten 26 Patientinnen mit einer gerade diagnostizierten Basedowerkrankung und 46 gesunde Frauen, die als Kontrollgruppe betrachtet wurden. Dabei stellte sich heraus, dass der Vitamin-D-Spiegel der basedowkranken Frauen deutlich niedriger lag als bei den Frauen der Kontrollgruppe. In der Gruppe mit Basedow litten 65,4 Prozent der Teilnehmer unter Vitamin-D-Mangel, in der Kontrollgruppe nur 32,4 Prozent. Der Mangelzustand schlug sich auch in der Stärke der Schwellung der Schilddrüse nieder, die bei den Patientinnen mit dem niedrigsten Vitamin-D-Spiegel am stärksten ausgeprägt war.

Vitamin D unterstützt das Immunsystem, was sich vor allem bei Autoimmunerkrankungen der Schilddrüse günstig auswirkt. Es scheint die Entzündungsreaktion in der Schilddrüse und die T-Zellen zu kontrollieren und die Produktion der entzündlichen Stoffe (Zytokine) zu reduzieren. Diese Studie zeigt deutlich, dass Vitamin D das Immunsystem schützt und antientzündlich wirkt. Möglicherweise fördert ein Mangel an Vitamin D das Auftreten von Autoimmunerkrankungen wie der Basedowkrankheit, und vielleicht lässt sich dem ja durch einen hohen Vitamin-D-Spiegel vorbeugen. Versuchen Sie's! Lassen Sie Ihren Vitamin-D-Spiegel bestimmen, der über 50 liegen sollte. Möglicherweise müssen Sie ein entsprechendes Nahrungsergänzungsmittel einnehmen. Mehr dazu finden Sie in Kapitel 5.

Noch mehr Naturheilmittel

Doch Sie können noch mehr tun. Die Mittel, die ich nachstehend aufzähle, könnten sich ebenfalls als nützlich bei der Basedowkrankheit erweisen. Ich bitte Sie aber, sich hier selbst kundig zu machen. Sie bekommen die genannten Mittel in jeder Apotheke. Sprechen Sie aber vorher mit einem Naturheilkundler, vor allem, wenn Sie krank sind bzw. eine Allergie haben.

- Verdauungsenzyme, die Entzündungen reduzieren und die Autoimmunerkrankung beruhigen
- Bromelain, das Enzym der Ananas, reduziert Schmerzen und Entzündungen
- Zitronenmelisse als Tee
- Passionsblume als Tee
- L-Carnitin
- Niedrig dosiertes Naltrexon (verschreibungspflichtig) kann die Immunreaktion beruhigen

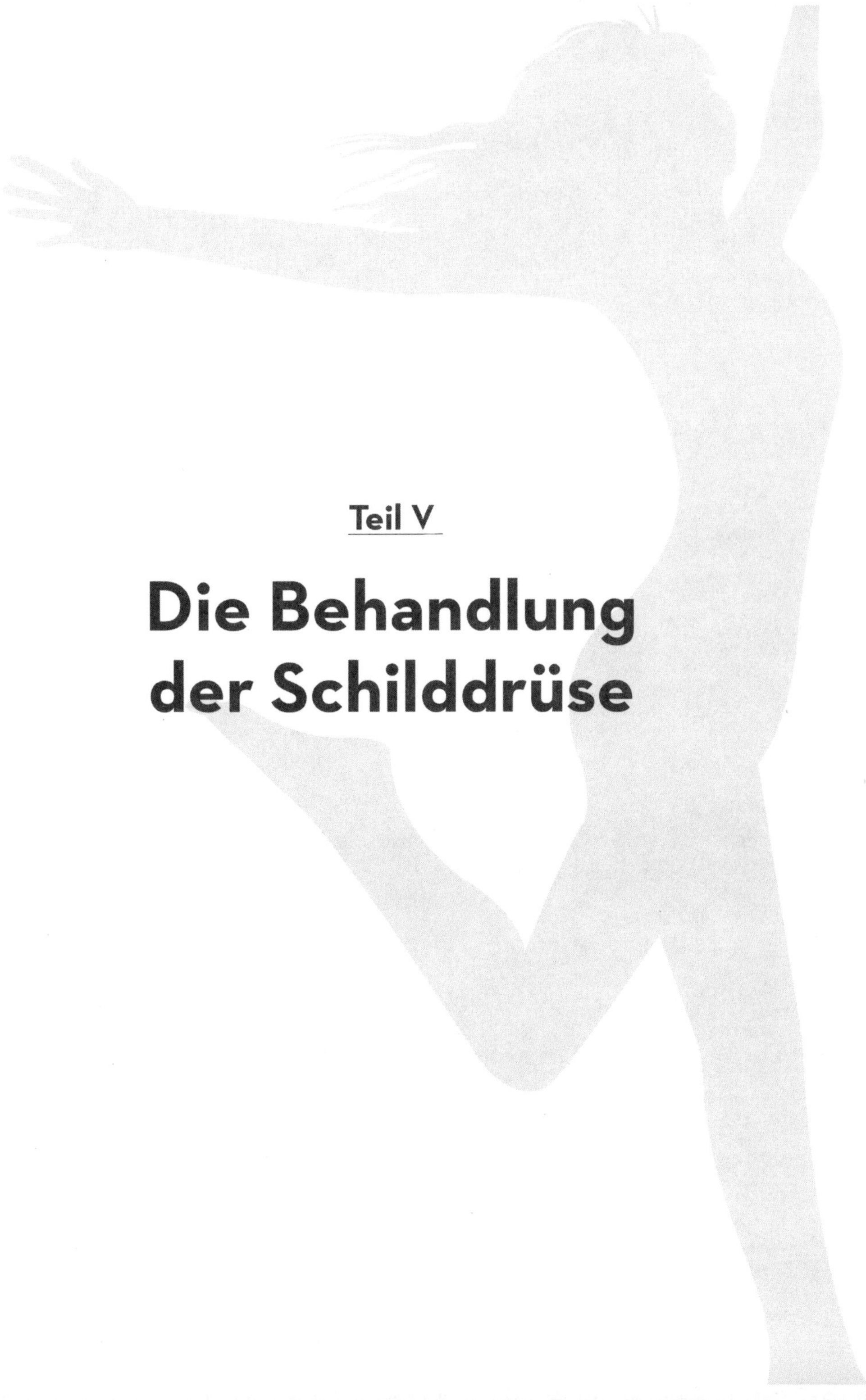

Teil V

Die Behandlung der Schilddrüse

Kapitel 18

Medikamente

Viele Menschen fühlen sich besser, sobald sie anfangen, Schilddrüsenmedikamente einzunehmen. Wir sprechen von »Medikamenten«, in der Praxis jedoch handelt es sich um eine Hormonersatztherapie.

Zu diesem verbesserten Wohlbefinden tragen viele verschiedene Faktoren bei. Diese sind unter anderem abhängig von der Art Medikament, die Sie einnehmen. Ihr Arzt wird entscheiden, welches Medikament Sie brauchen und in welcher Dosierung. Dann werden Sie regelmäßig bei Ihrem Arzt vorstellig, der überprüft, ob die Dosierung noch richtig ist. Ergeben sich in Ihrem Leben größere Veränderungen, könnte das heißen, dass die Dosierung angepasst werden muss. Jeder Mensch ist einzigartig. Jeder Mensch reagiert anders auf T4, T3, ja sogar auf die Füllstoffe (Hilfsstoffe ohne Wirkung) in den Tabletten. Und jeder reagiert unterschiedlich auf Medikamente. Daher lässt sich gewöhnlich keine Dosierung angeben, die für jeden gleichermaßen richtig wäre. Unsere individuellen Verschiedenheiten, unsere Einzigartigkeit sind es, die aus der Hormonersatztherapie in Schilddrüsendingen eine heikle Angelegenheit machen. Passt alles, fühlen Sie sich super. Wenn nicht, fühlen Sie sich bald richtig mies! Die falsche Dosierung kann Ihnen sogar schaden! Später in diesem Kapitel möchte ich Ihnen die klassischen Medikamente für Schilddrüsenprobleme vorstellen.

Nehmen Sie durch Schilddrüsenhormone ab?

Ich werde oft gefragt, ob hohe Dosen eines Schilddrüsenmedikaments beim Abnehmen helfen. Diese Frage beschäftigt die Menschen anscheinend besonders häufig vor Schulabschlussfeiern oder Hochzeiten. Oder wann immer man sich in Kleidung zwängen will, die nun mal einfach nicht mehr passt. Die Antwort lautet einfach: Nein! Sie sollten sich auf jeden Fall an die Dosis halten, die Ihnen verschrieben wurde. Sie zu verdoppeln oder sogar noch mehr zu nehmen, um schnell an Gewicht zu verlieren, wird Ihnen nichts einbringen außer Schlaflosigkeit, Nervosität und Herzrhythmusstörungen. Das ist nicht nur nicht gut für Sie, sondern sogar richtig gefährlich! Und bringt Sie vielleicht sogar ins Krankenhaus! Schilddrüsenhormone wirken auf den ganzen Körper, daher sollten Sie keine andere Dosis nehmen als die, die Ihr Arzt Ihnen verschrieben hat.

Wir sind alle einzigartig

Und unsere Einzigartigkeit ist auch der Grund, warum ich Ihnen hier keinen klaren Aktionsplan geben werde. Ich weiß, als Leser hätten Sie gerne einfache Ansagen wie: »Nehmen Sie dies und das, und Ihre Symptome werden verschwinden!« Das kann ich leider nicht bieten, denn was für Sie gut ist, mag für Ihre beste Freundin schädlich sein. Manche Leser wollen von mir auch wissen, welches das beste auf dem Markt befindliche Medikament ist. Auch das kann ich Ihnen nicht sagen, denn was »das Beste« ist, ist nun mal relativ und von Mensch zu Mensch verschieden. Wir sind Individuen. Denken Sie nur an so etwas wie Fingerabdrücke. Sie sind bei jedem Menschen anders. Das gilt auch für Ihren gesamten Körper. Individuelle Medikation, das ist die Zukunft! Selbst Mark Cuban von der großen Realityshow *Shark Tank*, bei der zukünftige Unternehmer um ihr Start-up-Kapital kämpfen, hält individualisierte Medikamente für den nächsten großen Run.

Doch zurück zu Ihnen: Sie haben einen höchst individuellen Hormonspiegel, eine ureigene Funktion von Leber, Nieren und Geschlechtsorganen. Sie haben ein ganz persönliches Profil günstiger Bakterien (Probiotika), ja, Ihr Körper weist so viele einzigartige Faktoren auf, dass es einfach unmöglich ist, in diesem Buch einen universellen Aktionsplan aufzuzeigen, der für jeden Leser passt. Ich kann Sie nur darauf hinweisen, sich mein »Schilddrüsen-Programm« einmal anzusehen, das ich Ihnen auf Seite 28 ff. vorstelle.

Lassen Sie es langsam angehen, wenn Sie neue Medikamente ausprobieren. Seien Sie nett zu sich selbst. Probieren Sie die Medikamente und Nahrungsergänzungsmittel einfach eine Zeit lang aus, dann wird sich ein bestimmter Trend abzeichnen. Treffen Sie Ihre Entscheidung nicht schon am ersten Tag der Einnahme. Führen Sie nach Möglichkeit ein Tagebuch. Sie schlagen sich mit Ihrem Zustand schon Jahre herum. Es hat keinen Sinn, das über Nacht erledigen zu wollen oder eine magische Schilddrüsenpille zu nehmen. Der erste Schritt zur Schilddrüsengesundheit ist das Verständnis dessen, was überhaupt in Ihrem Körper vorgeht. Mit diesem Wissen kommt auch die Erkenntnis, dass Sie durchaus etwas tun können, um sich besser zu fühlen.

Wirken Schilddrüsenmedikamente überhaupt?

Ja, durchaus, wenn Sie das richtige Mittel nehmen. Der entscheidende Punkt ist, dass Sie das richtige Medikament für Ihre speziellen körperlichen Gegebenheiten brauchen. Mehrere Studien zeigen, dass die Hormonersatztherapie für die Schilddrüse nur geringfügig wirkt, wenn nur T4 gegeben wird. Doch warum gibt man immer nur das T4-Hormon? Für eine gewisse Zeit oder in Kombination mit T3 mag das ja in Ordnung sein. Doch T4 erzielt kaum Wirkung. Es ist biologisch inaktiv. Es bewirkt gar nichts, bevor es nicht in T3 umgewandelt wird. Wenn Sie also das aktive T3-Hormon durch das recht faule Hormon T4 ersetzen, was kann man da erwarten? Genau! Gar nichts. Das wäre, als würden Sie das Benzin in Ihrem Auto durch Scheibenwischerflüssigkeit ersetzen und sich dann beschweren, dass das Auto nicht fährt. Es wird so lange nicht fahren, bis Ihr Wagen einen Weg findet, die Scheibenwischerflüssigkeit in Benzin umzuwandeln! Dann packen wir doch mal Benzin in Ihren Tank (statt der Scheibenwischerflüssigkeit). Mein Vorschlag lautet demnach schlicht, T3 statt T4 zu verordnen. T3 ist das, was Ihr Körper braucht. In klinischen Versuchen hat sich gezeigt, dass der Körper T3-Medikamente besser verwerten kann, denn es ist keine Umwandlung von T4 in T3 mehr nötig. Vermutlich wirkt T3 also sehr viel besser, oder?

Ihr T4-Spiegel zeigt nicht, was in Ihrem Körper, in Ihrem Gewebe, wirklich geschieht. Aber genau das interessiert uns. Jedenfalls ist diese Tatsache dafür verantwortlich, dass Sie einen Teil Ihrer Lebensqualität einbüßen oder sie nur mit viel Anstrengung aufrechterhalten können. Doch jetzt halten Sie ja mein Buch in Händen, können Ihre Laborwerte korrekt interpretieren und bei der Wahl Ihrer Medikamente mitreden. Die »alte Garde« der Schilddrüsenmedizin enthält Ihnen eine gesunde Schilddrüse vor. Aus diesem Grund sind so viele Menschen krank und müde, verbringen Jahre im emotionalen Koma, dick, weinerlich, nervös und sich jede Nacht im Bett herumwälzend. Eine angemessene Hormonersatztherapie haucht Ihnen blitzschnell neues Leben ein. Und damit meine ich nicht nur Schilddrüsenhormone, sondern auch bioidentische Formen anderer Hormone wie Östrogen, Progesteron, Testosteron oder DHEA (Dehydroepiandrosteron). Auch natürliche Adaptogene, die die Nebennieren stimulieren, sind wichtig. Ein guter Naturheilkundler deckt die Störungen in Ihrem Hormonstoffwechsel schnell auf und weiß, was zu tun ist.

Fakten zur medikamentösen Schilddrüsentherapie

Schilddrüsenmedikamente sind verschreibungspflichtig und folglich nur in der Apotheke erhältlich. Sie werden oral verabreicht, nicht intravenös. Die Einnahme stellt also kein Problem dar. Wenn Sie eine Allergie gegen die üblichen Tablettenfüllstoffe haben und an einer Unterfunktion leiden, können Sie auch ein Flüssigpräparat (Lixin liquid) zu sich nehmen. Manche Apotheken stellen auch Schilddrüsenmedikamente auf Rezept selbst her.

Je länger Sie schilddrüsenkrank waren bzw. eine Unterfunktion hatten, desto wahrscheinlicher ist es, dass Sie eine Kombination aus T4/T3-Medikamenten brauchen, möglicherweise sogar eine Zeit lang reines T3. Die schlechteste Wahl ist in diesem Fall T4, weil eine chronische Erkrankung die Umwandlung von T4 in T3 verlangsamt. Ein gesunder Mensch wandelt 50 Prozent seines T4 in T3 um, um sich wohlzufühlen. Wenn Sie längere Zeit krank waren, funktioniert dieser Mechanismus nicht mehr so gut. So zum Beispiel, wenn Sie an chronischen Schmerzen leiden, an chronischer Lyme-Borreliose, Fibromyalgie, chronischer Müdigkeit oder einer anderen Autoimmunkrankheit. Und das sind keineswegs alle Störungen, welche die Umwandlung von T4 in T3 einschränken. Auch Stress wirkt sich hier negativ aus, zum Beispiel, wenn Sie viel reisen oder kranke Angehörige pflegen. In diesen Fällen wirken T3-Medikamente oder Kombinationspräparate weit besser.

Sechs ausschlaggebende Faktoren für die Dosierung

1. Das Alter! Ältere Patienten sollten mit niedrigerer Dosierung einsteigen.
2. Probleme wie Durchfall, Zöliakie und Leberzirrhose
3. Schwangerschaft
4. Bei Herzproblemen ist eine niedrige Anfangsdosierung ebenfalls wichtig. Diese kann dann in sehr kleinen Schritten gesteigert werden.
5. Abstimmung mit anderen Medikamenten
6. Die Frage: Wie schwerwiegend sind Ihre Symptome?

Sieben Regeln für die Medikamenteneinnahme

Regel 1

Wenn Sie einmal täglich Schilddrüsenhormone einnehmen, sollten Sie das am Morgen tun, gleich nach dem Aufstehen auf leerem Magen. Wenn Sie eine fluorhaltige Zahncreme benutzen, warten Sie mit dem Zähneputzen mindestens eine halbe Stunde. Trinken Sie in dieser Zeit nur Wasser.

Regel 2

Nehmen Sie die Hormone zweimal täglich, sollten Sie die erste Dosis gleich nach dem Aufstehen einnehmen, die zweite zwischen Mittag und drei Uhr nachmittags (außer Ihr Arzt gibt Ihnen andere Anweisungen). Nehmen Sie die Hormone nicht zu spät am Tag, weil dies unter Umständen den Schlaf beeinträchtigt. Reine T3-Medikamente sollen oft tagsüber eingenommen werden. Wenn Sie durch die Einnahme von T3 keinen Aktivitätsschub bekommen, können Sie

Ihre zweite (oder dritte) Dosis ruhig vor dem Zubettgehen nehmen. Sprechen Sie mit Ihrem Arzt und fragen Sie ihn, was er Ihnen empfiehlt. Notieren Sie sich, wie Sie auf das Medikament reagieren. Achten Sie vor allem darauf, wie gut Sie schlafen. Ein erholsamer Schlaf ist für Ihr Wohlbefinden wichtig.

Regel 3

Nehmen Sie niemals Multivitaminpräparate zusammen mit Ihren Schilddrüsenmedikamenten, vor allem nicht, wenn diese Mineralstoffe enthalten. Die Mineralstoffe binden das Hormon und vermindern so die Aufnahme in den Körper.

Regel 4

Nehmen Sie bis zu zwei Stunden nach der Einnahme Ihrer Schilddrüsenhormone keine Eisen- oder Kalziumpräparate. Sie sollten auch keine Milch trinken, weil diese ebenfalls viel Kalzium enthält. Das vermindert die Absorption des Medikaments.

Regel 5

Trinken Sie etwa eine Stunde nach Einnahme Ihrer Schilddrüsenmedikamente keinen Kaffee oder Tee mit hohem Teingehalt.

Regel 6

Wenn Sie einen erhöhten Ruhepuls haben, der über 80 oder gar 90 liegt, ist dies ein Anzeichen, dass Ihre Dosis Schilddrüsenhormone zu hoch ist. Entweder Sie nehmen weniger Hormone oder Sie nehmen ein bis zwei Tage lang Günsel als Tee oder Tinktur zu sich (siehe Seite 198). Natürlich sollten Sie auch Ihren Arzt über Ihre erworbene Überfunktion informieren.

Regel 7

Wenn Sie beschließen, Ihren Körper durch ein neues Nahrungsergänzungsmittel zu unterstützen, und Ihre Schilddrüse lange Zeit stabil war, sollten Sie Ihre Erfahrungen mit dem neuen Mittel täglich protokollieren. Wenn Sie Anzeichen von Schilddrüsenüberfunktion entwickeln, heißt das, dass Ihr Nahrungsergänzungsmittel Ihrer Schilddrüse hilft und Sie die Dosis Ihrer Hormone zurückschrauben können. Natürlich sollten all diese Maßnahmen die Zustimmung Ihres Arztes finden.

Tabelle 10: Was die Aufnahme der Schilddrüsenmedikamente beeinflusst

Folgende Medikamente und Nahrungsmittel beeinflussen die Absorption der Schilddrüsenhormone, vor allem von T4-Medikamenten:

- ✓ Säurehemmer (Maalox, Riopan)
- ✓ Cholesterinsenker vom Typ Cholestyramin, Colestipol
- ✓ Medikamente zur Behebung von Eisenmangel
- ✓ Mit Kalzium angereicherte Lebensmittel (zum Beispiel Orangensaft)
- ✓ Kalzium zum Einnehmen
- ✓ Säureblocker wie Cimetidin, Ranitidin, Famotidin etc.
- ✓ Sehr ballaststoffreiche Ernährung oder Metamucil
- ✓ Protonenpumpenhemmer (Säureblocker wie Omeprazol, Pantoprazol, Esomeprazol)
- ✓ Medikamente gegen Epilepsie (Phenobarbital, Phenytoin, Carbamazepin)
- ✓ Nahrungsmittel aus Sojabohnen (Edamame, Sojamilch, Tofu, Tempeh)
- ✓ Sucralfate (Sucrabest, Ulcogant)

Welche Medikamente gibt es?

Reine T4-Medikamente

sind zum Beispiel:

- Levothyroxin
- L-Thyroxin
- Levothyroxin-Natrium
- Tirosint

Tirosint sind Weichkapseln mit Levothyroxin. Das Medikament soll angeblich vom Körper besser aufgenommen werden.

Reine T4-Medikamente werden überall auf der Welt unter den verschiedensten Bezeichnungen verkauft: Berlthyrox, Droxine, Eferox, Elthyrone, Eltroxin, Euthyrox, Letrox, Levaxin, Levotirox, Levothyrox, Levotiroxina, Oroxine, T4KP, Thevier, Throxinique, Thyradin, Thyradin S, Thyrax, Thyrax Duotab, Thyro-Tabs, Thyro-4, Thyrosit, Thyroxin, Tiroidine.

Sind T4-Medikamente das Richtige für Sie?

Manche Menschen haben keinerlei Probleme damit, die T4-Medikamente in ihren aktiven T3-Gegenpart zu überführen, vor allem zu Beginn einer Behandlung.

Je gesünder Sie sind, desto wahrscheinlicher ist es, dass diese Medikamente bei Ihnen gute Resultate erzielen. Ich persönlich empfehle sie nicht, wenn Sie schon länger als sechs Monate erkrankt sind. Wenn Sie schilddrüsenkrank sind (das heißt, eine Schilddrüsenhormonresistenz haben), dann helfen Ihnen T4-Medikamente nicht, Sie brauchen vielmehr T3.

Eine Studie, die in der renommierten Zeitschrift *European Journal of Endocrinology* veröffentlicht wurde, zeigt, dass Kombinationspräparate mit T3 und T4 sehr viel wirksamer sind als reine T4-Medikamente (Levothyroxin). Wenn Sie T4 einnehmen und Ihr rT3-Wert sehr hoch ist, hungern Ihre Zellen förmlich nach T3. In diesem Fall könnten Sie zusätzlich noch ein T3-Medikament (wie Thybon) nehmen. So können Sie beide Medikamente getrennt steuern und die Dosis je nach Bedarf anpassen.

Doch warum nicht lieber gleich ein Kombinationspräparat? Das könnten Sie natürlich auch nehmen, aber Sie sollten das erst tun, wenn Sie herausgefunden haben, wie viel T3 bzw. T4 Sie täglich brauchen. Das ist bei jedem Menschen anders. Die erforderliche Dosis kann sich auch innerhalb einer Woche ändern, wenn Sie zum Beispiel anfangen zu fasten, Ihren Körper von Toxinen befreien, auf eine gesündere Ernährung umstellen und/oder Nahrungsergänzungsmittel einnehmen. Wenn Sie sich auf eine bestimmte Dosis eingestellt haben, können Sie ein Kombinationspräparat nehmen. Eine andere Möglichkeit wäre, natürliches Schilddrüsenhormon einzunehmen, das alle Komponenten enthält. Das ist zum Beispiel getrockneter Schweineschilddrüsenextrakt, der im Internet und in Apotheken erhältlich ist.

Gelangt Levothyroxin in Ihre Zellen?

Ja, sicher gelangt davon auch etwas in die Zellen. Das Problem ist nur: Tut es das nicht, wird es zu rT3 umgewandelt. Und wenn Ihr Körper viel rT3 produziert – Sie erinnern sich, wir haben es »das Winterschlafhormon« genannt –, dann werden Sie davon müde und schläfrig. Normalerweise kommt T4 nicht so gut in die Zellen hinein, wenn Ihr Transportsystem nicht in Bestform ist. Wenn es Ihnen mit Levothyroxin gut geht, dann heißt das, dass das Hormon in Ihre Zellen gelangt. Dann würde ich auch dabei bleiben. Wenn Sie sich mies fühlen, braucht Ihre Nebenniere vielleicht ein bisschen Unterstützung und Sie ein wenig reines T3. Auch ein Kombinationspräparat bzw. natürlicher getrockneter Schweineschilddrüsenextrakt (*Armour Thyroid*) könnte Ihnen

Gutes tun. Meine Faustregel lautet: Je schlechter Sie sich fühlen, desto mehr T3 brauchen Sie, um das T4 auszubalancieren.

Hilft Levothyroxin, wenn Ihr T4-Wert niedrig ist?

Die meisten Menschen haben kein Problem, T4 zu produzieren, außer sie haben ihre Schilddrüse verloren oder leiden unter Jodmangel. Jod einzunehmen könnte hierbei helfen. Ansonsten spielt es bei den wenigsten Menschen eine Rolle, ob der T4-Wert niedrig ist. Für sie ist nur wichtig, ob sie es zu T3 umwandeln können. Sie müssen kein T4 einnehmen, wenn dieser Wert im Körper niedrig ist. Was interessiert, ist das freie T3, denn das ist das aktive Hormon. Und um die Frage nicht unbeantwortet zu lassen: Ja, wenn Sie T4 im Körper brauchen, ist Levothyroxin eine gute Wahl.

Ist Levothyroxin bioidentisch zu dem von Ihrem Körper hergestellten T4?

Ja.

Was sind die inaktiven Bestandteile von Levothyroxin?

Maisstärke, Croscarmellose-Natrium, Gelatine, Lactose-Monohydrat, Mannitol, mikrokristalline Cellulose und Magnesiumstearat. Gelegentlich werden, je nach Höhe des Wirkstoffgehaltes, verschiedene Farbstoffe eingesetzt.

T4-T3-Kombinationspräparate

Diese lassen sich in zwei Gruppen einteilen: synthetisch hergestellte und natürliche. Die natürlichen Schilddrüsenhormone sind Extrakte aus Tierschilddrüsen (gewöhnlich von Schweinen), die in spezialisierten Apotheken oder im Internet erhältlich sind.

Kombinationspräparate sind zum Beispiel:

- Armour Thyroid von den Forest Laboratories
- Nature-Throid von RLC Labs
- WP Thyroid (früher Westhroid Pure) von RLC Labs
- Novothyral oder Prothyrid, eine synthetische Kombination aus T4 und T3 in einem festen Verhältnis von 5 zu 1 oder 10 zu 1.
- Ein Kombipräparat als Apothekenrezeptur (das Mischungsverhältnis bestimmt Ihr Arzt)

Sind Kombipräparate das Richtige für Sie?

Ein Hinweis vorab: Wenn Sie sich Ihre Schilddrüsenkombipräparate auf Rezept in der Apotheke herstellen lassen, können sich sehr leicht Unterschiede ergeben, sobald Sie die Apotheke wechseln. Das kann zu Problemen führen.

Ich würde Ihnen raten, auf jeden Fall bei dem Mischungsverhältnis zu bleiben, das sich für Sie als gut erwiesen hat. Aber funktionieren Kombipräparate aus T4 und T3 für Sie wirklich besser?

Kombinationspräparate wirken wie eine natürliche Hormonersatztherapie, weil sie Ihrem Körper genau das geben, was er selbst auch herstellt. T4-Medikamente wirken oft nicht so gut, weil die Umwandlung in T3 nicht klappt, was durch das Kombipräparat nicht mehr so ins Gewicht fällt. Daher geht es vielen Menschen auch besser, wenn sie von einem reinen T4-Medikament auf ein Kombipräparat umstellen. In Armour Thyroid beispielsweise finden sich Schweineschilddrüsenextrakte, die der Körper sofort wiedererkennt, weil sie aus tierischen Drüsen gewonnen wurden und dem körpereigenen Hormon ähnlich sind. Die Krankenkasse übernimmt die Kosten für natürliche Schilddrüsenhormone häufig nicht, daher sind in finanzieller Hinsicht Standard-Kombipräparate eine gute Lösung. Allerdings ist dort das Mischungsverhältnis festgelegt. Sie können bei diesen Medikamenten also nicht wählen, in welchem Verhältnis Sie T4 bzw. T3 einnehmen. Da es sich nicht auf die individuellen Erfordernisse abstimmen lässt, verschafft es Menschen, die höhere T3-Dosen brauchen, nicht ausreichend Erleichterung. Wer nämlich Probleme mit der Umwandlung hat, kann auch das hier enthaltene T4 nicht richtig in T3 umbauen und in die Zelle schaffen.

Es gibt Ärzte, die Kombipräparaten ablehnend gegenüberstehen, weil sie das T4 nur als Mittel zum Zweck (Umwandlung in T3) ansehen. Wie ich aber schon erwähnt habe, ist T4 nötig, um Riboflavin zum sogenannten FAD (Flavin-Adenin-Dinukleotid) umzubauen. Ich wünschte ja, man könnte FAD kaufen, aber das ist leider nicht möglich. Der Körper muss es selbst herstellen. Und Sie brauchen T4, um FAD zu produzieren, nicht T3. Ich möchte also nicht, dass Sie glauben, T4 sei wertlos oder überflüssig, wenn Sie mein Buch gelesen oder mit Ihrem Arzt gesprochen haben. Menschen, die Methylierungsdefekte haben – ein genetisch bedingtes Problem, das recht weit verbreitet ist –, brauchen es unbedingt. Aber das lässt sich ebenfalls durch einen Bluttest herausfinden. Sind Sie schilddrüsenkrank und haben darüber hinaus einen Methylierungsdefekt, brauchen Sie das richtige physiologische Niveau von freiem T4, um Riboflavin herzustellen. Dieses wiederum transportiert den Müll ab. Es entgiftet die Zellen in Ihrem Körper. Ich persönlich nehme ein Nahrungsergänzungsmittel namens *Riboflavin-5'-Phosphat*. Ich leide an ebenjenem Gendefekt und will meine Schilddrüsenhormone auf einem normalen Niveau halten.

Nature-Throid und *Armour Thyroid* sind zwei verschiedene Medikamente, die von verschiedenen Firmen verkauft werden. Sie sind beide aus Schweineschilddrüsen hergestellt, was natürlich auch eine Allergie auslösen kann. Andererseits unterstützt das in den Schweineschilddrüsen hergestellte T2 die Mitochondrien. Ihre Mitochondrien sind die Motoren Ihrer Zellen. Sie haben dreieinhalb Pfund von diesen Motoren im Körper. Wenn diese nicht laufen, werden Sie unweigerlich müde. Vielleicht ist dies eine der positiven Wirkungen natürlicher Schilddrüsenhormone, von denen wir eines Tages mehr hören werden. Vergessen Sie dann nicht: Die These stammt von mir. Schilddrüsenhormone aus getrockneten Schweineschilddrüsen werden standardisiert hergestellt, was die meisten Menschen nicht wissen. Wenn Sie noch zusätzlich Selen einnehmen, können Sie mehr T4 in T3 umwandeln.

Sind manche Menschen allergisch gegen natürliche Schilddrüsenhormone oder Kombipräparate?

Ja, einige sind es, da der Schilddrüsenextrakt von Schweineschilddrüsen stammt und nicht bioidentisch ist. Getrocknete Schweineschilddrüsen gehören zu den ältesten bekannten Formen von Schilddrüsenmedikamenten. Wenn Menschen gegen Schwein allergisch sind und dies nicht wissen, kann es passieren, dass sie diese Hormone einnehmen und plötzlich am ganzen Körper Juckreiz verspüren. (Allerdings kann man gegen jedes Medikament allergisch sein. Die Reaktionen reichen von Jucken, Hautausschlag, geschwollenen Lippen über Nesselsucht bis hin zum lebensbedrohlichen anaphylaktischen Schock.)

Natürliche Schilddrüsenhormone enthalten vier Formen des Hormons: T1, T2, T3 und T4. Wir hören fast immer nur von T3 und T4, T1 und T2 werden nur selten erwähnt. Doch es gibt Studien, die zeigen, dass T2 die Mitochondrien unterstützt. Das ist sozusagen das Allerneueste in der Forschung, daher ist es noch nicht so bekannt.

Aber nicht nur die aus Tierschilddrüsen gewonnenen Hormone können allergische Reaktionen auslösen. Dasselbe gilt auch für die synthetisch hergestellten Hormone. Fast alle Schilddrüsenhormonmedikamente enthalten Maisstärke, Laktose und Gluten, auf die der Körper unter Umständen allergisch reagiert. Viele Menschen mit Schilddrüsenunterfunktion weisen eine Glutenunverträglichkeit auf, was sie für Allergien gegen Mais, andere Getreidesorten und Milch (Casein und Laktose) anfälliger macht. Am wenigsten allergische Reaktionen gibt es bei WP Thyroid von RLC Labs, weil dieses nur zwei inaktive Füllstoffe enthält, die beide natürlich sind (Inulin aus der Chicoréewurzel und mittelkettige Triglyzeride der Kokosnuss). In Deutschland gibt es ein Flüssigarzneimittel mit Levothyroxin: Lixin liquid von Henning. Dieses enthält keine Füllstoffe. Ein Tropfen enthält 5 Mikrogramm Wirkstoff, daher lässt es sich gut individuell dosieren. Ansonsten sollten Sie die vollständige Liste der Inhaltsstoffe studieren und prüfen, ob Sie gegen einen der dort aufgeführten Bestandteile allergisch sind. Bei Armour Thyroid wurde 2008 die Rezeptur geändert, um diesen allergischen Reaktionen Rechnung zu tragen. Die Dextrose wurde reduziert, es ist allerdings nun mehr Methylcellulose enthalten. Als die ersten Reaktionen kamen, waren sie – wie vorher – gespalten. Je nachdem, welche Form von Allergie die Patienten aufwiesen, fanden sie die neue Formel super oder schrecklich.

Warum wirken meine natürlichen Schilddrüsenhormone bzw. Kombipräparate nicht mehr?

Das ist eine gute Frage, und ich kann sie auch beantworten. Doch zuerst sollten Sie sich einmal die unten stehenden Aussagen durchlesen. Welche trifft auf Sie zu?

- Mit Schilddrüsenmedikamenten geht es mir schlechter.
- Natürliche Schilddrüsenmedikamente oder Kombipräparate helfen mir überhaupt nicht. Ich fühle mich genau wie vorher.
- Natürliche Schilddrüsenmedikamente, Kombipräparate oder T3-Medikamente machen mich reizbar, nervös und zittrig.
- Meine Herzfrequenz (mein Ruhepuls) ist sehr hoch, wenn ich Schilddrüsenmedikamente nehme.
- Ich hatte einen Panikanfall!
- Mir wird einfach schlecht, wenn ich natürliche oder synthetische Schilddrüsenhormone nehme.
- Ich bekomme Kopfschmerzen, wenn ich Schilddrüsenmedikamente nehme.

Wenn natürliche Schilddrüsenhormone oder Kombipräparate nicht richtig wirken, lässt sich dies leicht beheben. Sie leiden möglicherweise unter einer eingeschränkten Nebennierenfunktion. Das kann ich hier nur immer wieder unterstreichen: Wenn Sie viel Stress haben, wirken Ihre Schilddrüsenmedikamente nicht. Registrieren Sie nach der Einnahme Ihrer Schilddrüsenhormone keine Verbesserung, dann gelangen diese nicht in Ihre Zellen. Das kann zum Beispiel der Fall sein, wenn Sie unter Eisenmangel leiden. Wenn Sie also natürliche Schilddrüsenhormone oder Kombipräparate einnehmen und es kommt zu Zittrigkeit, Kopfschmerzen, Schlaflosigkeit und unregelmäßigem Herzschlag, dann haben Sie entweder Eisenmangel und/oder die Dosis ist zu hoch. (Das kann Ihnen auch mit reinem Thyroxin passieren.) Manche Menschen nehmen natürliche Schilddrüsenhormone und fühlen sich ein paar Stunden lang nervös, dann aber legt sich das Unruhegefühl. Das hängt häufig mit dem T3-Verbrauch zusammen. Natürliche Schilddrüsenhormone und Kombipräparate enthalten reines T3, das sofort in die Zellen gelangt. Das kann kurzfristig ganz schön unruhig machen. Kaum ist das T3 verstoffwechselt (verbraucht), bleibt Ihnen nur noch der T4-Anteil, der langsamer umgewandelt wird. Ist dies der Fall, können Sie Ihre Dosis zunächst einmal reduzieren.

Produziert Ihr Körper wenig Magensäure, nehmen Sie weniger von den medikamentösen Wirkstoffen auf, aber auch weniger Mineralstoffe. Diese aber brauchen Sie, damit Ihre Schilddrüse Hormone herstellen kann. Leicht kommt es dabei zu chronischer Müdigkeit. Vorsicht also mit kategorischen Aussagen wie »Meine Medikamente wirken nicht!«. Letztlich ist die Ursache dafür immer in einer gestörten Funktion von Organen wie Nebennieren oder Darm und einem Nährstoffmangel zu suchen. Wenn Sie entsprechend Abhilfe schaffen, wirken plötzlich auch die Schilddrüsenhormone.

Ihr Arzt muss natürlich umrechnen, wie viel natürliche Schilddrüsenhormone Sie für eine adäquate Hormonersatztherapie brauchen. Als Faustregel kann dabei gelten: Etwa 25 Mikrogramm (mcg) reines T3 entsprechen 65 Milligramm natürlichem Schilddrüsenhormon. 65 Milligramm natürliches Schilddrüsenhormon enthalten durchschnittlich etwa 38 Mikrogramm T4 und 9 Mikrogramm T3. Wenn Sie von natürlichen Schilddrüsenhormonen auf T3 umstellen, muss Ihr Arzt Ihre Entwicklung sehr genau verfolgen. Viele Ärzte empfehlen, erst einmal die Dosis der natürlichen Schilddrüsenhormone zu halbieren. Nach einer Woche fangen Sie an, zusätzlich 10 Mikrogramm T3 einzunehmen (zusammen mit den natürlichen Hormonen). Dann reduzieren Sie die natürlichen Hormone weiter und steigern die T3-Dosis. Am Ende sollten Sie für 65 Milligramm natürliche Hormone, die Sie weglassen, etwa

25 Mikrogramm T3 einnehmen. Überwachen Sie während dieser Zeit Ihre Körpertemperatur und Ihre Symptome. T3-Medikamente lassen sich übrigens gut über den Tag verteilt einnehmen.

Reine T3-Medikamente

sind beispielsweise:

- Thybon Henning
- Trijodthyronin
- Thyrotardin inject (Liothyronin-Natrium)
- Apothekenrezepturen aus dem Ausland (Internet), da es vor allem Präparate mit verzögertem Wirkungseintritt (Retardform) in Deutschland noch nicht gibt

Sind T3-Präparate das Richtige für Sie?

T3-Medikamente haben einen Vorteil: Sie müssen sich keine Gedanken machen, ob Sie T4 in T3 umwandeln können, denn Sie nehmen ja reines T3 ein. Ich finde diese Lösung sehr gut für alle, die wirklich unter dem leiden, was ich hier Schilddrüsenkrankheit nenne. Es kann wirklich helfen, und Sie müssen es sicher nicht dauerhaft nehmen. Aber für zwei bis sechs Monate, bis sich die Werte im Körper wieder normalisiert haben, ist es ganz gut. In diesem Zeitraum sollten Sie Ihren fT3-Wert regelmäßig untersuchen lassen.

Die meisten T3-Präparate wirken sehr schnell, sodass es nötig sein kann, dass Sie das Mittel über den Tag verteilt einnehmen. Es kann allerdings zu Herzproblemen kommen, wenn Ihr T3-Spiegel im Tagesverlauf schwankt. Der Effekt verschwindet allerdings wieder, wenn sich der T3-Spiegel eingependelt hat. Leider müssen langfristig wirkende T3-Medikamente im Ausland bestellt werden, auch wenn die hiesige Forschung offensichtlich daran arbeitet, solche Medikamente auf den Markt zu bringen. Die Freisetzung des Hormons wird durch Methylcellulose gesteuert. Diese sorgt dafür, dass das T3 nur langsam ans Blut abgegeben wird.

Die Aufnahme von Schilddrüsenhormonen wird auch gestört durch Zöliakie, Absorptionsproblemen, einen Magen-Bypass, einen »undichten« Darm, bakterielle oder Hefepilzinfektionen im Darm, eine Bauchspeicheldrüsenentzündung oder einen niedrigen Enzymspiegel.

Die T3-Medikamente enthalten durchweg Liothyronin, auch LT3 genannt. Es handelt sich dabei um die synthetische Form eines natürlichen Schilddrüsenhormons. Dieses hat eine hohe kurzfristige Verfügbarkeit im Körper. (Am Rande: Bei der Umstellung von Levothyroxin auf Liothyronin wurde vorübergehender Haarausfall beobachtet.)

T3-Medikamente können für sich eingenommen oder mit Levothyroxin kombiniert werden. Das Thyronin ist verschreibungspflichtig. Sie bekommen es in der Apotheke in verschieden hoher Dosierung. Alle Medikamente enthalten Füllstoffe, gegen die eine Allergie bestehen kann. Ohnehin sollten Sie die Umstellung auf T3-Medikamente in enger Zusammenarbeit mit Ihrem Arzt durchführen.

Ein Tipp für mehr Schilddrüsengesundheit

Achten Sie genauestens auf Ihren Verbrauch an Schilddrüsenhormonen und nehmen Sie nach Möglichkeit keine hohen Dosen ein. Auch gehören Schilddrüsenmedikamente nicht in die Hände von Kindern.

Es kann leicht zu einer Thyreotoxikose kommen, einer Vergiftung mit Schilddrüsenhormonen, wenn Sie versehentlich eine Überdosis eingenommen haben. Die Symptome sind: Ängstlichkeit, Nervosität, Herzrasen, Zittern der Hände, leerer Blick und andere Symptome, die denen der Überfunktion entsprechen. Das Risiko, einen Herzanfall zu bekommen, ist massiv erhöht. Wenn Ihnen das also passieren sollte, müssen Sie sofort ins Krankenhaus. Notfallmedizinisch werden dann meist hohe Dosen Jod verabreicht, welche die Schilddrüse schnell zur Ruhe bringen.

Sollten Sie am Morgen Ihres Bluttests Schilddrüsenhormone einnehmen?

Nehmen Sie ein reines T4-Medikament ein?
Dann ist es nicht weiter wichtig, ob Sie an diesem Morgen Ihre Tablette nehmen. Sie können sie einnehmen, weil sie Ihren Test nicht beeinflussen wird.

Nehmen Sie ein T3-Medikament ein?
Dann müssen Sie die Hormondosis am Tag des Bluttests weglassen. Nehmen Sie das Medikament einfach danach.

Nehmen Sie natürliche Schilddrüsenhormone (wie Armour Thyroid) ein?
Auch in diesem Fall können Sie das Medikament einnehmen, aber nur dann, wenn der Bluttest kurz darauf erfolgt. Haben Sie den Termin aber drei bis vier Stunden später, sollten Sie das Medikament weglassen.

Auf diese Medikamente sollten Sie verzichten!

Arbeitet Ihr Immunsystem schlecht und werden Sie häufig krank? Hatten Sie schon Nebenhöhlenentzündungen, Ohrenschmerzen, Blasen- oder Harntraktentzündungen? Oder gar eine Nierenbeckenentzündung? Und wurden Sie daraufhin mit einem Antibiotikum behandelt?

Einige Antibiotika sind tatsächlich schlecht für die Schilddrüse. Dazu gehören vor allem die Fluorchinolone oder einfach nur »Chinolone«. Diese sollten Sie nur dann nehmen, wenn es unbedingt nötig ist. Chinolone enthalten Fluor. Daher gelangen sie in Gewebeschichten, in die andere Antibiotika nicht hineinreichen, zum Beispiel in Gehirn, Niere, den Harntrakt, Prostata und Schilddrüse. Sie sind für lebensbedrohliche Krankheiten gedacht, da sie in jede einzelne Zelle des Körpers eindringen. Nichts kann sich vor ihnen verstecken. Manche Menschen wissen manchmal gar nicht, dass sie Chinolone eingenommen haben, weil man sie ihnen beispielsweise während einer

Operation verabreicht hat! Sie sollten auf jeden Fall nachforschen, ob dies bei Ihnen der Fall war. Obwohl Chinolone ursprünglich nur für absolut lebensbedrohende Krankheiten reserviert waren, werden sie heute verteilt wie Lutscher und auch bei vergleichsweise milden Infektionen verschrieben, für die auch andere Antibiotika ausreichend wären.

Was daran so problematisch ist? Zum einen führen Chinolone zu einer reduzierten Aufnahme von Levothyroxin (T4) und beeinflussen den TSH-Wert. Außerdem ist Fluor giftig für die Schilddrüse. Das Fluor in den Chinolonen kann in der Schilddrüse Schaden anrichten. Sie sollten Ihre Schilddrüse wirklich vor Fluor und Fluoriden schützen! Außerdem wirken sich Fluoride nachteilig auf die Zirbeldrüse aus.

Aber das ist noch nicht alles. Starke Antibiotika bei einer »kleinen« Infektion zu verschreiben, kann unter Umständen zu lebenslangen neurologischen und geistigen Störungen führen. Manche Kinder und Erwachsene, die so behandelt wurden, berichten über Probleme wie Schlaflosigkeit, Ticks, Risse an Bändern und Sehnen, Konzentrationsprobleme, Ameisenkribbeln, Kopfschmerzen, Ohrgeräusche (Tinnitus), schnelle Ermüdbarkeit, Bauchschmerzen und alle nur erdenklichen Schilddrüsensymptome. Die vorgenommenen Untersuchungen mit Magnetresonanztomografie und Labortests zeigten hier keinen Befund.

Man nennt diese Medikamente Antibiotika, in Wirklichkeit aber wirken sie wie eine Chemotherapie. Sie bewirken, dass sich die DNS entspiralisiert, weil sie die DNS-Gyrase hemmen, die für das »Verdrillen« der DNS-Stränge verantwortlich ist.

Wie soll man dahinterkommen, dass all diese Symptome etwas mit den eingenommenen Antibiotika zu tun haben? Vor allem, da sie sich meist erst nach der Einnahme einstellen? Auf meiner Webseite *www.SuzyCohen.com* finden Sie einen Artikel in englischer Sprache zu diesem Thema: »Fluoroquinolones: Some Medications Scare Me«. Dieser Artikel könnte Ihr Leben verändern. Denn vielleicht leiden Sie ja auch unter einem »Fluor-Schaden«?

In Tabelle 11 finden Sie die Markennamen der gängigsten Fluorchinolone. Haben Sie je eines dieser Medikamente eingenommen? Vier davon wurden in den USA vom Markt genommen, die verbleibenden tragen immer noch eine

Warnung der amerikanischen Behörde für Medikamenten- und Nahrungsmittelsicherheit. (In Deutschland ist dies nicht der Fall!) Chinolone sind unter zahlreichen verschiedenen Namen in aller Welt bekannt. Man verschreibt sie vor allem Kindern. Schrecklich! Es gibt sie als Ohren- und Augentropfen. Fragen Sie Ihren Apotheker, ob das verschriebene Antibiotikum ein Fluorchinolon ist, oder sehen Sie selbst im Internet nach.

TABELLE 11: FLUORCHINOLONE

- ✓ Ciprofloxacin
- ✓ Levofloxacin
- ✓ Moxifloxacin (Avelox)
- ✓ Norfloxacin (Noroxin)
- ✓ Ofloxacin
- ✓ Trovafloxacin (Trovan)
- ✓ Alatrofloxacin (nicht in Deutschland)
- ✓ Cipro oder Ciloxan (Augen- und Ohrentropfen)
- ✓ Vigamox (Augentropfen)
- ✓ Ocuflox (nicht in Deutschland)
- ✓ Floxin (nicht in Deutschland)
- ✓ Floxacin

Was habe ich persönlich getan?

Sie haben sich mittlerweile vielleicht gefragt, was ich selbst getan habe, um meine Schilddrüse zu heilen?

Ich habe zum einen ein reines T3-Medikament genommen, das für mich in der Apotheke zusammengestellt wurde, und zwar 5 Mikrogramm jeden Morgen. Dazu habe ich hohe Dosen Vitamin C eingenommen und natürliche Adaptogene für die Nebennieren. Diese habe ich etwa alle zwei Monate gewechselt. Mir persönlich behagt Ashwagandha, eine Heilpflanze aus Indien. Einen Monat lang habe ich Rosenwurz-Kapseln eingenommen, dann wieder einen Monat lang Ginseng, aber auch Süßholz und Schisandra. Da ich von einigen dieser Kräutermittel Pickel bekam, musste ich wechseln. Jedes hat seine Vorzüge, daher würde ich vorschlagen, dass Sie mit Ihrem Naturheilkundespezialisten besprechen, was Sie in welcher Kombination einnehmen sollten.

Ich habe mir zudem jeden Tag zehn Minuten gegönnt, in denen ich Atemübungen gemacht oder meditiert habe. Eine ganze Zeit lang habe ich keinen Sport getrieben, weil ich meinen Körper nicht allzu sehr antreiben wollte. Dann habe ich ganz langsam wieder angefangen – und zwar mit Yoga und Tanzen. Heute geht es mir wirklich ziemlich gut.

Und ich habe mich einige Jahre lang glutenfrei ernährt, dann zwei weitere Jahre nach der Paleo-Diät oder Steinzeiternährung. Ich habe angefangen, mir Frischsäfte selbst zu machen, und ernähre mich außerdem weitgehend biologisch. Wenn ich Fleisch esse, versuche ich, zumindest solches in Bio-Qualität zu bekommen, damit wenigstens keine Fremdstoffe wie Antibiotika darin enthalten sind.

Darüber hinaus habe ich mich bemüht, meine Fernsehgewohnheiten zu kontrollieren. Ich sehe viele witzige Sendungen, die meine Laune heben, statt Nachrichten.

Der Körper will sich selbst heilen. Wir müssen nur aufpassen, dass wir ihm dabei nicht im Weg stehen und dass wir ihm eine Grundlage für seine eigenen Reparaturvorgänge verschaffen, statt immer mehr Chemikalien in uns hineinzupumpen.

Kapitel 19

Nahrungsergänzungsmittel für eine gesunde Schilddrüse

Ich bin eine leidenschaftliche Verfechterin der Unterstützung der Schilddrüse durch Nahrungsergänzungsmittel. Einige davon sind wirklich großartig. Die meisten arbeiten nicht mit den Schilddrüsenhormonen zusammen, sondern geben Ihnen das, was Sie brauchen, um mehr Hormone zu produzieren. Mittlerweile gibt es viele Nahrungsergänzungsmittel, welche die T4-Produktion fördern. Mittlerweile wissen Sie jedoch, dass eine gesunde Schilddrüse auch mit der Abwesenheit von Entzündungsherden zu tun hat, mit Nahrungsmittelallergenen (wie Gluten oder Casein) und der Fähigkeit, T3 in der Zelle zu verarbeiten, wo es sozusagen das Licht einschaltet. Erinnern Sie sich noch an das Beispiel vom verschlossenen Haus? Wenn nicht, dann sehen Sie in Kapitel 3 nach.

Probiotika beeinflussen den Schilddrüsenhormonspiegel

Probiotika sind sehr wirksam, was die Schilddrüse angeht. Sie sorgen dafür, dass 20 Prozent Ihres inaktiven T4 im Darm in T3 umgewandelt wird. Probiotika helfen Ihnen also, Ihr Schilddrüsenhormon zu aktiveren. Manchmal ist das schon alles, was nötig ist, um eine etwas träge Schilddrüse anzukurbeln. Deshalb nenne ich die Probiotika hier gleich als Erstes. Es wäre ja schön, wenn wir alle eine gesunde Darmflora hätten, doch bedauerlicherweise hapert es immer ein bisschen, wenn es um diese förderlichen Bakterienkulturen geht.

Probiotika zu nehmen, ist ein ganz simpler Weg, das eigene Immunsystem zu stärken. Probiotika helfen Ihnen auch bei der Verwertung Ihrer Schilddrüsenhormone. So wird nichts verschwendet.

Wie Sie vielleicht mittlerweile gemerkt haben, trete ich dafür ein, dass wir unsere Schilddrüsenhormone besser in ihrer Arbeit unterstützen sollten, statt immer mehr und mehr davon zusätzlich zu schlucken. Genau das tun Probiotika. Sie helfen Ihnen, Ihr Schilddrüsenhormon zu aktivieren, das sonst vergeblich hergestellt worden wäre. Achten Sie darauf, dass Ihr Probiotikum von hoher Qualität ist, denn es handelt sich ja letztlich um Bakterien. Schließlich wollen Sie nichts nehmen, was in Ihre Darmflora nicht hineingehört, und Millionen Keime in Ihren Körper lassen, die dieser als fremd empfindet. Das Ziel der Probiotikaeinnahme ist es, Ihren persönlichen Bakteriennutzgarten zu pflanzen und dazwischen kein Unkraut wuchern zu lassen. Ich werde immer ein bisschen sauer, wenn ich merke, dass bestimmte Unternehmen einfach irgendwelche Bakterienstämme in ihre Präparate mixen. Ihr Körper muss diese Stämme erkennen, sonst erwartet Sie ein Rückschlag, eine Art schwache Autoimmun-Attacke, weil der Körper diese merkwürdig wirkenden Bakterien erst einmal beseitigen möchte.

In Kapitel 7 meines Buches *Vorsicht Nährstoffräuber!* schreibe ich mehr zum Thema Probiotika. Sie können übrigens auch bei Kopfschmerzen hilfreich sein.

Was Probiotika angeht, empfehle ich immer Dr. Ohhira's Probiotics, die Sie ganz einfach im Internet bestellen können. Die Bakterien sind frisch und helfen Ihnen, Ihre ureigenste Darmflora wiederherzustellen: die, mit der Sie auf die Welt gekommen sind. Ich bin erst kürzlich dem wissenschaftlichen Beirat der Firma beigetreten. Aber Sie können sich natürlich auch von Ihrem Arzt oder Apotheker beraten lassen. Nachstehend führe ich einige Faktoren auf, die sich negativ auf die Darmflora auswirken. Auch wenn das, was Sie einnehmen, nicht aufgeführt ist, sollten Sie nicht vergessen: Alles, was Sie zu sich nehmen oder einnehmen, kann Ihre Darmflora schädigen, unter anderem viele Medikamente. Schädigend wirken

- die Einnahme von Antibiotika,
- die Einnahme von Kortikosteroiden,
- die Einnahme von Säurehemmern und Säureblockern,
- die Einnahme von Östrogenen (Verhütungsmitteln, Hormonersatztherapie),
- die Einnahme von Blutdruckmedikamenten,

- das Trinken von Alkohol, selbst Wein,
- das Trinken von koffeinhaltigen Getränken,
- das Essen von Zucker und industriell verarbeiteter Nahrung,
- ein fehlender Blinddarm sowie
- Zöliakie, Morbus Crohn und Reizdarmsyndrom.

Pyrodixal-5'-Phospat oder P5P

Das ist die aktive Form des Vitamin B_6. Nicht jeder, der auf die klassische Weise Vitamin B_6 einnimmt, kann es auch in seine biologisch aktive Form umwandeln. P5P ist also eine besonders hochwertige Form von Vitamin B_6, die tatsächlich wirkt! Ein Mangel an Vitamin B_6 kann Ihr Immunsystem anfälliger machen, sodass es Ihre Schilddrüse schneller angreift. Zum P5P brauchen Sie im Übrigen auch Zink, das für die Wirksamkeit der Schilddrüsenhormone von entscheidender Bedeutung ist. Ein niedriger Zinkspiegel bringt Probleme bei der Monatsblutung und ein ausgeprägtes prämenstruelles Syndrom mit sich. Fehlt dem Körper P5P, kann dies zu Schilddrüsenunterfunktion führen und eine Autoimmunerkrankung der Schilddrüse fördern. Zu den Symptomen des Vitamin-B_6-Mangels gehören Depressionen, Reizbarkeit und Nervenschmerzen sowie eine Entzündung der Zunge. Letztere gehört im Übrigen auch bei Schilddrüsenunterfunktion zu den Leitsymptomen. Ob Sie darunter leiden, lässt sich ganz einfach feststellen: Stellen Sie sich vor den Spiegel und strecken Sie sich selbst die Zunge raus. Ist die Zunge fleckig? Oder an den Rändern rissig? Das hieße, dass sie sich gegen die Zähne drückt, weil sie größer ist als gewöhnlich. B_6 und/oder Schilddrüsenmedikamente bzw. Nahrungsergänzungsmittel können hier helfen.

Methylcobalamin

Dies ist eine der aktiven Formen von Vitamin B_{12}. Es ist nicht dasselbe wie Cyanocobalamin, das sehr populär ist, weil es billiger ist als das, was Sie wirklich brauchen. Ihr Körper kann Methylcobalamin besser verwerten. Vitamin

B_{12} spielt eine Schlüsselrolle im Stoffwechsel. Es schenkt Energie, Konzentrationsfähigkeit und ein gesundes Nervensystem. Wenn Sie unter einer Schilddrüsenunterfunktion leiden, haben Sie vermutlich Probleme mit dem Verdauungstrakt. Dann könnten Sie einen Vitamin-B_{12}-Mangel entwickeln.

Manche Menschen erholen sich nicht richtig von ihrem Mangel an Schilddrüsenhormonen, selbst wenn man ihnen T3 verabreicht. Kürzlich erhobene Daten lassen vermuten, dass dies an einem B_{12}-Mangel liegen könnte. Eine 2008 im *The Journal of the Pakistan Medical Association* veröffentlichte Studie untersuchte 116 Patienten mit Schilddrüsenunterfunktion. Die Forscher fanden heraus, dass fast 40 Prozent der Patienten auch an einem Vitamin-B_{12}-Mangel litten. Das ist fast die Hälfte!

Ein Mangel an diesem Vitamin führt zu Störungen bei der Produktion der Schilddrüsenhormone. Das Ganze ist ein echter Teufelskreis. Tierversuche haben gezeigt, dass ein B_{12}-Mangel die Aktivität der 5'-Dejodase in der Leber hemmt. Das heißt, dass weniger T3 entsteht, das bioaktive Schilddrüsenhormon. Können wir davon ausgehen, dass dies auch auf Menschen zutrifft? Nicht zwingend, aber meiner Ansicht nach könnte das schon sein.

Und noch etwas: Wenn Sie einen hohen Homocysteinspiegel haben, kann dies auch mit Schilddrüsenunterfunktion zusammenhängen. (Zumindest ergab dies eine kleinere Studie, die 1999 in den *Annals of Internal Medicine* publiziert wurde. Einige Monate der Behandlung mit Schilddrüsenhormonen jedenfalls sorgten dafür, dass sich der Homocysteinspiegel der Patienten wieder normalisierte.) Wenn Sie also bisher davon ausgegangen sind, dass Vitamin B_{12} nichts mit Ihrer Schilddrüsengesundheit zu tun hat, sollten Sie darüber vielleicht noch einmal nachdenken. Sie können Vitamin B_{12} ruhig zusammen mit Ihren Schilddrüsenmedikamenten oder anderen Nahrungsergänzungsmitteln einnehmen. Oder fragen Sie Ihren Arzt bzw. Naturheilkundespezialisten.

Jod

Wenn Sie zu wenig Jod haben, sind Sie stets müde und werden schlechter mit Stress fertig. Sie verlieren leicht den Faden, haben ein ausgeprägtes prämenstruelles Syndrom und sind häufig niedergeschlagen. Ihr Körper braucht Jod, um Schilddrüsenhormone herzustellen. Jod ist der Hauptbestandteil von Thyroxin (T4). Ich habe diesen Zusammenhang in den vorhergehenden Kapiteln eingehend behandelt. Jod aber wird nicht nur zur Produktion von Schilddrüsenhormonen gebraucht. Es schützt auch die Fortpflanzungsorgane und kann fibrozystische Veränderungen an der Brust günstig beeinflussen. Was Jod angeht, bin ich konservativ: Ich finde, es ist ein wichtiges Spurenelement, doch sollte es in minimalen, zuträglichen Dosen eingenommen werden, und zwar nur dann, wenn ein Urintest ergeben hat, dass Sie echten Jodmangel haben.

Wie in diesem Buch dargelegt, gehe ich davon aus, dass die Schilddrüsenkrankheit auf Entzündungen zurückgeht, nicht auf Jodmangel! Wenn Sie allerdings wenig T4 produzieren, dann kann dies allerdings sehr wohl an einem Jodmangel liegen, da Jod die Grundlage für die T4-Herstellung bildet.

Jodmangel ist gar nicht mal so selten. Schließlich sind wir einem täglichen Bombardement mit den verschiedensten chemischen Stoffen ausgesetzt. Da sind die Halogene wie Fluor, Chlor und Brom, die alle um denselben Rezeptor (dieselbe Stelle auf der Zelle) wie das Jod konkurrieren und sich gegen das Jod durchsetzen können. Fluor, Chlor und Brom sowie ihre Derivate aus Ihrem Umfeld zu verbannen, kann durchaus helfen. Lesen Sie dazu mehr in Kapitel 8. Denn diese Diebe schleichen sich oft auf völlig unerwartete Weise in unseren Körper:

- Beim Duschen ohne Chlorfilter
- Im Schwimmbad (gechlortes Wasser)
- Beim Zähneputzen (Fluor in der Zahncreme)
- Im neuen Auto (der deutlich wahrnehmbare Geruch wird durch Bromide verursacht)
- Durch Power-Drinks und andere Elektrolyt-Getränke
- Durch bromiertes Pflanzenöl (früher zum Beispiel in Coca-Cola)
- Beim Verzehr eines Bagels
- Durch Fluorchinolone als Antibiotika (Levofloxacin, Ciprofloxacin, Moxifloxacin)
- Durch Serotonin-Wiederaufnahmehemmer (Antidepressiva)

Zink

Zink ist wichtig, um in Leber und Nieren T4 zu T3 umzuwandeln. Es verbessert die Aktivität der Dejodasen, jener D-Enzyme, die das Hormon bioaktiv machen. Tierversuche zeigten, dass ein Zinkmangel die Aktivität dieser Enzyme um bis zu 67 Prozent reduziert. Wenn Sie die Aktivität jenes Enzyms vermindern, das Sie aufweckt, dann werden Sie müde – in diesem Fall durch Schilddrüsenunterfunktion.

Eine andere Studie zeigt, dass Zink als Nahrungsergänzungsmittel bei Patienten mit Unterfunktion (die vorher mit Antiepileptika wie Phenytoin oder Carbamazepin behandelt wurden) die normale Schilddrüsenfunktion wiederherstellen kann. In einer anderen Studie litten neun von 13 Teilnehmern mit einem niedrigen fT3-Spiegel (aber normalem T4-Wert) unter einem leichten Zinkmangel. Nach oralen Gaben von Zinksulfat – die Dosis variierte zwischen 4 und 10 Milligramm pro Kilogramm Körpergewicht für zwölf Monate – normalisierten sich das Gesamt-T3 und das freie T3, das rT3 verringerte sich entsprechend, was ein gutes Zeichen ist. Und auch der TSH-Wert normalisierte sich entsprechend. Wie viel Zink Sie im Körper haben, beeinflusst die Verstoffwechslung der Schilddrüsenhormone im peripheren Gewebe, vor allem die Aktivierung des T3 (von T4).

Selen

Selen hilft bei der Produktion und Verstoffwechslung von Schilddrüsenhormonen. Dieser antioxidativ wirkende Mineralstoff ist wichtig für die Dejodase-Enzyme, die T4 zu T3 umwandeln. Ein Selenmangel führt also ebenfalls zu reduziertem T3. Das heißt: Sie könnten die Symptome einer Schilddrüsenerkrankung haben, auch wenn die Werte für T3 und T4 im Blut normal sind. Außerdem ist Selen wichtig zum Ausgleich einer überaktiven Schilddrüse, die durch äußere oder innere Faktoren unter Stress steht. Ein Selenmangel führt auch dazu, dass mehr vom »Winterschlafhormon« rT3 entsteht. Und es schützt die Schilddrüse vor den Auswirkungen von zu viel Jod. Daher wird es häufig bei Patienten mit Hashimoto-Thyreoiditis eingesetzt. Idealerweise nimmt man es aber erst ein, nachdem man seinen Jodspiegel normalisiert hat, nicht vorher.

Wenn es um Autoimmunerkrankungen wie Hashimoto geht, ist Selen ein wahres Wundermittel. Eine klinische Studie verfolgte das Befinden von Patienten über neun Monate hinweg. Heraus kam, dass die Nahrungsergänzung mit Selen die TPO-Antikörper selbst bei jenen Patienten senkte, die zu Beginn der Studie keinen Selenmangel hatten. (Die TPO-Antikörper greifen den Körper an und lösen diese Autoimmunerkrankung, Hashimoto, aus.) Etwa 80 Prozent der Menschen mit Schilddrüsenunterfunktion leiden unter Hashimoto-Thyreoiditis – oftmals, ohne es zu wissen.

Wenn Sie also Hashimoto-Thyreoiditis oder die Basedowkrankheit haben, sollten Sie Ihren Arzt um Selen bitten. (Selen ist zwar frei erhältlich, doch Sie sollten immer den Rat Ihres Arztes einholen, bevor Sie ein Nahrungsergänzungsmittel einnehmen.) Viele Studien zeigen, dass es die entzündlichen Zytokine massiv reduziert. Erinnern Sie sich noch? Entzündungsherde im Körper machen Ihre Schilddrüsenhormone träge. Selen öffnet die Tür in die Zellen, sodass das Schilddrüsenhormon hineingelangt und seine Arbeit aufnehmen kann.

Daher ist es so wichtig, Entzündungsherde zu beseitigen, um weiteren Schaden am Gewebe der Schilddrüse zu verhindern. Sie werden sich danach deutlich lebendiger fühlen. Nahrungsmittel, die Entzündungen verhindern (durch hohen Selengehalt), sind echte Schilddrüsennahrung.

Doch wie arbeitet Selen eigentlich? Einige Wissenschaftler nehmen an, dass es seine Wirkung (zum Teil) über die Ankurbelung der Glutathionproduktion entfaltet. Außerdem werden toxische freie Radikale wie Wasserstoffperoxid und die gefährlichen Lipidperoxide reduziert.

Mangan

Sie brauchen Mangan, um das stärkste Antioxidans überhaupt herzustellen. Es heißt Superoxiddismutase und ist tatsächlich super! Dieses Enzym ist wichtig für unsere Mitochondrien, die für uns Energie produzieren und uns munter machen. In den Mitochondrien wird Glukose in Energie verwandelt, und zwar in Form von ATP, unserem Energiemolekül. ATP ist sozusagen der Funke des Lebens, der in den Mitochondrien gebildet wird. Ich nenne sie in meinem Buch *Diabetes heilen ohne Medikamente* die »Kraftwerke« der Zelle, weil sie uns Energie liefern. Schilddrüsenhormone wirken nicht, wenn Ihre Mitochondrien nicht auf dem Damm sind. Die für die Mitochondrien wichtige Superoxiddismutase ist wiederum von Mangan abhängig. Als starkes Antioxidans schützt es die Leber und somit unsere Schilddrüsengesundheit, denn ein Teil der Umwandlung von T4 in T3 findet in der Leber statt. Außerdem hilft Mangan Menschen mit der bekannten »birnenartigen« Körperform, weil es den Fettstoffwechsel ankurbelt. Vor allem die Fettansammlung in der Leber, die zur Bildung von Lipidperoxiden führt, wird dadurch wirksam vermindert. (Diese Moleküle lassen uns noch mehr Fett an Hüften und Oberschenkel einlagern.) Da Mangan also die Fettansammlung in der Leber reduziert, ist es der »Anti-Birnen-Mineralstoff« schlechthin. Indirekt hilft Mangan auch, den Appetit auf Süßes zu verringern. Wenig Mangan genügt schon, zum Beispiel als Beimengung in einem Multivitamin- oder Mineralstoffpräparat. Es wirkt ohnehin am besten im Verbund mit anderen Vitalstoffen, welche die chemischen Reaktionen im Gehirn stützen. Sie sollten Mangan nicht isoliert in größerer Menge einnehmen. Aber eine niedrige Dosis jeden Tag ist meiner Ansicht nach förderlich. Sie nehmen auch mehr Mangan zu sich, wenn Sie mehr grünes Blattgemüse und Salat essen. Auch in Nüssen, Samen, biologischer Melasse, Zucchini und Sommerkürbissen, Erdbeeren, Knoblauch, Kichererbsen, Gewürznelken, Zimt, Pfefferminze und Thymian ist Mangan enthalten.

Molybdän

Sie brauchen Molybdän, um die Sulfitverbindungen in Ihrer Nahrung in Sulfate umzuwandeln. Sulfite finden sich beispielsweise in geschwefelten Trockenfrüchten, geschwefeltem Wein und einigen schwefelhaltigen Nahrungsmitteln wie Brokkoli, Knoblauch und Zwiebeln. Das Enzym, das für die Umwandlung verantwortlich ist, heißt Sulfitoxidase. Manche Menschen haben eine genetische Mutation, die diese Umwandlung verhindert. Falls Sie unter diesem Gendefekt leiden, hilft es, schwefelhaltige Lebensmittel bei der Ernährung zu vermeiden oder aber kleine Mengen Molybdän zuzuführen. Ein anderes Enzym, das Ihnen hilft, ist die Aldehydoxidase, die aber ebenfalls Molybdän braucht.

Menschen, die sich schlecht konzentrieren können, leiden gelegentlich unter Molybdänmangel. Dann treten aber auch noch weitere Symptome auf wie Asthma, knackende Gelenke, Überempfindlichkeit gegen Aspirine und Salicylverbindungen, Abneigung gegen schwefelhaltige Nahrungsmittel (zum Beispiel Eier), Arthritis und emotionale Probleme wie Depressionen (die auch auf einen niedrigen Dopaminspiegel zurückgehen können).

Ashwagandha

Der botanische Name dieses Heilkrauts ist Withania somnifera. Es besitzt unglaublich viele positive Eigenschaften. Ashwagandha ist ein »intelligentes« Kraut und hilft Ihnen bei der Anpassung an Umweltbedingungen. So etwas nennt man adaptogen. Außerdem stimuliert es die Produktion von Schilddrüsenhormonen (T4 und T3) und stärkt die Nebennieren. Wenn Sie das Gefühl haben, Sie schaffen es einfach nicht mehr, dann ist dies ein wunderbarer pflanzlicher Helfer. Es beruhigt und stimuliert zugleich. Ashwagandha reduziert Schwellungen (Entzündungen), reguliert den Blutdruck und unterstützt das Immunsystem.

Und es wirkt sich positiv auf Schilddrüse und Nebennieren aus. Ich möchte Ihnen Ashwagandha wirklich ans Herz legen. Ich empfehle es vor allem, wenn jemand T4-Medikamente mit Levothyroxin nicht verträgt. Ashwagandha hilft nämlich bei Über- wie bei Unterfunktion gleichermaßen. Bei Hashimoto-Patienten kann es allerdings Probleme verursachen. Leiden Sie an einer Unterfunktion, hilft Ashwagandha, mehr Schilddrüsenhormone herzustellen. Es stärkt die überstrapazierten Nebennieren, die quasi ausgebrannt sind, weil der Stress (oder die *Tonight Show*) Sie nicht mehr schlafen lässt. Ashwagandha und Selen sind die Stars der Schilddrüsen-Show. Sie schützen Sie vor DNS-Schäden (die zu Krebs führen können) und wirken sowohl antientzündlich als auch antikarzinogen.

Resveratrol

Resveratrol schützt das Herz, die Bauchspeicheldrüse und das Gehirn. Es kommt vor allem in Pflanzen vor, zum Beispiel in Weintrauben und Maulbeeren. Eine besonders hohe Konzentration ist im Japanischen Staudenknöterich enthalten (Polygonum cuspidatum). Resveratrol aktiviert unser Lebensverlängerungsgen, dem man den Namen Sirtuin 1 (Silent Information Regulator 1) gegeben hat. Spaßeshalber wird es auch das »Schlank-Gen« genannt.

Ich habe dieses Antioxidans bereits in meinem Buch *Diabetes heilen ohne Medikamente* beschrieben, weil es schier Wunder wirkt. Menschen mit Lyme-Borreliose nutzen es, um den Bartonella-Befall zu kontrollieren. Was die Schilddrüse angeht, so kann Resveratrol vor papillären und follikulären Tumoren schützen. Es lässt Krebszellen absterben, sodass weniger in Ihrem Körper zurückbleiben. Resveratrol stärkt darüber hinaus die Verarbeitung von Jod, den Stoffwechsel und die Schilddrüsenfunktion, indem es Sirtuin 1 aktiviert. Und was Krebs angeht, so ist leider zu sagen, dass der Schilddrüsenkrebs auf dem Vormarsch ist, vor allem bei Kindern, die rund um Fukushima in Japan leben.

Tyrosin

Dabei handelt es sich um eine Aminosäure, einen Baustein von Proteinen. Tyrosin ist essenziell, um Schilddrüsenhormon herzustellen, denn zusammen mit Jod formt es das Thyroxin (T4). Außerdem ist Tyrosin ein wesentlicher Bestandteil der Glückshormone im Gehirn und anderer Neurotransmitter, zum Beispiel L-Dopa, Dopamin, Adrenalin und Noradrenalin. Tyrosin ist ein sehr, sehr wichtiger Stoff. Eine Unterversorgung damit macht Sie müde und erschöpft und führt zu einer Schilddrüsenunterfunktion. Auch für Menschen mit Depressionen, Parkinson, Suchtproblemen und Entzugserscheinungen ist Tyrosin ein unverzichtbarer Faktor. Das Coole an Tyrosin ist, dass es von der Haut zu Melanin umgebaut wird. Melanin ist wesentlich für die Bräunung der Haut. Außerdem schützt es vor den schädlichen UV-Strahlen der Sonne.

Viele Naturheilkundler empfehlen hohe Dosen Tyrosin täglich, zum Beispiel 500 Milligramm zwei- bis dreimal pro Tag. Ich bin damit nicht ganz einverstanden. Tyrosin ist zwar der »Vorläufer« des Schilddrüsenhormons, trotzdem bin ich der Auffassung, dass dem Körper davon nur wenig zugeführt werden sollte.

In meinen Augen sind Schilddrüsenkrankheiten in erster Linie ein Problem von entzündungsfördernden Stoffen, die im Körper sozusagen Amok laufen. Dies führt unter anderem dazu, dass nicht mehr genug Schilddrüsenhormone in die Zellen gelangt. (Wenn Sie sich an mein Lieblingsbeispiel erinnern: Das Hormon bleibt ausgesperrt, sodass im Haus die Lichter mangels Strom nicht angehen.) Ich möchte, dass Sie Ihre Schilddrüsenhormone besser verwerten können, statt dass Sie sich mit noch mehr Hormonen vollpumpen. Letzteres ist nämlich sinnlos, wenn Sie das Hormon nicht nutzen können. Grundsätzlich stehe ich einer Nahrungsergänzung mit Tyrosin positiv gegenüber, bin aber gegen hohe Dosen. Tyrosin kann zu stark stimulieren und zu hohem Blutdruck, Kopfschmerz, Schlafstörungen, Schlaflosigkeit und Herzklopfen führen. Hohe Dosen Tyrosin (ab 500 Milligramm pro Tag) sollten nicht mit Schilddrüsenmedikamenten eingenommen werden, wenn Sie mich fragen. Eine niedrigere Dosis kann durchaus zusammen mit den Tabletten geschluckt werden; aber fragen Sie im Zweifelsfall besser Ihren Arzt, was für Sie richtig ist! Ich kann nicht wissen, wie individuell Sie auf Nahrungsergänzungsmittel reagieren, die ich Ihnen empfehle.

Königskerze

Diese stolze Pflanze trägt den botanischen Namen Verbascum thapsus und gehört zu den medizinisch wirksamsten Kräutern. Bei Tuberkulose, Lepra und anderen Infektionskrankheiten wirkt die Königskerze antibiotisch. Diese starke Kraft gegen Infektionen aller Art ist es, die ich besonders wichtig finde, da wir ja ständig mit Entzündungsherden im Körper herumlaufen. Königskerzen wachsen auf Schotterflächen und Müllkippen. Ich lebe in Colorado. Wann immer Sie hier wandern gehen, begegnet Ihnen diese Pflanze mit ihrem hoch aufgereckten Blütenstiel und den gelben Blüten. Eine Pflanze bringt pro Jahr bis zu 100.000 Samen hervor, die mehr als 100 Jahre überleben können! Diese ausgesprochen widerstandsfähige Pflanze hat sich als hochwirksam gegen die schlimmsten Krankheitserreger der Welt herausgestellt. Sie wirkt antientzündlich, antikarzinogen, fungizid, antibakteriell und antiviral. Kräuterkundler nutzen häufig ihre auswurffördernde Wirkung, die die Verschleimung der Lunge abbaut. Ihre heilkräftigen Polysaccharide und Flavonoide stillen Schmerzen und schwemmen die entzündungsfördernden Zytokine aus (indem sie NFkB blockieren, einen Faktor, der an der Entstehung von Entzündungen beteiligt ist). Da Verbascum Superoxide wirksam reduziert und damit antioxidativ tätig ist, kann es jegliche Drüsenentzündung positiv beeinflussen, also Hashimoto-Thyreoiditis ebenso wie die Basedowkrankheit. Sie können Verbascum als Tee, Pflanzensaft oder Tropfen kaufen. Sprechen Sie darüber mit Ihrem Arzt, denn pflanzliche Nahrungsergänzungsmittel sind großartige Helfer, enthalten aber nichtsdestotrotz medizinisch wirksame Komponenten, die in Ihre Gesamttherapie mit einbezogen werden sollten.

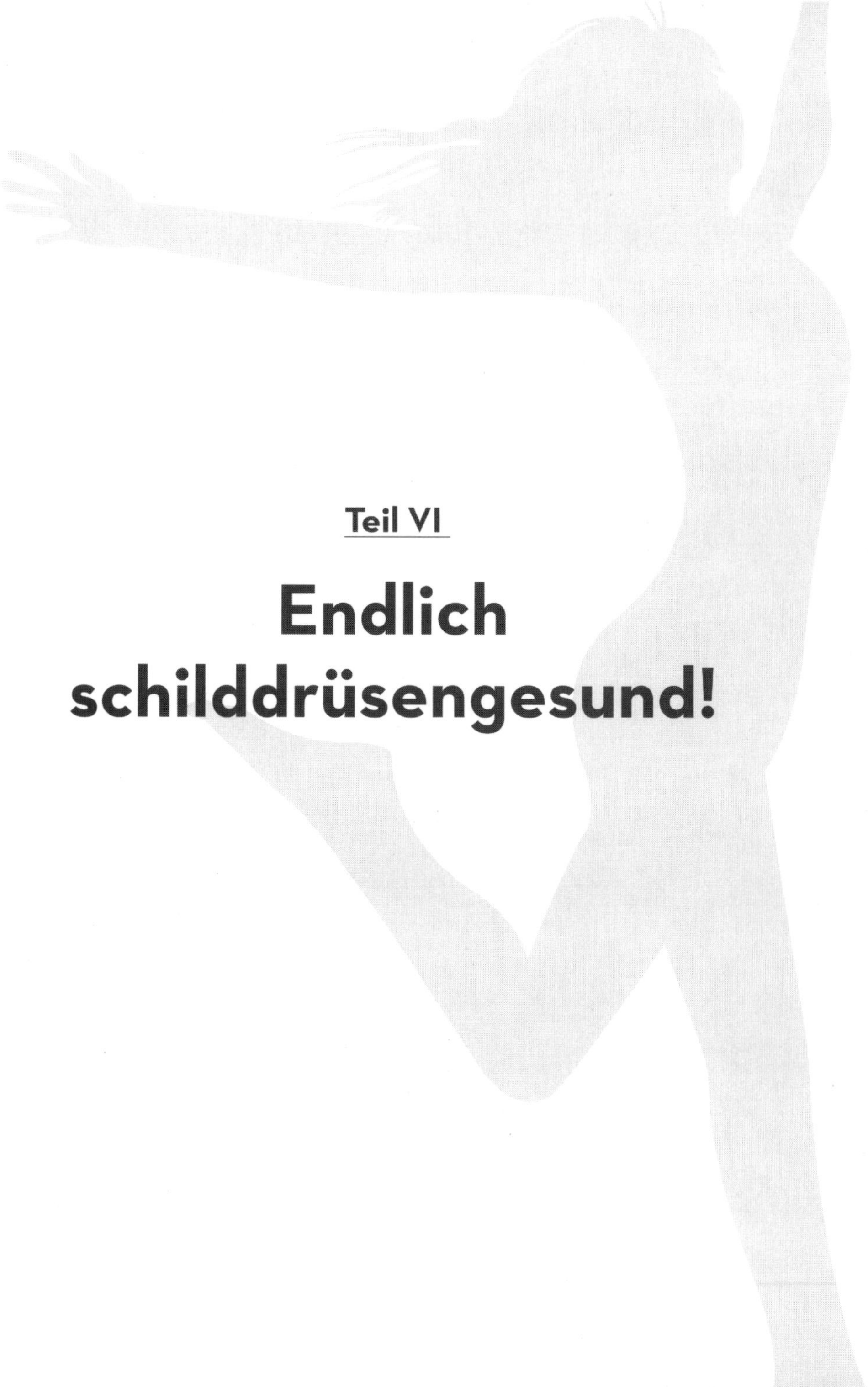

Teil VI

Endlich schilddrüsengesund!

Kapitel 20

Nahrung, die Ihre Schilddrüse heilt

Was Sie essen, kann Ihre Schilddrüse entscheidend beeinflussen. In diesem Kapitel werden Sie vieles über Bestandteile der Nahrung erfahren, welche die Bildung und Aktivierung Ihrer Schilddrüsenhormone unterstützen. Möglicherweise ist das schon alles, was Sie brauchen, um Pfunde zu verlieren und sich endlich wieder richtig fit zu fühlen. Falls nicht, können Sie immer noch mit Ihrem Arzt die Einnahme von Nahrungsergänzungsmitteln und/oder Medikamenten besprechen. An erster Stelle steht hier natürlich das Jod, denn dieses benötigt Ihre Schilddrüse, um Thyroxin (T4) herzustellen.

Jod

Jod ist ein Spurenelement, das die Schilddrüse braucht, um ihre Hormone überhaupt herstellen zu können. Jodmangel war in den Vereinigten Staaten früher eher selten, in Mitteleuropa hingegen aufgrund des Jodmangels in den Böden recht häufig. Auch heute noch ist eine ausreichende Jodversorgung nicht immer gewährleistet. Deutschland ist ein typisches Jodmangelland.[4] Trotzdem sind zur Nahrungsergänzung keine hohen Dosen erforderlich. Allerdings gibt es auch unter den Ernährungsexperten solche, die einer Ergänzung von Jod ablehnend gegenüberstehen. Dabei leiden viele Menschen unter Jodmangel, vor allem, wenn sie Fluorverbindungen aufnehmen oder Serotonin-Wiederaufnahmehemmer (eine bestimmte Art von Antidepressiva) einnehmen. Im Grunde ist es recht einfach, die Jodversorgung über die Ernährung zu sichern. Wenn bei Ihnen dies aus irgendwelchen Gründen nicht funktioniert, können Sie auch Jodtabletten verordnet bekommen.

4 Anmerkung der Übersetzerin

Jodmangel ist die Hauptursache für Schilddrüsenunterfunktion weltweit und ein Risikofaktor für die Entwicklung von Schilddrüsenkrebs. Jodmangel kann zur Ausbildung eines Kropfes führen. Sollte man bei Ihnen Schilddrüsenkrebs feststellen, empfiehlt es sich, eine zweite Meinung einzuholen. Ich habe erst kürzlich in einem Artikel gelesen, dass bei Kropf-Untersuchungen viel zu oft die (unrichtige) Diagnose »Schilddrüsenkrebs« gestellt wird. Mit den üblichen bildgebenden Verfahren ist dies nicht unbedingt zweifelsfrei zu klären.

Liefert Speisesalz das benötigte Jod?

Viele Experten glauben, es sei ausreichend, jodiertes Tafelsalz zu verwenden, um einem Jodmangel vorzubeugen. Gewöhnlich jedoch bekommen Sie mit jodiertem Tafelsalz buchstäblich nicht einen der Mineralstoffe, die Sie brauchen, um Schilddrüsenhormone herzustellen. Außerdem wird es gebleicht, damit es hübsch weiß aussieht. Und was ist drin? Nur Natriumchlorid, eine Chemikalie also, nicht unbedingt ein »Nahrungsmittel« und schon gar nicht schilddrüsengesund. Daran sollten Sie denken, wenn Sie im Supermarkt stehen und nach dem jodierten Tafelsalz greifen. Es ist nährstofftechnisch betrachtet vollkommen »nackt«.

Auch der Hauptbestandteil von Meersalz und von klassischem Tafelsalz ist Natriumchlorid, das der Körper braucht. Doch das gesunde Meersalz wird nicht raffiniert wie gewöhnliches Tafelsalz. Daher enthält es noch allerlei gesunde Mineralstoffe wie Kupfer, Jod, Zink, Kalium, Magnesium, Chrom, Eisen und einige weitere. Tafelsalz hingegen ist so raffiniert, dass ich es nur als Zusatzstoff betrachte, denn tatsächlich liest sich die Angabe der Inhaltsstoffe nicht viel anders als bei den Salzen, die man für die Windschutzscheibe verwendet, um sie eisfrei zu machen. Das ist kein Witz. Meersalz hingegen wird nicht im Labor hergestellt. Im Grunde ist es Meerwasser, bei dem das Wasser verdampft ist. Danach wird es nur noch gereinigt. Sie finden es in Naturkostläden, Reformhäusern und natürlich im Internet. Entscheidend ist, dass es nicht strahlend weiß ist wie das Tafelsalz. Auch weißes Meersalz ist gereinigt, daher ist farbiges Salz das beste.

Es werden noch andere Arten von Salz angeboten:

1. Himalajasalz: Es stammt aus sehr reinen Salzvorkommen im pakistanischen Teil des Himalajagebirges und enthält mehr Mineralstoffe als jedes andere Salz, nämlich 83 verschiedene. Gutes Himalajasalz schimmert rosa, weil es so viel Eisen enthält. Etwa 1 Gramm Himalajasalz enthält 500 Mikrogramm Jod.

2. Bretonisches Meersalz: Dieses Salz enthält nicht so viele verschiedene Mineralstoffe wie das Himalajasalz, aber es hat unter den verschiedenen Salzarten pro Gramm die größte Menge an Mineralstoffen überhaupt.

3. Redmond-Real-Salz: Es ist ein ausgesprochen reines Salz und enthält mehr als 60 verschiedene Spurenelemente. Sie können es im Internet bestellen. Ansonsten aber können Sie auch in Ihrem Naturkostladen oder Reformhaus nachforschen und dort mineralstoffreiches Salz kaufen. Lassen Sie sich die Liste der Inhaltsstoffe zeigen!

Das gewöhnliche jodierte Tafelsalz aus dem Supermarkt hingegen liefert überhaupt keine Mineralstoffe. Und trotzdem weisen mich die Menschen immer wieder darauf hin, dass es gesund sein müsse, weil es schließlich Jod enthalte. »Und?«, frage ich dann zurück. Jemand hat Jod hinzugefügt, nachdem er dem Salz die ursprünglich enthaltenen Mineralstoffe entzogen hat. Sollte das Ihre Vorstellung von Gesundheit sein? Glauben Sie mir: Eher schaffen Sie es, Ihren Ellbogen abzulecken, als mit jodiertem Tafelsalz eine gesunde Schilddrüse zu bekommen!

Jod ist wirklich gut für Sie, doch die Menge Tafelsalz, die Sie brauchen, um damit genug Jod aufzunehmen, würde Sie vermutlich umbringen! Ich sage nur: Hören Sie auf, sich den Gebrauch von Tafelsalz mit dem Argument schönzureden, es enthalte ja schließlich Jod. Und: Sie können Ihren Ellbogen nicht ablecken!

Jodreiche Nahrungsmittel

Algen, Tang und anderes Meeresgemüse sind die besten Jodquellen in der Ernährung. In Naturkostläden und Reformhäusern finden Sie viele verschiedene Formen, getrocknet oder in Pulverform, zum Beispiel Seetang, Dulse-Flocken (sehr salzig) und Kombu-Algen. Seetang ist eines der jodreichsten Lebensmittel überhaupt. Sie können ihn als Snack getrocknet verzehren oder ihn (auch als Pulver) in Suppen, Salaten und Eintöpfen verwenden. Essen Sie gerne Harumi Sushi mit Lachshaut? Ich ja. Auch so bekommen Sie schnell die nötige Dosis Jod ab, denn das Sushi steckt in einer leckeren Hülle aus Nori-Algen. Stellen Sie sich das Ganze jetzt noch mit würziger Mayonnaise vor!

Sie können sich auch Ihre eigene Gewürzmischung mit Seetang oder Algenpulver machen und sie in einen Salzstreuer füllen!

Das funktioniert auch mit Spirulina-Algen. Man kann sie in Pulverform kaufen und in einen Salzstreuer geben, sodass man sie jederzeit griffbereit hat. Spirulina-Algen sind ebenfalls eine gute Jodquelle. Sie schmecken nach Schwefel. (Da dies ein Teil der Heilkraft dieser Algen ist, bedeutet ein starker Geruch, dass das Nahrungsergänzungsmittel von guter Qualität ist.) Manche Menschen stehen auf diesen Geschmack. Sollte Ihnen der Schwefel zu viel des Guten sein, mischen Sie das Algenpulver mit etwas Knoblauch- oder Zwiebelpulver, Salz oder einer anderen Gewürzmischung, die Sie häufig verwenden. So können Sie Ihre höchstpersönliche Jodmischung kreieren. Algen lassen sich mit jeder Geschmacksrichtung kombinieren, sodass Sie immer dann, wenn Sie Ihr Lieblingsgewürz verwenden, auch eine Dosis Spirulina bekommen. Spirulina-Algen enthalten viel Jod. Die besten stammen aus Hawaii. Außerdem haben sie den Vorteil, Schwermetalle in Chelate einzubinden und auszuleiten. Da sie auch eine gute Quelle für pflanzliche Proteine, B-Vitamine und Mineralstoffe darstellen, sind sie wirklich gesund für den Körper.

Fische wie Hering, Lachs, Sardinen und Kabeljau liefern ebenfalls viel Jod. Achten Sie darauf, dass der Fisch aus Wildfang stammt. Ich persönlich liebe ja Hering, aber viele Leute stört der intensive Geschmack. Lachs ist da sehr viel milder. Außerdem hat er den Vorteil, dass er noch kleine Mengen des Antioxidans Astaxanthin enthält. Und dann gibt es da noch den Kabeljau. Er ist fettarm, saftig und schmeckt mild, weshalb die meisten Leute ihn gerne essen. 100 bis 120 Gramm enthalten etwa 100 Mikrogramm Jod.

Auch Kartoffeln enthalten Jod. Essen Sie am besten Kartoffeln mit der Schale! Ofenkartoffeln zum Beispiel, wobei diese auf jeden Fall aus biologischem Anbau stammen sollten. Eine mittelgroße Kartoffel, als Ofenkartoffel zubereitet, enthält etwa 60 Mikrogramm Jod.

Kuhmilch und Kuhmilchprodukte wie Joghurt oder Quark liefern dem Körper Jod (allerdings nur, wenn Sie nicht allergisch dagegen sind). Achten Sie darauf, dass die Milch aus Bio-Tierhaltung stammt. Ich bin kein Fan von Milchprodukten, doch ich weiß, dass viele Menschen sie sehr schätzen. Eine Portion Joghurt von etwa 200 Gramm enthält ungefähr 90 Mikrogramm Jod.

Im Vergleich dazu enthält Putenbrust ungefähr 30 bis 40 Mikrogramm Jod pro 100 Gramm.

Eine halbe Tasse Cranberrys enthält dagegen sage und schreibe 400 Mikrogramm Jod. Der Saft ist ziemlich herb-sauer. Außerdem sollten Sie darauf achten, dass Sie eine möglichst naturreine Form kaufen, also ohne Zuckerzusatz. Ist Ihnen der Saft zu herb, können Sie ihn ja zu Hause mit natürlichen Süßmitteln wie Honig, Vollrohrzucker, Kokoszucker oder Stevia nachsüßen.

Die richtige Menge Jod zu sich zu nehmen, kann Ihnen neues Leben einflößen, doch zu viel Jod führt leicht zu einer Überfunktion. Jod als Nahrungsergänzungsmittel ist erhältlich, doch ich empfehle es gewöhnlich nur Menschen, die nicht genug über die Ernährung aufnehmen können. Sprechen Sie mit Ihrem Arzt über jedes Nahrungsergänzungsmittel, das Sie einnehmen. Jod allein kann Ihre Schilddrüse nämlich nicht in Ordnung bringen. Möglicherweise brauchen Sie auch ein wenig Selen.

Selen

Selenreiche Nahrungsmittel

Selen ist ein wunderbarer Mineralstoff. Er wirkt antioxidativ, hilft bei der Herstellung von Schilddrüsenhormonen und kurbelt die Entgiftung an. Auf diese Weise stauen sich keine toxischen Abfallstoffe im Organismus auf.

Selen ist so wichtig für die Schilddrüse, dass ein Selenmangel Ihr Risiko, einen Schilddrüsentumor zu entwickeln, erhöht! Daher ist Selen sowohl bei Über- als auch bei Unterfunktion sinnvoll. Es reduziert nämlich Entzündungsherde. Außerdem ist es unverzichtbar bei der Umwandlung von T4 in aktives T3.

Pflanzliche Nahrungsmittel enthalten eigentlich genug Selen, doch gewöhnlich sind die Böden so ausgelaugt, dass das, was darauf wächst, mittlerweile ebenfalls kaum Selen liefert. Am meisten Selen schenkt uns die Paranuss. Ich empfehle Ihnen daher den täglichen Verzehr von Paranüssen, keinesfalls aber mehr als vier (oder sogar weniger) davon. Allein eine Paranuss enthält nämlich schon 100 Mikrogramm Selen, fast das Doppelte der täglich empfohlenen Zufuhr von 55 Mikrogramm! Achten Sie genauestens auf die Qualität der Nüsse, denn Paranüsse enthalten häufig Schimmelpilzsporen. Diese Aspergillus-Sporen können allergische Reaktionen auslösen, vor allem, wenn Sie ohnehin schon gewisse Nahrungsmittelunverträglichkeiten haben. Andere Möglichkeiten, Selen aufzunehmen, sind:

- Fische und Meeresfrüchte
- Fleisch (Huhn, Lamm, Pute, Wild etc.)
- Pilze wie Champignons oder Shiitakepilze
- Spargel (auch gekocht, gebraten oder gedünstet)
- Eier
- Spinat
- Nüsse

- Muscheln (etwa 410 Mikrogramm Selen stecken in einer Portion von circa 200 Gramm)
- Roher Tintenfisch (Wer außer einem Wal mag so etwas? Er enthält aber 100 Mikrogramm Selen in einer 90-Gramm-Portion.)

Tyrosin

Tyrosinreiche Nahrungsmittel

Tyrosin, eine Aminosäure, die allen Drüsen zugutekommt, ist auch für eine gesunde Schilddrüse wichtig. Sowohl T4- als auch T3-Hormone enthalten Tyrosin. Außerdem stellt Tyrosin eine Vorstufe des Glückshormons Dopamin dar. Wenn Sie unter Tyrosinmangel leiden, »bedrückt« Sie das gleich in zweifacher Hinsicht: Sie bekommen nicht genügend Schilddrüsenhormone und haben einen niedrigen Dopaminspiegel. Beides kann gravierende Erkrankungen nach sich ziehen, Depressionen zum Beispiel oder Anhedonie, die Unfähigkeit, Freude zu empfinden.

Eine Depression, die von einem niedrigen Serotoninspiegel ausgelöst wird, fühlt sich anders an als eine, die auf fehlendem Dopamin beruht. Sehr allgemein gesprochen: Wenn Sie unter Serotoninmangel leiden, verlangt es Sie nach Süßigkeiten, Kohlenhydraten, Milchprodukten und Bananen. Sie fühlen sich innerlich leer und können nicht schlafen.

Bei einem niedrigen Dopaminspiegel verspüren Sie ein Verlangen nach Schokolade und Kaffee. Nichts macht Ihnen Freude, für nichts können Sie sich begeistern. Sie haben dieses »Wurstigkeitsgefühl«.

Es empört mich, dass viele Ärzte bei Depressionen grundsätzlich Serotonin-Wiederaufnahmehemmer verordnen, die den Serotoninspiegel ansteigen lassen. Dazu gehören Sertralin, Fluoxetin und andere. Diese Medikamente helfen nicht, wenn Ihrer Depression ein niedriger Dopaminspiegel zugrunde liegt. Und das ist nicht selten! Bitten Sie Ihren Arzt, dass er Ihren Urin auf das Dopamin-Abbauprodukt Homovanillinsäure (HVA) untersuchen lässt, um eine Vorstellung von Ihrem Dopaminstatus zu bekommen. Und schätzen Sie den Grad Ihrer Apathie möglichst genau ein. Wenn Sie unter Tyrosinmangel leiden, haben Sie nicht nur wenig Dopamin (Depression), Sie haben vermutlich auch eine Schilddrüsenunterfunktion mit allen damit verbundenen Symptomen. Denn Tyrosin ist ein integraler Bestandteil des Schilddrüsenhormons wie des Dopamins. Es kann leicht zu Tyrosinmangel kommen, wenn Sie sich von Junkfood und industriellen Fertigprodukten ernähren. Denn so erhält Ihr Körper weder Jod noch Tyrosin.

Achten Sie darauf, tyrosinreiche Nahrungsmittel zu verzehren, vor allem Proteine, die in Wild, Geflügel, Fisch, Rind und Eier vorkommen. Vegane Quellen sind Avocados, Bananen und Kürbiskerne. Hier ein paar tyrosinreiche Lebensmittel, die als Weckruf an Ihre Schilddrüse dienen können:

- Ente
- Puffbohnen
- Eier, vor allem das Eiweiß
- Spirulina-Algen aus Hawaii
- Kidneybohnen
- Gemüse mit Senfölen (Grünkohl, Markstammkohl etc.), Spinat und andere grüne Gemüsesorten
- Fisch (Atlantischer Sägebauch, Tilapia, Lachs, Schellfisch, Krustentiere etc.)
- Algen wie Wakame
- Sesamsamen

Zink

Zinkreiche Nahrungsmittel

Zink ist ein Spurenelement, das für etwa 300 Stoffwechselprozesse im Körper gebraucht wird. Kein Wunder also, dass es auch für die Schilddrüsenfunktion eine wichtige Rolle spielt. Der Körper braucht es, um das T3 zu aktivieren, das Ihnen neue Energie schenkt. Auch der Hypothalamus braucht Zink, um seine Signale senden zu können. Zink ist wichtig für die Blutgerinnung, die Fortpflanzungsorgane, die Prostata sowie für Gehör, Geruchswahrnehmung und Sehvermögen. Sie brauchen Zink auch für die Haut. Wenn Sie also unter verminderter Wundheilung leiden, sollten Sie mehr Zink zu sich nehmen.

Bei Zinkmangel kann es zu Haarausfall, Prostatavergrößerung, Problemen mit der Fruchtbarkeit, Schilddrüsenunterfunktion und weißen Flecken auf den Fingernägeln kommen. Das Gehör und der Appetit sind beeinträchtigt. Wie Sie dem begegnen können, erfahren Sie in Kapitel 23.

2007 wurde in den *Annals of Nutrition and Metabolism* eine Studie veröffentlicht, die belegte, dass die Umwandlung von T4 zu T3 besser funktionierte, nachdem man den Teilnehmern mehrere Monate lang täglich 26 Milligramm Zinkglukonat verabreicht hatte. Auch gibt es viele weitere Studien, die belegen, dass Zink im Stoffwechsel eine wichtige Rolle spielt. Allerdings muss man mit der Nahrungsergänzung durch Zink vorsichtig sein, denn man kann auch überdosieren. Nehmen Sie zu viel Zink ein, reduziert dies das Eisen im Körper und Ihr Ferritinwert sinkt. Ferritin ist die Speicherform des Eisens, dessen Spiegel sich durch einen Bluttest bestimmen lässt. Ein niedriger Ferritinwert macht Sie müde, blass und kurzatmig, und das ist nur die Spitze des Eisbergs. Ich habe jahrelang unter einem niedrigen Ferritinwert gelitten. Mittlerweile hat er sich normalisiert, und ich spüre den Unterschied, sowohl in puncto Energie als auch bei der Ausdauer.

Hohe Mengen an Zink verursachen zudem Kupfermangel, der seinerseits eine Reihe von Problemen nach sich zieht, unter anderem einen zu hohen T4-Spiegel im Serum. Dann muss Ihre Schilddrüse noch mehr arbeiten, und Sie fühlen sich trotzdem, als hätten Sie eine Schilddrüsenunterfunktion. Das ist einer der Gründe, warum ich so viel Wert auf eine ausgewogene Ernährung lege. Zinkreiche Nahrungsmittel zu sich zu nehmen, ist meiner Ansicht nach besser, als Zink als Nahrungsergänzungsmittel zuzuführen, denn in letzterem Falle gerät leicht die Dosis zu hoch, und das wirkt sich negativ auf den Stoffwechsel aus. Ohnehin sollte man Nahrungsergänzungsmittel nur einnehmen, wenn man einen nachgewiesenen Mangel hat! Und dies möglichst auch nur in Zusammenarbeit mit einem Spezialisten!

Vegetarier leiden eher unter Zinkmangel als die Liebhaber tierischer Proteine und brauchen daher auch höhere Dosen. Denn mageres rotes Fleisch in der Ernährung lässt den Zinkspiegel steigen. Doch gerade rotes Fleisch wird in den Industrieländern nicht gern verzehrt. Daher kommt es immer wieder zu Zinkmangelerscheinungen. Auch häufig verschriebene Medikamente rauben dem Körper Zink. Dazu gehören vor allem Östrogenpräparate, Kortikosteroide, bestimmte Cholesterinsenker sowie Säurehemmer und Säureblocker. Eine vollständige Liste der Medikamente, die dem Körper Zink entziehen (und damit die Schilddrüsenfunktion beeinträchtigen), finden Sie in meinem Buch *Vorsicht Nährstoffräuber!*

Wenn Sie Probleme mit dem Verdauungstrakt haben, ist ein Zinkmangel und damit eine Schilddrüsenstörung ebenfalls wahrscheinlich.

Eine niedrige Zinkgabe könnte sich vorteilhaft auswirken, wenn Sie

- Erkrankungen des Gehirnstoffwechsels haben (Epilepsie, Schizophrenie, Zwangsstörungen),
- unter einer Essstörung leiden (Anorexie oder Bulimie),
- Alkohol oder Kaffee trinken,
- keinen regelmäßigen Eisprung haben und damit keine regelmäßige Monatsblutung,
- unter Sichelzellenanämie, unter Zöliakie oder einem Reizdarmsyndrom leiden,
- eine Nierenerkrankung haben oder
- unter Diabetes leiden.

Alkoholiker haben Probleme, das Zink im Körper zu halten. Da sie Nährstoffe im Allgemeinen schlecht verwerten, haben sie eine um 50 Prozent erhöhte Wahrscheinlichkeit, einen Zinkmangel zu entwickeln. Außerdem urinieren sie häufiger als andere Menschen, was weiter Zink ausschwemmt. Im Folgenden finden Sie einige Lebensmittel, mit denen Sie Ihren Zinkbedarf decken können:

- Austern enthalten viel Zink. Etwa 90 Gramm davon weisen 60 bis 120 Milligramm natürliches Zink auf. Austern sind das zinkhaltigste Nahrungsmittel überhaupt, und zwar auch, wenn sie gekocht oder gedünstet werden.
- Getreideflocken sind ebenfalls eine gute Zinkquelle, doch sollten Sie darauf achten, dass Sie möglichst naturbelassene Ware zu sich nehmen und nicht die meist glutenhaltigen Zubereitungen aus dem Supermarkt. Diese können Autoimmunerkrankungen der Schilddrüse noch befeuern.
- Misosuppe ist ebenfalls gut. Achten Sie darauf, dass das Miso keine gentechnisch veränderten Organismen enthält und natriumarm ist.
- Zinkhaltig sind auch Kräuter wie Petersilie und Schnittlauch, auch tiefgefroren. Petersilie und Schnittlauch enthalten etwa 6 Milligramm Zink pro Esslöffel. Achten Sie darauf, beides erst am Ende der Garzeit dem Gericht zuzugeben. Dann haben Sie nicht nur einen hübschen Farbtupfer, sondern auch ein wenig mehr Zink im Essen.
- Kürbiskerne schmecken roh schon toll, noch besser sind sie, wenn Sie sie mit ein bisschen Knoblauch, Salz und Traubenkernöl rösten. Ein echtes Suchtmittel!
- Getrocknete Shiitakepilze sind medizinische Wunderwaffen. Weichen Sie sie zur Wiederverwendung in etwas Wasser ein oder geben Sie sie so in die Suppe. Eine Handvoll enthält etwa 8 Milligramm Zink.
- Tahin oder Sesammus enthält etwa 10 Milligramm Zink pro Portion.
- Wassermelonenkerne enthalten auch Zink. Ja, tatsächlich! Sie können getrocknete Wassermelonenkerne kaufen und sie knabbern wie Kürbiskerne. Geben Sie ein paar davon in Ihren Smoothie. In einer halben Tasse Wassermelonenkerne (120 Milliliter) finden sich etwa 5 Milligramm Zink.
- Auch Meeresfrüchte, Krebse, Hummer, Shrimps etc. eignen sich als »Zinknahrung«.
- Sonnenblumensamen und ihr Mus schmecken lecker. Knabbern Sie die Samen. Machen Sie aus dem Mus einen Dip für Staudensellerie oder Apfelspalten. Oder geben Sie ein wenig davon in Ihren Smoothie.

- Nüsse, vor allem Paranüsse, Pinienkerne, Pekannüsse, Mandeln und Walnüsse, enthalten Zink. Achten Sie darauf, nur biologisch angebaute Ware zu kaufen. Die Pestizide in Normalware greifen Ihre Schilddrüse an. Sie dürfen die Mandeln im Übrigen ruhig schälen. (vier Stunden in Wasser einweichen, dann können Sie sie aus der Haut drücken.)

Kokosöl

Kokosöl wurde lange als »schlechtes« Fett angesehen, mittlerweile aber ist sein guter Ruf als gesundes Fett wiederhergestellt. Für Menschen mit Schilddrüsenunterfunktion ist Kokosöl gut, weil es den Stoffwechsel anregt. Das liegt daran, dass es vorwiegend aus mittelkettigen Fettsäuren besteht – im Gegensatz zu den meisten anderen Ölen, die hauptsächlich langkettige Fettsäuren enthalten. Mittelkettige Fettsäuren kurbeln den Stoffwechsel an, weil sie kurz genug sind, um direkt in die Mitochondrien zu gelangen, wo sie in Energie umgesetzt werden.

Pflanzenöle in »bromierter« Form schaden der Schilddrüse, weil sie das Jod verdrängen und den Körper so daran hindern, Schilddrüsenhormone herzustellen. Kokosöl ist da eine prima Alternative. Anders als Olivenöl hat es auch einen sehr hohen Rauchpunkt, das heißt, Sie können es stark erhitzen, ohne dass es in schädliche Bestandteile zerfällt. Kokosöl lässt sich zum Kochen und Backen verwenden. Sie können es in Smoothies geben oder davon einen Esslöffel so verzehren. Kokosöl ist gut für die Haut, vor allem bei Menschen mit Schilddrüsenunterfunktion, die häufig unter trockener Haut leiden. Einer der aktiven Bestandteile von Kokosöl ist die Monolaurinsäure, die Entzündungen beruhigt und die Produktion von Schilddrüsenhormonen anregt. Ich liebe auch Kokosmus, in dem zusätzlich zum Öl noch ein wenig Fleisch von der Kokosnuss enthalten ist. Es schmeckt wunderbar in Smoothies, lässt sich aber auch als Streichfett verwenden.

VITAMIN A

Sie brauchen Vitamin A, damit Ihre Schilddrüse besser arbeitet. Viel davon steckt in Süßkartoffeln, Butternut-Kürbis und Cantaloupemelonen. Zink und Vitamin A bilden ein starkes Doppel und unterstützen beide sowohl die Augen als auch die Schilddrüse.

Kapitel 21

Nahrung, die Ihre Schilddrüse krank macht

Nun wollen wir uns jenen Lebensmitteln zuwenden, die Ihnen möglicherweise nicht guttun. Vermutlich wird es Sie erstaunen, dass sich für Menschen mit Schilddrüsenunterfunktion vor allem eine Gruppe von Nahrungsmitteln als schädlich erweist, die für andere höchst gesund ist. Damit meine ich die Kreuzblütler-Gewächse (Brassicaceae oder Cruciferae), den meisten von uns besser bekannt als die verschiedenen Kohlsorten. Zu dieser Familie gehören so leckere Gemüsesorten wie Brokkoli, Rucola und Blumenkohl.

In geringen Mengen können sie durchaus verzehrt werden, ja ich empfehle sie sogar wegen ihrer positiven medizinischen Wirkung. Doch wenn Sie viel davon essen, also mehr als fünf Portionen pro Woche, dann regt das das Kropfwachstum an. Diese Gemüsesorten stören nämlich die Jodaufnahme der Schilddrüse. Zu den Gemüsesorten, die zur Kropfbildung beitragen, gehören neben Brokkoli, Rucola und Blumenkohl auch Rosenkohl, Rot- und Weißkohl, Grünkohl, Kohlrabi und Kohlrübe. Verzehren Sie über einen längeren Zeitraum zu viel von diesen Gemüsesorten, kann dies zur Vergrößerung der Schilddrüse führen. Ob Kohl roh verzehrt werden sollte, ist eine häufig debattierte Frage. Meiner Ansicht nach sollte man ihn kochen, weil dabei jene Substanzen, die sich statt Jod in die Schilddrüse einlagern, unschädlich gemacht werden.

Soja

Die Sojabohne zählt zu den Hülsenfrüchten und ist, was ihren ernährungstechnischen Wert angeht, höchst umstritten. Meiner Ansicht nach sollte man die Finger davon lassen. Mir ist klar, dass dies eine strittige Äußerung ist, da viele Experten Nahrungsmittel auf Sojagrundlage als gesund betrachten, vor allem für Frauen in der Menopause. Doch andere Sachverständige – unter ihnen mein Freund Dr. Joseph Mercola (*www.mercola.com*) – weisen regelmäßig auf die möglichen Schäden hin, die dadurch entstehen können, dass Soja heute weltweit fast nicht mehr in gentechnisch unveränderter Form erhältlich ist.

Meiner Ansicht nach schadet zu viel Soja der Schilddrüse, da es Substanzen enthält, die die Kropfbildung fördern. Das heißt nun nicht, dass ich nicht auch einmal im Jahr gesalzene Edamame nasche, aber das mache ich wirklich sehr selten. Ich kenne Menschen, die sich hauptsächlich von Soja ernähren und, ehrlich gesagt, scheint ihnen das nicht gutzutun. Die meisten Nahrungsmittel aus Sojabohnen sind industriell stark verarbeitet (Sojamilch zum Beispiel), daher sollte man sie nicht allzu oft genießen. Und die klassischen »Sojawürstchen« oder »Sojakäse« sind für mich nichts weiter als »Plastiknahrung«. Ich persönlich – und ich weiß, dass dies ein kontrovers diskutiertes Thema ist – schätze »Käse« nicht, der aus mehr als 20 verschiedenen Zutaten besteht, und auch keinen »Truthahn« mit 40 verschiedenen Bestandteilen. Meiner Ansicht nach ist das nicht gesund. Wenn Sie Käse wollen, dann greifen Sie zum Milchprodukt, und wenn Sie Truthahn wollen, dann essen Sie eben Truthahn, in dem nichts weiter ist als »Truthahn«.

Gluten

Zöliakie ist eine Autoimmunerkrankung, bei der der Körper allergisch auf bestimmte Proteine reagiert, die sich zum Beispiel in Gluten finden, einem Proteingemisch, das unter anderem in Weizen enthalten ist. Auch hier ist eines der Probleme, dass nur etwa die Hälfte der Betroffenen weiß, dass sie unter Zöliakie leidet. Dies liegt unter anderem an den wenig brauchbaren Tests, die zur Diagnose vorgenommen werden. Jahrzehntelang wurde nämlich nur nach Alpha-Gliadinen gesucht. Diese aber sind nur einer der aktiven Bestandteile des Glutens.

Wenn Sie aber nun nicht gegen Alpha-Gliadine allergisch sind, sondern gegen Omega- oder Gamma-Gliadine? Oder gegen die Glutenine? Dann sagt man Ihnen oft, dass Sie ruhig weiterhin Weizen essen können. Dies aber wird Ihrer Schilddrüse auf die Dauer schaden. Und Sie sind und bleiben krank, nur weil Ärzte, die Ihre Glutenunverträglichkeit (oder andere Nahrungsmittelunverträglichkeiten) testen, stets auf die Standard-Labortests setzen. Und diese sind nun einmal nicht auf eventuelle Allergien gegen die anderen Bestandteile des Glutenmoleküls ausgerichtet. Schlimm ist vor allem, dass die meisten Menschen mit Glutenunverträglichkeit fast immer auch allergisch auf andere Getreidesorten und auf Milchprodukte reagieren. Ja, ich weiß. Jetzt fragen Sie sich, was Sie denn überhaupt noch essen dürfen! Ich versichere Ihnen, es bleibt genug übrig. Suchen Sie sich einen guten Allergologen und sprechen Sie mit ihm über Ihre Symptome.

Studien haben gezeigt, dass glutenhaltige Nahrungsmittel (Weizen, Roggen, Gerste) sowohl bei der Hashimoto-Thyreoiditis als auch bei der Basedowkrankheit eine Rolle spielen. Das hat einen recht eigenartigen Grund: Die Molekularstruktur des Gliadins, des kleineren der Glutenproteine, ähnelt den Proteinen der Schilddrüsenzellen. Manchmal schlüpfen Glutenmoleküle durch die Darmwand und dringen in den Blutstrom ein. Dann wird es problematisch. Die Gliadine lieben die Schilddrüse und so siedeln sie sich dort an. Das ist gar nicht gut! Das Immunsystem sieht diese Gliadine (und andere Glutenproteine) als Eindringlinge an, die es zu verfolgen gilt. Kein Wunder, es ist sein Job, Fremdkörper ausfindig zu machen, in diesem Fall Gliadine, Glutenine und andere Glutenproteine. Ihr Immunsystem greift also Ihre Schilddrüse an. Aufgrund dieser strukturellen Ähnlichkeit entsteht in der Schilddrüse, wohin das Gluten wandert, ein Kollateralschaden, wenn das Immunsystem dort angreift.

Wenn Sie also unter Hashimoto-Thyreoiditis leiden, sollten Sie sich getreidefrei ernähren oder zumindest glutenfrei. Ich persönlich würde einen Verzicht auf alle Getreidesorten empfehlen! Aber es reicht mir auch, wenn Sie das Gluten weglassen. Wissenschaftliche Studien zeigen immer wieder, dass es einen Zusammenhang zwischen Gluten und Hashimoto gibt. Und mit »Zusammenhang« meine ich: eine Autoimmunerkrankung der Schilddrüse, die mit den Antikörpern gegen Gliadine zu tun hat (Glutenunverträglichkeit). Mehr dazu finden Sie in Kapitel 16.

Menschen, die schilddrüsenkrank sind, leiden gewöhnlich auch unter Migräne. In meinem Buch über Kopfschmerzen habe ich Gluten als »Migranate« bezeichnet. Es scheint eine wahre Flut von Migräneanfällen auszulösen. Glutenfreie Ernährung kann unter Umständen Ihre Schilddrüse gesund machen und Ihre Migräne heilen, alles in einem Aufwasch. Glauben Sie mir, Ihre Schilddrüse und Ihr Gehirnstoffwechsel werden positiv reagieren, wenn Sie Gluten aus Ihrer Ernährung verbannen. Denn häufig tritt Zöliakie gleichzeitig mit einer Schilddrüsenerkrankung auf.

Bei einer Freundin von mir hat eine strikte glutenfreie Ernährung innerhalb von zwei Monaten zu einer Reduzierung der TPO-Antikörper um 75 Prozent geführt. In einer im *Journal of Clinical Endocrinology and Metabolism* veröffentlichten Untersuchung heißt es: »Eine schlechte Absorption von T4 führt nicht selten zur Aufdeckung einer Zöliakie, die übersehen worden war, bis man die Patienten einer T4-Ersatztherapie unterzog.«

Als Patient mit einer Autoimmunerkrankung der Schilddrüse gehören Sie zur Zöliakie-Risikogruppe. Bitten Sie Ihren Arzt um eine eingehende Untersuchung Ihrer Blutwerte. Ich persönlich habe zwar das Gen für eine Zöliakie-Erkrankung, habe aber die Krankheit nicht entwickelt und auch keine Probleme bei der Ernährung mit Getreide. Ich verzehre allerdings nur sehr selten glutenhaltige Nahrungsmittel, eigentlich nur auf Reisen. Da schaffe ich es nie, mein Ernährungsprogramm einzuhalten. Normalerweise aber ernähre ich mich schon aus allgemeinen gesundheitlichen Überlegungen heraus glutenfrei. Versuchen Sie es mal für 60 oder 90 Tage und sehen Sie, wie Ihre Symptome und Ihre Reaktion auf Ihre Schilddrüsenmedikamente sich dabei entwickeln. Vielleicht können Sie ja Ihre Dosis verringern, wenn Sie sich an diese neue Form der Ernährung halten.

Jedenfalls reduziert die getreidefreie Ernährung Antikörper in Ihrem Organismus, vor allem Schilddrüsen-Antikörper. Kann Ihr Körper Gluten verdauen? Ja, in gewissem Ausmaß. Aber viel Gluten im Getreide ist eine Neuentwicklung jüngerer Zeit, daher muss man es quasi als Zusatzstoff betrachten. Es ist nicht so natürlich, wie es auf den ersten Blick scheint. Am ehesten wäre es wohl mit künstlichen Farbstoffen oder gentechnisch veränderten Organismen zu vergleichen. Jedenfalls ist Gluten für den Geschmack nicht nötig. Es hält nur die Inhaltsstoffe zusammen wie Leim.

Was wirklich cool ist: Ihr Körper hat ein eigenes Enzym für die Glutenverdauung, nämlich die Dipeptidyl-Peptidase IV oder DPPIV (DPP 4). Dieses Enzym wird vom Körper gebildet. Doch manche Menschen können dieses Enzym nicht herstellen, daher können sie das Glutenprotein nicht in seine Bestandteile zerlegen. Wird dieses nicht zerlegt, belastet es den Magen-Darm-Trakt, verursacht Entzündungen im Dünndarm und löst so eine Immunreaktion aus, die auf die Schilddrüse übergreift. Erinnern Sie sich noch, was ich über Entzündungen gesagt habe? Sie sind schlecht für die Schilddrüse. Gluten aber verursacht die Freisetzung von entzündlichen Zytokinen.

Aber es gibt auch gute Neuigkeiten! Sie können Nahrungsergänzungsmittel einnehmen, die DPPIV enthalten, was die Glutenverdauung fördert. DPPIV schützt Ihre Schilddrüse, wenn Sie doch mal Gluten essen. Es verhindert teilweise – aber nicht völlig –, dass der Körper das Gluten aufnimmt. Ein solches Mittel ist *Gluten-Ease* von Enyzmedica. Ich persönlich habe eine Mischung zusammengestellt, die den Namen *ThyroScript* trägt. Diese enthält ebenfalls DPPIV, dazu noch diverse Nährstoffe, die die Schilddrüsengesundheit fördern. Sie können sie auf meiner Webseite *www.ScriptEssentials.com* erwerben. Auf meiner Webseite *www.SuzyCohen.com* finden Sie noch andere interessante Artikel zum Thema Gesundheit.

DPPIV soll Ihren Körper vor Gluten schützen, doch es kann nicht das gesamte Gluten neutralisieren, das Sie zu sich nehmen. Einiges davon wird auf jeden Fall vom Körper absorbiert, DPPIV reduziert nur die Menge. Daher empfehle ich Ihnen nach wie vor eine glutenfreie, ja vollständig getreidefreie Ernährung, auch wenn Sie die oben genannten Enzyme einnehmen.

Wenn Sie eine Autoimmunerkrankung der Schilddrüse haben (Hashimoto-Thyreoiditis oder Basedowkrankheit), dann sollten Sie Gluten vollkommen aus Ihrer Ernährung verbannen. Wie ich bereits sagte: Die beste Wirkung erzielen Sie, wenn Sie sich komplett getreidefrei ernähren. Das geht zum Beispiel mit der Paleo-Diät, die mitunter auch »Jäger-Sammler«-Diät genannt wird. Zu diesem Thema finden sich mittlerweile zahlreiche Informationen im Internet. Es geht vor allem darum, dass wir uns so ernähren, wie unser Verdauungssystem dies jahrhundertelang gut verkraftet hat. Die modernen Getreidesorten mit ihrem Glutenreichtum sind Neuzüchtungen, die es vor nicht allzu langer Zeit noch nicht gab. Als ich mich eine Zeit lang strikt nach der Paleo-Diät ernährte (nicht wegen meiner Schilddrüsenunterfunktion, sondern aus allgemein gesundheitlichen Gründen), waren Kreationen aus Mandelmehl meine absoluten Favoriten. Mandelmehl ist getreidefrei und hat eine angenehme Beschaffenheit. Ich kaufe es online, aber gelegentlich finden Sie es auch in Naturkostläden und Reformhäusern.

Wichtig ist hier vor allem Folgendes: Gluten hat eine starke Affinität zum Schilddrüsengewebe, mehrere Studien zeigen, dass es die Schilddrüsen-Antikörper erhöhen kann, und es bindet sich an gutartige wie bösartige Knoten im Schilddrüsengewebe. Doch was kann zur Knotenbildung führen? Darauf kommen Sie nie! Ein künstlicher Süßstoff namens ACE-K oder Acesulfam. Es ist strukturell mit einem Wachstumshormon verwandt und kann die Bildung gutartiger Knoten auslösen.

Werden Knoten in Ihrer Schilddrüse entdeckt, können Sie natürlich eine Biopsie vornehmen lassen. Ich möchte Ihnen jedoch eine wichtige Studie aus dem medizinischen Fachblatt *The Lancet* nicht unterschlagen. Die Forscher wählten hierfür Patienten mit chronischer Erschöpfung aus und nahmen an ihnen Schilddrüsenbiopsien vor. Nicht einmal die Hälfte von ihnen zeigte Entzündungssymptome (wie bei der lymphozytären Thyreoiditis), doch sie wurden alle mit Schilddrüsenhormonen behandelt. Alle reagierten auf die Hormonzufuhr, ganz egal, wie hoch ihr TSH-Wert war. (Wie war das doch gleich? Genau: TSH ist ein Hormon der Hirnanhangsdrüse, dessen Spiegel ganz normal sein kann, auch wenn Sie zu Tode erschöpft sind.) Nur 40 Prozent der Patienten mit Entzündungssymptomen zeigten einen anormalen TSH-Wert. Alle aber reagierten auf die Hormonersatztherapie. Wann immer ich mich mit Ärzten über das Thema Schilddrüsenknoten unterhalte, sage ich: »Sie können natürlich Biopsien durchführen. Aber warum verschreiben Sie Ihren Patienten nicht erst einmal Hormone und sehen, wie diese darauf reagieren?« Die Autoren der im *Lancet* veröffentlichten wissenschaftlichen Untersuchung meinen genau dasselbe, nur drücken sie es anders aus: »Nach der

Behandlung mit Thyroxin zeigte sich die klinische Reaktion günstig, welche TSH-Konzentration auch immer gemessen wurde.«

Ein Tipp für mehr Schilddrüsengesundheit

Hat man Ihnen gesagt, Sie hätten einen Knoten in der Schilddrüse? Das heißt, dass es in Ihrer Schilddrüse zu Zellwachstum kommt. Sagt der Arzt, der Knoten sei »heiß«, dann bedeutet dies, dass der Knoten ebenfalls Hormone produziert, mitunter zu viel. Ein »kalter« Knoten hingegen bedeutet, dass dort wenig oder gar keine Schilddrüsenhormone produziert werden, möglicherweise aufgrund von Jodmangel. Kalte Knoten bilden sich häufig zurück, sobald man Jod verabreicht. Bitten Sie Ihren Arzt darum, Ihren Jodspiegel zu testen. Der beste Weg ist hier eine Untersuchung des 24-Stunden-Sammelurins.

Kapitel 22

Wie sieht eine schilddrüsengesunde Ernährung aus?

Ich werde hier die klassische Nahrungsmittelpyramide ein bisschen mit der Abbruchbirne bearbeiten, denn sie macht die Leute krank. Keine Angst, ich werde Sie auch nicht mit endlosen Einzelheiten zur Nahrungsmittelproduktion nerven, aber so viel sollten Sie wissen: Unsere Böden, auf denen Pflanzen wachsen, sind mittlerweile ausgepowert und wichtiger Nähr- und Vitalstoffe beraubt. Und in den Supermärkten findet sich haufenweise Plastikessen aus dem Pharmalabor.

Beachten Sie folgende Punkte, die wichtig sind für eine schilddrüsengesunde Küche:

Geheimnis Nr. 1: Vermeiden Sie Sojaprodukte. Immer häufiger geben besorgte Mütter ihren Kindern alle möglichen sojahaltigen Lebensmittel zum Essen. Aber das ist, als würden sie ihre Kinder mit östrogenähnlichen pflanzlichen Verhütungsmitteln füttern! Die Folge ist, dass der Östrogenspiegel im Körper ansteigt und die Herstellung von Schilddrüsenhormonen reduziert wird. Doch die Sojaindustrie wächst und wirft immer neue Sojaprodukte auf den Markt, die junge Mütter ihren Kindern in der Auffassung geben, sie seien gesund.

Auch andere Nahrungsmittel, die als gesund gelten, bremsen Ihre Schilddrüse aus. Zum Beispiel:

- Rot- oder Weißkohl
- Rosenkohl
- Blumenkohl
- Brokkoli
- Limabohnen

Geheimnis Nr. 2: Ernähren Sie sich, wie es in westlichen Industrieländern üblich ist? Oje! Damit gehören Sie eindeutig zur McThyroid-Generation! Ändern Sie Ihre Ernährungsgewohnheiten!

Geheimnis Nr. 3: Trinken Sie Alkohol oder Kaffee? Beachten Sie, dass Alkohol, Lebensmittelzusatzstoffe, Farbstoffe und andere Chemikalien in Ihrer Ernährung auch der Darmschleimhaut schaden. Sie sind »Darm-Granaten«. Eine beschädigte Darmschleimhaut hat zur Folge, dass unverdaute Nahrungsbestandteile in den Körper austreten. Einige davon haben eine Proteinsequenz, die der des Schilddrüsengewebes ähnelt. Ihre Schilddrüse baut diese Bestandteile ein. Ihr Immunsystem interpretiert dies als Signal zum Angriff. Wobei es nur seine Pflicht tut. Es merkt ja nicht, dass es das zarte, lebenswichtige Schilddrüsengewebe aufs Korn nimmt. Es will nur einfach die fremden Nahrungsmittelproteine loswerden. Dummerweise kann die Schilddrüse sich nicht verteidigen.

Geheimnis Nr. 4: Gluten ist eine der schlimmsten »Darmgranaten«. Es führt zu chronischen Entzündungen im Körper. Dieses Proteingemisch ist in Weizen, Gerste, Roggen, Hafer und anderen Getreidesorten enthalten und stört die Schilddrüsenfunktion enorm. Der Körper entdeckt das Gluten zwischen all den genetisch modifizierten Bestandteilen und den anderen fremden Proteinen und fragt sich: »Was ist denn das?« So entsteht eine dauerhafte Entzündung im Körper, die zur epidemischen Ausbreitung von Schilddrüsenproblemen beiträgt.

Andere »Darmgranaten«, die zu einer überschießenden Immunreaktion führen, sind:

- Pollen
- Kunststoffe
- Schwermetalle (Quecksilber)
- Pestizide
- Bestimmte Medikamente

Hier geht es geht nicht darum, was Sie zusätzlich einnehmen, sondern um das, was Sie tunlichst weglassen sollten, in diesem Fall:

- Plastikgeschirr, zum Beispiel Tupperware (das darin enthaltene Bisphenol A ist tödlich für die Schilddrüse)
- Kosmetika, die Parabene enthalten
- Thunfisch (das Quecksilber darin schadet dem Schilddrüsengewebe)
- Wasserflaschen aus Kunststoff
- Weißes Tafelsalz

Welches Salz ist das richtige?

Essen Sie nur reines, unraffiniertes Salz. Tafelsalz ist ernährungstechnisch »nackt«. Es fehlt ihm an all den Mineralstoffen, welche die Schilddrüse liebt. Von jetzt an gibt es nur noch Meersalz und Himalajasalz!

Wenn ich sage: »weglassen«, dann meine ich das auch

Ich muss Ihnen kaum erzählen, wie es in Ihrer Wohnung aussehen würde, wenn Sie nicht regelmäßig den Müll rausbrächten. Genau dasselbe geschieht in Ihrem Körper. In diesem Abschnitt möchte ich Ihnen zeigen, wie Sie täglich Ihren Darm leeren und ihn so gesund halten können. Etwa 20 Prozent der Schilddrüsenhormone werden im Darm aktiviert. Dazu ist nur eines wirklich nötig: gute Bakterien, sogenannte Probiotika. Das hört man nicht so häufig, doch in meiner Welt ist dieses Wissen Allgemeingut. Der Mangel an guten Bakterien im Darm beeinträchtigt Ihre Gesundheit erheblich. Manchmal ist das schon alles, was nötig ist, damit Sie wieder gesund werden. Wussten Sie, dass nur ein Aspirin pro Tag Ihre Darmflora zerstören kann? Dasselbe gilt für eine Tasse Kaffee oder ein Glas Wein täglich.

Die meisten Menschen mit Schilddrüsenstörungen sind übergewichtig. Sie halten Diät und versuchen, ihr Übergewicht loszuwerden. Doch das geht nur, wenn sie anfangen, ihre Ernährung zu »editieren«, statt zu »diätieren«. Das kann ihr ganzes Leben verändern.

Eine schilddrüsenfreundliche Küche ist wichtig, wenn Sie gesund werden wollen. Die Tipps, die Sie in diesem Kapitel finden, sind praktisch und einfach umzusetzen.

Als gesunden Ersatz für die üblichen Limonadengetränke, nach denen man in den westlichen Industrieländern geradezu süchtig ist, finden Sie hier beispielsweise mein eigenes Rezept: eine halbe Tasse Mineralwasser, eine halbe Tasse Granatapfel- oder Traubensaft (wenn Sie mögen mit noch ein wenig Stevia). Dieser Mix wirkt Wunder und ist trotzdem natürlich. Damit schaffen Sie es garantiert, Ihre jahrelange Limonadensucht zu überwinden.

Die Nahrungsmittel, die ich Ihnen ans Herz legen möchte, sind die Grundlage der Paleo-Diät: Dabei lässt man alle industriell verarbeiteten Lebensmittel wie Zucker, Stärke, Getreide und Hülsenfrüchte weg. Vereinfacht gesagt, geht die Paleo-Diät davon aus, dass durch den Verzicht auf Getreide Ihre Schilddrüsenfunktion normalisiert wird – und ganz nebenbei auch noch Ihr Blutzuckerspiegel, der Appetit, das Gewicht und die Energieproduktion reguliert wird. So bleiben Heißhungeranfälle von vornherein aus. Nach einer gewissen Zeit können Sie wieder Getreide essen, allerdings in Maßen. Am Anfang lassen Sie es allerdings ganz weg.

Marry-Me-Bananenbrot

Mein Mann witzelt stets, er habe mich nur um dieses Rezeptes willen geheiratet. Ich habe es angepasst, denn als wir uns kennenlernten, haben wir beide noch Milchprodukte gegessen.

2½ Tassen Mandelmehl (wahlweise Kokosmehl)
½ Tasse gehackte Walnüsse
1 Teelöffel Natriumbikarbonat (wahlweise Weinsteinbackpulver)
⅛ Teelöffel Meersalz

½ Tasse Traubenkernöl
2 große reife Bananen
1 Esslöffel gemahlener Leinsamen
½ Tasse Agavendicksaft (oder unbehandelter Ahornsirup)
Mark von ½ Vanilleschote
2 Eier
Zimt
Nach Wahl: ¼ Tasse Chocolate Chips zartbitter

Alle Zutaten zu einem Teig vermengen. In eine Kastenform von 10 × 30 cm füllen. Bei 180 Grad Celsius backen.

Kokos

Kokosöl und Kokosmus sollten Sie so häufig wie möglich essen, nach Möglichkeit täglich. Beides wirkt hervorragend gegen Pilzinfektionen und liefert dem Körper mittelkettige Triglyzeride (Fettsäuren), die er gut zur Energiegewinnung verwerten kann. Äußerlich angewendet lindert es trockene Haut, die bei Schilddrüsenerkrankungen so häufig auftritt. Geben Sie das Öl reichlich auf die Füße, auf Ellbogen und wunde Stellen. Auch als Conditioner fürs Haar können Sie es benutzen.

Wie Sie kochen und welche Zutaten Sie verwenden, spielt für Ihre Schilddrüsengesundheit eine entscheidende Rolle. So kann jede Mahlzeit ein Schritt zu mehr Wohlbefinden werden. Vor allem bei Autoimmunerkrankungen der Schilddrüse ist es entscheidend, was Sie essen. Nudeln schaden Ihnen genauso wie Pestizide oder künstlicher Süßstoff. Auch das Kochgeschirr bleibt auf Dauer nicht ohne Auswirkung. Und was noch? Natürlich, der Salzstreuer mit Tafelsalz. Nehmen Sie lieber richtiges Salz, das heißt Meersalz, dem noch nicht alle Mineralstoffe entzogen wurden.

Ihr Traum ist es, schlank zu sein und sich gesund und vital zu fühlen. Ihr Wunsch ist mein Befehl. Aus diesem Grund habe ich den nächsten Abschnitt geschrieben. Es wird für Sie vielleicht nicht ganz einfach, diese Umstellungen vorzunehmen. Mir sind diese Schwierigkeiten durchaus bewusst. Aber ich vertraue Ihnen. Sie werden es schon schaffen, die Tipps, die ich Ihnen hier gebe, im Alltag umzusetzen. Schon Kleinigkeiten bringen Sie weiter. Und nach einer gewissen Zeit werden Sie die Veränderung an sich merken: Ihr Haar wächst schneller, Ihre Nägel brechen nicht mehr so leicht. Sie verlieren ein paar Pfunde, schlafen besser, haben mehr Energie ... Dann werden Sie immer mehr so leben wollen und hören auf zu glauben, dass ich nicht ganz richtig ticke. Woher ich das weiß? Weil ich schon sechs andere Bücher zu hartnäckigen Gesundheitsproblemen geschrieben und Hunderte gute Kritiken dafür bekommen habe. Ich erhalte Tag für Tag E-Mails, in denen mir die Menschen danken!

Auf den folgenden Seiten werden Sie erfahren, wie Sie Ihre Ernährung aufbauen, Ihre Küche ausrüsten und beim Essen im Restaurant eine kluge Wahl treffen können, damit Ihre Schilddrüse nicht geschädigt wird. Vergessen Sie nicht: Die Schilddrüse ist ein empfindliches Organ, geformt wie ein Schmetterling. Und sie ist auch so zart wie ein Schmetterling. Ihre Flügel sind dünn und sehr anfällig.

Folgende Fragen werden Ihnen helfen, die Problembereiche in Ihrer Küche und bei Ihrer Ernährung zu erkennen. Ich möchte Ihnen helfen, diese zu beseitigen und gesündere Alternativen zu finden.

Frage 1: Welche Fette verwenden Sie?

Konventionelle Käse-, Butter- und bestimmte Fettsorten können Ihr Risiko auf Bildung eines Schilddrüsentumors erhöhen! Ich weiß, dass man immer wieder hört, dass diese Lebensmittel gut für uns seien, doch meiner Ansicht nach müssen sämtliche tierischen Produkte, die wir verwenden, aus biologischer Tierhaltung stammen, in der Antibiotika und Hormone verboten sind. Sie müssen wissen, dass sich im Fettgewebe von Tieren alle Gifte ansammeln, die diese Tiere je verabreicht bekommen haben. Diese Toxine nisten sich in deren Fett förmlich ein. Wenn Sie also tierische Fette zu sich nehmen, sollten diese aus biologischer Tierhaltung stammen.

Ich weise gerne immer wieder auf die gesundheitlichen Vorteile von Kokosöl hin. Außerdem empfehle ich Olivenöl, Traubenkern- und Kameliensamenöl. Auch Ghee (Butterfett) ist in Ordnung, wenn es aus reiner Bio-Butter gewonnen wurde. Den Konsum von Käse sollte man vermeiden oder zumindest auf ein Minimum beschränken. Ich weiß: Genießen Sie Ihren Käse ruhig, aber so selten wie möglich. Ich wende mich hierbei vor allem an jene Menschen, die Brot, Butter und Käse zum Frühstück, Mittag- und Abendessen verzehren, und das Tag für Tag. Es ist kein Problem, wenn Sie nicht öfter als ein- bis zweimal pro Woche Käse essen. Auch Ziegenkäse ist hin und wieder erlaubt, ebenso Feta aus Schafsmilch.

Meine Ausführungen beruhen auf mehreren Studien, die in Europa durchgeführt wurden. Sie ergaben, dass ein höherer Konsum von Käse, Butter und gewissen Fetten in Zusammenhang mit Schilddrüsenerkrankungen bzw. -tumoren steht. Bei einer Studie beobachteten die Wissenschaftler 385 Menschen, die tatsächlich (histologisch bestätigt) an Schilddrüsenkrebs litten. Diese wurden verglichen mit einer Kontrollgruppe von 800 Personen ohne Schilddrüsenkrebs. Es ergab sich eine klare positive Korrelation zwischen dem Verzehr von stärkehaltigen Nahrungsmitteln (Brot, Kuchen, Nudeln ... Könnte Gluten dafür verantwortlich sein?), Kartoffeln, Käse und Butter und dem Krebs. Eine inverse Korrelation (was gut ist) ergab sich für Menschen, die Karotten, grünen Salat und Zitrusfrüchte zu sich nahmen. Also im Klartext: Menschen aus der ersten Gruppe hatten signifikant öfter Krebs entwickelt als Menschen aus der Kontrollgruppe. Sie glauben, das ist Unsinn? Keineswegs. Dies ist das Fazit der Wissenschaftler: »Diese Resultate erhärteten sich bei anderen Untersuchungen und konnten von anderen Forschungszentren reproduziert werden.« Die Fette, die Sie über Ihren Salat kippen und mit denen Sie kochen, haben also eine klare Auswirkung auf Ihre Schilddrüse. Lassen Sie die schädlichen Fette weg.

Frage 2: Essen Sie Vollkornprodukte?

Lassen Sie das. Italienische Wissenschaftler, die 13 Jahre lang eine entsprechende Studie durchführten, zogen 1998 das Fazit, dass eine vollkornlastige Ernährung der Schilddrüse schaden kann. Ein hoher Vollkornanteil in der Ernährung reduziert das Krebsrisiko in fast allen Organen – mit Ausnahme der Schilddrüse. Offensichtlich schadet Vollkorn der Schilddrüse sogar. Aktuelle Forschungsarbeiten zeigen, dass Vollkornprodukte Schilddrüsenerkrankungen verstärken, vor allem die Basedowkrankheit und die Hashimoto-Thyreoiditis. Daher empfehlen Experten Schilddrüsenpatienten heute eine getreidefreie (Paleo-)Diät. Beim Backen können Sie Getreidemehle durch Mandel- oder Kokosmehl ersetzen, durch gemahlenen Leinsamen oder Kichererbsenmehl. Viele Menschen vertragen auch das glutenfreie Reismehl gut.

Frage 3: Wie sieht Ihr Kochgeschirr aus?

Vermutlich haben Sie Pfannen mit Antihaftbeschichtung in der Küche? Ich habe auch welche, aber ich benutze sie höchstens zweimal im Jahr und nur bei niedrigen Temperaturen. Möglicherweise kaufen Sie gerne neue Töpfe und Pfannen, wenn Sie über Folgendes Bescheid wissen: Eine große Studie hat ergeben, dass es einen Zusammenhang zwischen Schilddrüsenerkrankungen und der Perfluoroctansäure (PFOA) gibt, die in Antihaftbeschichtungen enthalten ist. Menschen mit der höchsten PFOA-Konzentration im Blut hatten eine doppelt so hohe Wahrscheinlichkeit, Schilddrüsenkrankheiten zu entwickeln, als die mit der niedrigsten Konzentration. Niemand weiß, warum, doch man nimmt an, dass PFOA die Bindung von Schilddrüsenhormonen oder die Aktivierung des Hormons in der Leber negativ beeinflusst. Eine bessere Wahl sind also Edelstahl- oder Gusseisenpfannen.

Frage 4: Essen Sie hauptsächlich Nahrungsmittel aus biologischem Anbau?

Wenn nicht, dann müssen Sie sich um Ihre Schilddrüsengesundheit sorgen. Wir leben in einer Welt, in der unsere Lebensmittel mit Tausenden von Chemikalien behandelt werden. Das hat unmittelbare und eindeutige Auswirkungen auf Ihre Schilddrüsengesundheit. Diese Pestizide, Insektizide, Fungizide und anderen Biozide kleben an der Schilddrüse wie Leim und machen sie kaputt.

Belegt wird dies durch zahlreiche Studien. 2010 zum Beispiel veröffentlichten Forscher einen Artikel, in dem der Zusammenhang zwischen chlororganischen Verbindungen und Schilddrüsenerkrankungen bei Frauen untersucht wurde. Nach Bereinigung der Daten kamen die Wissenschaftler zu dem Ergebnis, dass Frauen, die chlororganischen Verbindungen ausgesetzt waren, ein erhöhtes Risiko hatten, eine Schilddrüsenunterfunktion zu entwickeln.

Sie müssen also eine Möglichkeit finden, so wenig konventionelle Produkte wie nur möglich zu verzehren und dafür etwas mehr Geld für Ihre Nahrung auszugeben.

Frage 5: Welche Art Wasser trinken Sie?

Zunächst einmal sollten Sie sich bei Ihren Stadtwerken nach der Qualität Ihres Leitungswassers erkundigen. Obwohl in Deutschland Leitungswasser nur in sehr geringem Maße gechlort oder mit Fluor versetzt wird, finden sich diese Stoffe nicht selten als Abbauprodukte von Medikamenten auch im Wasser.

Außerdem sollten Sie niemals Wasser aus Kunststoffflaschen trinken, da diese schädliche Chemikalien wie Phthalate oder Bisphenol A (BPA) abgeben können, die die Signale der Schilddrüse negativ beeinflussen. In einer Studie wurden die Spiegel der Schilddrüsenhormone und die Abbauprodukte (Metaboliten) von Phthalaten und BPA im Urin untersucht. Die Resultate waren schockierend: Bei Erwachsenen gab es eine klare inverse Korrelation zwischen den im Urin enthaltenen Metaboliten dieser Schadstoffe und folgenden Werten: Gesamt-T4, freies T4, Gesamt-T3 und Thyreoglobulin. Außerdem wurde noch der TSH-Wert untersucht. Vereinfacht gesagt war das Ergebnis: Je höher die Konzentration an Abbauprodukten von Kunststoffen war, desto weniger Schilddrüsenhormone wurden produziert und desto höher war der TSH-Spiegel (was schlecht ist, weil es signalisiert, dass Sie mehr aktives Schilddrüsenhormon brauchen würden).

Es gibt noch viele andere Studien, die diesen negativen Zusammenhang zwischen Inhaltsstoffen von Plastik und Schilddrüsenfunktion belegen. Wenn Sie also Ihre Schilddrüse wirklich wachküssen wollen, sollten Sie Flüssigkeiten nur aus Glasflaschen zu sich nehmen. Dann nehmen sie keine endokrinen Disruptoren auf, also Stoffe, die Ihre Drüsenaktivität beeinflussen.

Frage 6: Kaufen Sie Fisch, der aus Wildfang stammt?

Nein? Das sollten Sie aber. Fisch aus Wildfang ist aus mehreren Gründen vorzuziehen. Der wichtigste ist: Die meisten Fische, die in engen Tanks für maximalen Profit fett gefüttert werden, würden diese Haltung nicht überleben, wenn sie nicht allerlei Chemikalien bekämen. Außerdem gibt man ihnen Spritzen, damit das Fleisch eine hübsche Farbe bekommt. Nicht alle Tiere aus Fischfarmen werden so aufgezogen. Es gibt tatsächlich auch ein paar »gute« Fischkulturen, doch im Restaurant lässt sich das schwer feststellen. Fragen Sie einfach, ob der Fisch aus Wildfang stammt. Wenn nicht, würde ich den Fisch nicht bestellen. Oder nur sehr selten.

Nahrungsmittel, von denen Sie die Finger lassen sollten

Nährstoffe spielen bei der Wiederherstellung Ihrer Schilddrüsengesundheit eine entscheidende Rolle. Folgende Nahrungsmittel sollten Sie daher tunlichst weglassen oder nur in geringer Menge verzehren, wenn Sie unter einer schweren Schilddrüsenunterfunktion leiden:

- Glutenhaltige Nahrungsmittel
- Alles, was Soja enthält
- Kreuzblütler (Kohlsorten)
- Industriell verarbeitete Nahrung
- Raffiniertes Salz (das heißt Tafelsalz)
- Weißes Mehl (es wird gebleicht und enthält daher Alloxan, dieses schadet den Zellen der Bauchspeicheldrüse)
- Getreide und Vollkornprodukte
- Alkohol

Kapitel 23

Ein Leben ohne Schilddrüsenprobleme

Ich mag einfache Lösungen, daher werde ich Ihnen in diesem Kapitel eine kleine, feine Zusammenfassung dieses Buches geben. Punkt eins: Zehn Gründe, warum Sie Schilddrüsenprobleme haben können.

1. Sie haben zu wenig freies T3.
   Das müssen Sie mit einem Bluttest feststellen, leider wird dieser Wert nur selten überprüft. Sie können T3 als Medikament einnehmen, doch es wird nur selten verschrieben.

2. Sie haben zu wenig freies T4.
   T4 wird hergestellt aus Tyrosin und Jod. Beides gibt es als Nahrungsergänzungsmittel. Doch Sie werden keinen Arzt finden, der Ihnen das sagt.

3. Ihre Schilddrüse ist entzündet, was Ihre T4-Produktion verlangsamt.
   Wenn es in Ihrer Schilddrüse brennt, müssen die Antikörper überprüft werden. Bei brennender Schilddrüse helfen Selen und ein verschreibungspflichtiges Medikament namens Naltrexon in niedriger Dosierung. Beide können die Zerstörung Ihrer Schilddrüse aufhalten.

4. Sie haben eine Leberentzündung.
   Das vermindert die Umwandlung von T4 in T3, doch selten rät Ihnen jemand zu einer Leberreinigungskur oder zu leberstärkenden Nahrungsergänzungsmitteln. Dazu gehören zum Beispiel Artischockenextrakt, Mariendistel und liposomal verkapseltes Glutathion.

5. Sie haben eine schlechte Darmflora.
   Probiotika sind nicht so teuer, haben aber eine durchschlagende Wirkung. Schließlich werden 20 Prozent Ihres T4 im Darm in T3 umgewandelt. Das bringt schon etwas in puncto Schilddrüsensymptome und allgemeines Wohlbefinden. Ein recht simples Nahrungsergänzungsmittel, das Ihnen der Arzt kaum je empfiehlt.

6. Ihnen fehlen grundlegende Nährstoffe.
   Die Wirkung eines qualitativ hochwertigen Multivitaminpräparats ist nicht zu unterschätzen. Alle Zellen in Ihrem Körper brauchen bestimmte Elemente, um die Stoffwechselbefehle auszuführen, die das Schilddrüsenhormon erteilt. Niemand isst heutzutage noch, wie er sollte, und eine schlechte Ernährung ist gleichbedeutend mit Müdigkeit und Gewichtszunahme.

7. Ihr Schilddrüsenhormon gelangt nicht in die Zelle.
   Schilddrüsenhormon im Blut nützt Ihnen erst mal wenig. Sie brauchen es in der Zelle.

8. Sie haben zu wenig Omega-3-Fettsäuren.
   Nehmen Sie ein hochwertiges Nahrungsergänzungsmittel mit EPA/DHA, aber nicht mehr als 500 Milligramm pro Tag. Mehr reduziert die Gamma-Linolensäure (GLA) im Körper. Wenn Sie Fischöl zur Nahrungsergänzung verwenden, sollten Sie es mit Gamma-Linolensäure (eine Omega-6-Fettsäure) kombinieren, denn hohe Dosen Fischöl berauben den Körper seines Vorrats an GLA. Nehmen Sie beispielsweise 1000 Milligramm Fischöl (EPA und DHA zusammen), brauchen Sie gleichzeitig 500 Milligramm GLA. Nachtkerzenöl enthält viel GLA. Das ist wichtig, denn ein GLA-Mangel erhöht die Wahrscheinlichkeit, Knoten in der Schilddrüse zu entwickeln (was schlecht ist). GLA schützt das Herz. Leiden Sie unter einem Mangel, kann dies zu Herzproblemen führen, doch dieser Zusammenhang ist bislang noch nicht ausreichend untersucht.

Ich habe auf meiner Webseite (www.SuzyCohen.com) einen Artikel darüber geschrieben: »New JAMA Study Bakes Fish Oils. Don't Believe It!« (JAMA = Journal of the American Medical Association)

9. Sie leiden unter Selenmangel.
Auch dies führt zu vermehrter Antikörperbildung und schlechter Umwandlung von T4 in T3. Nahrungsergänzungsmittel mit Selen helfen, weil sie die Umwandlung und den Transport von T3 ankurbeln. Außerdem kann Selen die Antikörper der Schilddrüse reduzieren. Östrogenhaltige Medikamente, vor allem zur Verhütung und Hormonersatztherapie, rauben dem Körper Selen. Wenn Sie diese nehmen, untergraben Sie die Aktivität Ihrer Schilddrüsenhormone. Da Sie aber jetzt informiert sind, können Sie sich ein preisgünstiges Nahrungsergänzungsmittel kaufen und sich so vor Schaden schützen.

10. Sie haben viele Schwermetalle im Körper.
Natürlich müssen Sie sich jetzt nicht gleich alle Quecksilberfüllungen aus den Zähnen entfernen lassen. Fangen Sie erst mal mit ganz einfachen Dingen an: Lassen Sie bei Ihrer Ernährung Thunfisch und Schwertfisch weg. Gewöhnen Sie sich das Rauchen ab, denn Rauchen führt zur Kadmiumbildung im Körper. Wenn Sie sich wegen Ihrer Zahnfüllungen Sorgen machen, suchen Sie sich einen guten Zahnarzt, der für solche Dinge sensibel ist. Aber überlegen Sie sich das gut. Mitunter nämlich richtet das Herausbohren dieser Füllungen mehr Schaden an als Nutzen. Belassen wir es also für den Moment dabei, dass Sie die Aufnahme neuer Schwermetalle vermeiden.

Schilddrüsensymptome und ihre Linderung

Wenn Sie einen niedrigen Schilddrüsenhormonspiegel haben, dann ist es natürlich die beste Lösung, dass Sie Ihre Schilddrüsenfunktion in Ordnung bringen. Da das eine Weile dauern kann, gibt es für die Übergangszeit ein paar

Tricks, wie Sie mit den Symptomen fertigwerden. Die nachfolgend aufgelisteten Auffälligkeiten sind durchweg nicht gefährlich, aber wirklich lästig.

Trockene Haut

Sie wissen ja, dass Ihre Haut Feuchtigkeit braucht. Ich habe ein paar wunderbare Tipps, wie Sie Ihrer Haut auf schilddrüsengesunde Weise Feuchtigkeit zuführen.

Mit dem alleinigen Trinken von Flüssigkeit ist der Haut noch nicht gedient. Sie können mehrere Liter Wasser täglich trinken und immer noch trockene Haut (vor allem an den Fersen) haben.

Mein Tipp: Geben Sie Süßholzwurzel zum Wasser. Auf diese Weise wird Ihre Haut optimal mit Feuchtigkeit versorgt. Je stärker das Gebräu ist, umso besser. Dieser »Marshmallow-Tee« (den ich wegen seines Geschmacks so getauft habe) lässt sich ganz einfach herstellen: Nehmen Sie drei Esslöffel Süßholzwurzel und einen Esslöffel Zimtpulver. Dies geben Sie in einen Liter handwarmes Wasser und lassen es mindestens vier Stunden, besser noch über Nacht, ziehen, bis das Wasser eine tiefgelbe Farbe angenommen hat. Diesen »Tee« sollten Sie täglich trinken.

Auch Omega-3-Fettsäuren aus Fischöl helfen gegen trockene Haut. Aber nehmen Sie nicht mehr als 500 Milligramm täglich zu sich.

Wenn Sie es vegan mögen, versuchen Sie es mit Chiasamenöl. Und dem Antioxidans Astaxanthin. Dies sind die besten Nahrungsergänzungsmittel, um der Haut Feuchtigkeit zu schenken.

Ein weiterer Tipp ist: Tragen Sie Kokosöl auf Haut und Haare auf. Auch zum Kochen ist Kokosöl großartig! Nehmen Sie allerdings nicht zu viel davon zu sich, denn sonst kann es zu Durchfall kommen.

Wichtig ist vor allem: Benutzen Sie keine Bodylotions oder -cremes mit endokrinen Disruptoren. Diese Chemikalien beeinträchtigen die Schilddrüse und die Fortpflanzungsorgane und sind leider in fast einem Viertel der konventionellen Kosmetika enthalten. Frei davon sind Bio-Kosmetika aus dem Naturkostladen.

Parabene, Phthalate und PEG-Derivate sollten Sie also vermeiden. Es gibt viele Firmen, die gesunde Lotions und Cremes herstellen. Ich selber war nie von Ekzemen geplagt, doch was trockene Haut angeht, kann ich ein Wörtchen mitreden. Ich lebe in einer Wüstenregion, also bin ich ständig damit beschäftigt, meiner Haut Feuchtigkeit zu spenden, vor allem im Winter. Aloe vera kann das natürliche Kollagen reparieren, das bei Ekzemen aufgrund der zerstörerischen Entzündungsenzyme geschädigt wird. (Dazu gehören zum Beispiel die Zytokine,) Aloe vera enthält darüber hinaus Hyaluronsäure, die die Haut glättet.

Ein Tipp für mehr Schilddrüsengesundheit

Manchmal braucht man eine Röntgenaufnahme von der Brust, von den Zähnen oder von einem anderen Körperteil, wodurch möglicherweise auch die Schilddrüse einer Röntgenstrahlung ausgesetzt wird. Ihre Schilddrüse ist extrem anfällig für Strahlen. Sorgen Sie also dafür, dass Sie beim Röntgen einen Schutz um den Hals tragen. Manche dieser Schutzkragen sind mit Blei gefertigt, andere mit ungiftigen Materialien. Legen Sie ihn während der Röntgenaufnahme um. Da nicht alle Röntgenpraxen damit ausgestattet sind, sollten Sie sich erkundigen, bevor Sie einen Termin vereinbaren. Sie können solch ein Teil auch selbst kaufen: Es nennt sich Schilddrüsenschutz oder Röntgenkragen.

Haarausfall

Natürlich werden Sie mit dem schilddrüsenbedingten Haarausfall am besten fertig, wenn Sie die Funktion Ihrer Schilddrüse stärken. Vergessen Sie aber nicht, auch den Eisen- und Ferritinwert im Blut testen zu lassen. Wenn Sie unter Eisenmangel leiden, fällt das Haar noch schneller aus. Nehmen Sie Medikamente zur Erhöhung des Eisenspiegels, dürfen Sie diese keinesfalls zusammen mit den Schilddrüsenmedikamenten einnehmen.

Eine Studie hat gezeigt, dass auch die Aminosäure L-Lysin bei Haarausfall gute Dienste leistet. Während der zweiten Hälfte des Monatszyklus sinkt bei Frauen der Progesteronspiegel deutlich ab. Das bedeutet, dass sich im Körper mehr Östrogen als Progesteron findet. Ein niedriger Progesteronspiegel (hoher Östrogenspiegel) führt zu mehr Thyroxin-bindendem Globulin (TBG), das Ihr aktives Schilddrüsenhormon bindet, sodass Symptome einer Schilddrüsenunterfunktion auftreten. Ihr TBG-Wert sollte zwischen 13 und 39 Mikrogramm pro Milliliter liegen. Orale Kontrazeptiva lassen den TBG-Spiegel ebenfalls ansteigen. Deshalb fühlen Sie sich schlecht, wenn Sie die Pille nehmen oder entsprechende Depotspritzen. Hier können Progesteroncremes oder -kapseln helfen. Ich finde es allerdings besser, wenn Sie sich vom Arzt ein bioidentisches Hormon verschreiben lassen, statt die Creme einfach im Internet zu kaufen. Viele Frauen kommen ohnehin mit den Kapseln besser zurecht. Solange die Progesteroncreme bioidentisch ist, bin ich nicht dagegen.

Auch die Extrakte der Sägepalme sollen bei Haarausfall von Frauen wirksam sein. Es gibt sie unter der Bezeichnung »Prostate Formula« im Internet – für Männer zur Prostata-Unterstützung. Ich weiß, das hört sich seltsam an, aber es hilft. Auch Schachtelhalm und Silicea können hilfreich sein. Ich gebe hier keine Dosis an, weil ich nicht weiß, welche sich bei jedem von meinen Lesern individuell als wirksam erweist. Auf jeden Fall sollten Sie mit einer niedrigen Dosierung anfangen und vorher mit Ihrem Arzt sprechen. Alles, was ich hier aufführe, hat Nebenwirkungen, vor allem das Progesteron. Ich möchte nur, dass Sie wissen, wie Sie sich im Notfall selbst helfen können. Sie werden bald gesund sein. Für den Moment gilt einfach: Seien Sie nett zu sich selbst. Wenn Sie eines dieser haarigen Dinger haben wollen, die in Frisiersalons und Schönheits-Factorys verkauft werden, dann holen Sie sich eins. Mit so einem Haarteil oder einer Perücke fühlen Sie sich in Nullkommanichts wieder schön.

Schütter werdende Augenbrauen

Auch dies ist ein häufiges Symptom bei Schilddrüsenerkrankungen. Das äußere Drittel der Augenbrauen wird immer dünner, bis es fast nicht mehr zu sehen ist. Alle Tipps, die ich oben bei Haarausfall gegeben habe, können auch hier helfen. In der Zwischenzeit zücken Sie einfach den Augenbrauenstift – oder verwenden Sie Rizinusöl. Rizinusöl kann ebenfalls den Haarwuchs ankurbeln.

Und natürlich müssen Sie auch hier zuallererst darauf achten, dass sich Ihre Schilddrüsenwerte normalisieren. Dann wachsen auch die Brauen wieder.

Aufgesprungene Fersen

Je trockener Ihre Haut wird, desto mehr juckt sie. Die Haut schuppt sich. Wenn es richtig schlimm ist, springt sie auf. Glücklicherweise hatte ich das noch nie, aber auch meine Fersen fühlen sich meist strohtrocken an. Ich bin sowieso ständig dahinter her, meine Haut feucht zu halten.

Hier ein guter Tipp: Reiben Sie abends Ihre Füße nach dem Duschen mit Bimsstein ab, um die trockenen Hautzellen zu entfernen. Tragen Sie, solange die Haut noch feucht ist, Teebaumölcreme auf. Ziehen Sie dann ein Paar alte Socken an und gehen Sie so schlafen. Dasselbe können Sie mit Ihren Händen machen, aber hier sollten Sie Handschuhe aus weicher Baumwolle nehmen. Die Teebaumölcreme enthält allerlei Antioxidantien und fühlt sich richtig gut an.

Konzentrationsstörungen und Depressionen

Dies sind die am schwierigsten zu behandelnden Symptome der Schilddrüsenerkrankung. Wenn es tatsächlich an den niedrigen Schilddrüsenhormonwerten liegt, reicht es normalerweise aus, T4 oder T3 einzunehmen. Manchmal aber haben Menschen mit einer Schilddrüsenerkrankung aus ganz anderen Gründen dieses Gefühl von Nebel im Gehirn, und das ist das eigentliche Problem.

Ist der Schilddrüsenhormonspiegel in Ordnung und die Konzentrationsschwäche ist trotzdem vorhanden, dann heißt das, dass es an etwas anderem liegt. Haben Sie vielleicht eine Infektion wie die Lyme-Borreliose? Auch dabei kommt es zur Konzentrationsschwäche. Oder Sie haben Probleme mit dem Gehirnstoffwechsel und seinen Botenstoffen. Zum Beispiel ein Mangel an Acetylcholin, der ein schlechtes Gedächtnis und Konzentrationsschwierigkeiten auslöst. Oder haben Sie kürzlich ein Antibiotikum aus der Gruppe der Fluorchinolone eingenommen? Wenn Sie das nicht wissen, blättern Sie zurück. Auf Seite 222 finden Sie eine Aufstellung entsprechender Präparate.

Überlastete Nebennieren führen ebenfalls zu Konzentrationsstörungen. Dafür gibt es viele Gründe und fast genauso viele Möglichkeiten der Behandlung. Molybdän kann hier helfen (in niedriger Dosierung von 50 bis 100 Milligramm täglich). Es entschärft das Acetylaldehyd im Körper. Ich persönlich schätze für die Verbesserung der Konzentrationsfähigkeit auch Acetyl-L-Carnitin (aufgrund des Acetylanteils vom Körper leichter aufzunehmen als L-Carnitin) und sibirischen Ginseng. Nehmen Sie entsprechende Präparate ein paar Monate. Falls sie nicht wirken sollten, können Sie es mit *Bacopa monnieri* (auch Brahmi genannt) oder CDP-Cholin versuchen. Folgen Sie dabei den Einnahmehinweisen in der Packungsbeilage oder fragen Sie Ihren Arzt.

Menschen mit Depressionen oder Angstzuständen empfehle ich manchmal, ihre Neurotransmitterspiegel testen zu lassen, obwohl diese Tests nicht hundertprozentig zuverlässig sind. Das Serotonin wird im Darm hergestellt, Dopamin in den Nieren und andere Botenstoffe im Gehirn. Daher stellt sich schon die Frage, wie und wo man einen bestimmten Botenstoff misst. Urin- und Bluttests sprechen nicht immer die gleiche Sprache, vor allem nicht, wenn man beides zeitgleich testet. Und sie passen nicht immer zu den Symptomen der Patienten. Ich habe sie hier nur erwähnt, weil Ärzte sich gewöhnlich darauf verlassen. Und da ich möchte, dass Sie wissen, wovon Sie reden, will ich hier über die Grenzen solcher Tests sprechen.

Leiden Sie vorzugsweise im Herbst oder Frühling unter Depressionen? In dieser Zeit kann der Temperaturunterschied zwischen den einzelnen Tagen mehr als fünf Grad Celsius betragen. Ihre Schilddrüse allerdings braucht etwa eine Woche, um sich auf solche Veränderungen der Außentemperatur einzustellen. Das ständige Auf und Ab kann die Schilddrüse belasten, was diese Jahreszeiten für einige Menschen zur Katastrophe macht. Und die Katastrophe meine ich hier wörtlich, zum Beispiel, wenn sich ein Myxödemkoma einstellt, ein komatöser Zustand durch Unterkühlung infolge einer nicht behandelten Schilddrüsenunterfunktion. Aber jetzt, da Sie Bescheid wissen, können Sie sich davor ja schützen. Es gibt einige natürliche Nahrungsergänzungsmittel, die als Adaptogene wirken, sodass die Signale an die und von der Schilddrüse problemlos übertragen werden können. Dazu gehören zum Beispiel Ashwagandha, Rosenwurz und Schisandra, die Sie im Internet, im Reformhaus oder in der Apotheke erwerben können.

Was aber passiert, wenn die Neurotransmitter aus dem Gleichgewicht geraten?

Dopamin

Bei Dopaminmangel verlangt es Sie nach Alkohol, Drogen, Schmerzmitteln und Zigaretten. Daher beeinflusst es Süchte gewöhnlich positiv, wenn man den Dopaminspiegel in Ordnung bringt. Zu viel Dopamin hingegen löst übermäßige Aggressionen und Verfolgungswahn aus. Ein Ungleichgewicht im Dopaminhaushalt (vor allem ein niedriger Dopaminspiegel) ist bei Parkinson gegeben, aber auch bei Depressionen, Aufmerksamkeitsstörungen, Schizophrenie, autistischen und verwandten Störungen.

Histamin

Histaminintoleranz bringt uns zum Niesen, aber wussten Sie, dass sie auch Migräne, Ekzeme und Zwangsstörungen auslösen kann? Ein niedriger Histaminspiegel führt zu chronischer Müdigkeit, schwacher Libido und Verfolgungswahn.

Serotonin

Die bekannten Antidepressiva steigern den Serotoninspiegel kurzfristig: Fluoxetin, Citalopram, Paroxetin. Bei Serotoninmangel werden Sie müde, haben Muskelkrämpfe, sind reizbar und es wird Ihnen leicht heiß. Bei einem zu hohen Serotoninspiegel stellen sich Knochenschwund, Reizdarmsyndrom, Zittern und Übelkeit ein.

Noradrenalin, Adrenalin und GABA

Fehlt es Ihnen an Noradrenalin, sind Ihre Nebennieren wohl überlastet und Sie legen ständig an Gewicht zu.

Bei GABA-Mangel leiden Sie unter Schlaflosigkeit und Angstzuständen.

Ein hoher Adrenalinspiegel macht aggressiv.

Obwohl in der Werbung so manche Pille beworben wird, die diese Zustände abstellen soll, ist das Ganze nicht so einfach. Sie müssen sich auf jeden Fall verschiedenen Tests unterziehen und bestimmte Nährstoffe zu sich nehmen, die Ihren Stoffwechsel wieder ins Gleichgewicht bringen. Nur dann können Sie damit rechnen, dass Ihr Körper den Neurotransmitter herstellt, den Sie brauchen.

Chronische Erschöpfung

B-Vitamine helfen dem Körper bei Stress und Müdigkeit, daher ist ein Mittel mit dem ganzen Vitamin-B-Komplex immer eine gute Sache. Achten Sie darauf, dass das Mittel Ihrer Wahl nur aktives B-Vitamin enthält. Nur so können Sie diese Vitamine auch aufnehmen. Bei Vitamin B_{12} ist dies das Methylcobalamin, nicht Cyanocobalamin. In der Liste der Ingredienzen sollte es heißen: »Methylfolat« – und *nicht* einfach nur »Folsäure«. Wollen Sie Folsäure einnehmen, dann suchen Sie sich ein anderes Präparat: 5-MHTF zum Beispiel oder 5-Methyltetrahydrofolat. Dies sind aktive Formen der B-Vitamine, die der Körper sofort verwerten kann. Ein anderes Beispiel ist Pyridoxal-5'-Phosphat statt B_6. Wenn Sie bei B-Vitaminen kein hochwertiges Produkt kaufen, werden Sie die Vorteile nie ganz nutzen können.

Leiden Sie unter Kopfschmerz oder schwerer Erschöpfung, dann braucht Ihr Körper Riboflavin-5'-Phosphat, nicht nur Riboflavin. Für Menschen mit Methylierungsproblemen, hohem Blutdruck und niedrigem Schilddrüsenhormonspiegel ist dies eine echte Hilfe. Ernähren Sie sich nach der Paleo-Diät, haben Sie garantiert wenig Riboflavin im Körper. Kommt dazu noch eine Methylierungsstörung oder ein Problem bei der Verwertung bzw. Produktion von Schilddrüsenhormonen, dann wird's wirklich schwierig. In diesem Fall sollten Sie auf jeden Fall Riboflavin einnehmen, genauer gesagt die aktive Form Riboflavin-5'-Phosphat.

Ich glaube nicht, dass Ihr Körper die B-Vitamine, die sich in »gewöhnlichen« Vitamin-B-Komplexen finden, wirklich aufnehmen kann. Daher sollten Sie die obigen Hinweise wirklich beherzigen.

Nach einem guten Vitamin-B-Präparat empfehle ich Ihnen bei Erschöpfung Vitamin C. Es verbessert die Herstellung der Glückshormone im Gehirn, also der Neurotransmitter, die für das Gefühl von Energiegeladenheit und Freude verantwortlich sind.

Außerdem wären Adaptogene für die Nebennieren wohl angebracht, damit der Körper das Cortisol-Gleichgewicht besser halten kann. Sehr gut ist da Tulsi-Tee, das indische Basilikum.

Außerdem kann die Darmfunktion mittels Probiotika gestärkt werden, denn 20 Prozent Ihrer Schilddrüsenhormone werden im Darm aktiviert. Und das macht wirklich einen großen Unterschied, was den Energiegewinn angeht. Dazu gibt es zwei von mir empfohlene Produkte im Internet: *ATP Fuel* und *Energy Multi Plex*, die beide von Researched Nutritionals hergestellt werden. Sie lassen sich auch problemlos mit anderen Nahrungsergänzungsmitteln kombinieren. Einen schnellen Energieschub erhalten Sie auch durch folgende Mittel:

1. Konzentrierter Rote-Bete-Saft: Unglaublich!
2. Smoothies mit Mandelmilch und Reis- oder Eiprotein
3. Yerba-Mate-Drinks von Guayaki. Meine Lieblingssorte ist »Tangerine«.

Ständiges Frieren

Kaufen Sie sich eine Hotpack-Wärmekompresse, die Sie in der Mikrowelle warm machen können. Das ist pures Vergnügen innerhalb von 60 Sekunden. Länger braucht man nicht, um das gute Stück in der Mikrowelle zu erwärmen.

Ich habe mir immer abends eine Wärmekompresse mit ins Bett genommen. Ich legte sie auf die Füße und schlief schneller ein.

Frieren Sie auch im Auto? Hassen Sie es, sich in den eiskalten Sitz Ihres ebenso eiskalten Autos zu setzen? Wenn Sie im Auto dauernd frieren, kaufen Sie sich eine Sitzheizungsauflage. Stecken Sie diese Auflage am Zigarettenanzünder an, und in wenigen Minuten ist der Sitz warm.

Bei allgemeiner Fröstelei können Sie sich bei einer Kosmetikerin ein Paraffinbad für Hände und Füße machen lassen. Das ist richtig toll!

Was Nahrungsergänzungsmittel angeht, wirkt Niacin hier Wunder. 100 oder 200 Milligramm pro Tag genügen schon. Hilft dies noch nicht, können Sie die Dosis auf 500 Milligramm pro Tag erhöhen. Dann wird Ihnen innerhalb von 15 bis 30 Minuten warm. Täglich brauchen Sie es vermutlich nicht, ich empfehle es hier eher für Notfälle, wenn Ihre Körpertemperatur auf 34 bis 35 Grad Celsius fällt und Sie sich überhaupt nicht mehr erwärmen können. Sam, meinem Mann, erging es häufig so. In so einem Fall nahm er 200 bis 500 Milligramm reines Niacin ein, und das half. Sprechen Sie aber bitte vorher mit Ihrem Arzt darüber.

Es gibt auch Cayennepfefferextrakt, der aufwärmt. Allerdings sollten Sie sich im Klaren sein, dass diese Flüssigkeit Verbrennungen im Hals-Rachen-Raum verursachen kann. Cayennepfeffer unterstützt übrigens das Herz. Achten Sie auf ein reines Präparat von hoher Qualität.

Kapitel 24

Schilddrüsengesund leben

Und nun wollen wir mal sehen, was uns zusammenfassend einfällt, damit es Ihnen bald besser geht. Zu diesem Zweck habe ich das Schilddrüsen-Programm ersonnen, das ich Ihnen in Kapitel 1 schon kurz vorgestellt habe. Es umfasst folgende Ratschläge:

1. Suchen Sie sich einen guten Arzt!
2. Wandeln Sie T4 in T3 um!
3. Ersetzen Sie fehlende Nährstoffe!
4. Interpretieren Sie Ihre Laborwerte korrekt!
5. Schützen Sie Ihre Schilddrüse vor Allergenen und Antigenen!
6. Sorgen Sie für einen reibungslosen Transport der Schilddrüsenhormone in die Zelle!

Um schilddrüsengesund zu leben, braucht Ihr Körper T3. Dieses Hormon schenkt Ihnen Energie, verbrennt Fett, bläst die Spinnwebfäden aus Ihrem Gehirn und wärmt Sie. Außerdem ist es wichtig, dass Sie Ihre Nebennieren stärken. Niemand mit einer Schilddrüsenkrankheit hat gesunde Nebennieren, so viel kann ich Ihnen versichern. Beides geht Hand in Hand, was auch immer man Ihnen diesbezüglich erzählen mag. Manchmal müssen Sie wirklich Ihre Schilddrüsenmedikamente absetzen, ein oder zwei Wochen lang Adaptogene zur Stärkung der Nebennieren einnehmen oder Hydrocortisonpräparate, um es dann erneut mit Ihrem Schilddrüsenmedikament zu versuchen. Sie brauchen eine aktivere Form von TSH und müssen Ihr Transportsystem in Ordnung bringen. Denn der Großteil der Umwandlung von T4 in T3 findet (dank der Dejodase-Enzyme) in den Zellen statt. Um das T4 in die Zellen zu bekommen, müssen die Rezeptoren klebrig sein wie Leim. Das nennt man Rezeptorbindung. Wenn Sie Probleme damit haben, spricht die Schulmedizin von sekundärer oder tertiärer Schilddrüsenunterfunktion, und es heißt, dass diese selten sei. Genau diese Denkweise sorgt möglicherweise dafür, dass Ihre Schilddrüsenkrankheit nicht verschwindet! Meiner Ansicht nach ist dies nämlich eine häufige, ja weitverbreitete Krankheit. Doch allein, dass Sie darüber Bescheid wissen, wird Ihnen helfen. Wenn jemand Ihnen erzählt, eine sekundäre Schilddrüsenunterfunktion sei selten, dann hat er schlicht und einfach keine Ahnung.

Ich denke, dass Sie, wie so viele Menschen, die zu meinen Vorträgen und Signierstunden kommen, einfach die Nase voll haben. Sie sind wütend auf Ihre Ärzte, die Ihnen kein Wort von all diesen Dingen sagen und Ihnen nur immer mehr Geld für sinnlose Labortests, Medikamente, Szinti- und Tomografien abknöpfen, Ihnen spezielle Diäten verordnen und so weiter. (Von den aufgrund von Migräneanfällen und tödlicher Müdigkeit verursachten Krankheitstagen ganz zu schweigen.) Ja, ich weiß, was Sie sagen wollen! Aber aus diesem Grund habe ich dieses Buch geschrieben. Und aus demselben Grund ist es wichtig, dass Sie dem Buch bei Amazon fünf Sterne geben, wenn Sie für Sie wichtige Dinge daraus gelernt haben. Damit es auch von anderen gelesen wird.

Können Sie sich vorstellen, wogegen ich als einfache Apothekerin angetreten bin? Die meisten Apotheker verkaufen ihre Medikamente und mixen den einen oder anderen Tee zusammen, Tag für Tag, Woche für Woche. Ich aber möchte, dass es Ihnen besser geht, dass Sie Ihre Tage genießen können, Ihre Pfunde auf der Strecke bleiben, Ihre Schönheit zu strahlen beginnt, der Schlaf Sie küsst und der Schmerz verfliegt. Menschen, die über die hier vorgestellten Zusammenhänge nicht Bescheid wissen und die wissenschaftlichen Aufsätze, die ich zitiert habe, nicht einmal ansehen, beschimpfen mich dafür.

Andererseits erfreue ich mich als Beraterin des Institute of Functional Medicine bei Gesundheitsexperten der verschiedensten Bereiche eines gewissen Ansehens. Und viele Heilkundler erwarten von mir, dass ich Licht bringe in die dunklen Ecken der Forschung. Ich erleichtere ihnen die Arbeit, indem ich Sie informiere und Ihnen die Mittel an die Hand gebe, damit Sie zu diesen Menschen finden und selbst für Ihre Gesundheit sorgen können. In diesem Rahmen möchte ich Ihnen nun mein Programm für mehr Schilddrüsengesundheit vorstellen (siehe auch Seite 28 ff):

1. Suchen Sie sich einen guten Arzt!

Das ist der erste Schritt. Hier starten Sie auf Ihrem Weg in ein schilddrüsengesundes Leben. Ziehen Sie Ihre aktuelle Therapie vielleicht schon ein paar Monate oder Jahre durch? Wenn sie nicht den gewünschten Erfolg erzielt, geben Sie die hier gewonnenen Informationen an Ihren Arzt weiter oder suchen Sie sich einen neuen, der Ihnen Ihr Leben zurückgibt. Sie bezahlen die Herrschaften schließlich! Sie bezahlen dafür, dass diese Person Ihnen Ihre Gesundheit zurückgibt (gleichgültig, ob Sie sie mögen oder nicht). Meiner Ansicht nach geht es um das Resultat. Sie können wieder glücklich und gesund sein, sexy und stark ... Das hat weniger mit den netten Leuten in der Praxis zu tun. Fragen Sie in Ihrer Apotheke nach, ob man dort einen guten Arzt kennt, der sich auf Endokrinologie spezialisiert hat.

Haben Sie keine Scheu, sich vorher in der Praxis zu informieren. Fragen Sie die Sprechstundenhilfen, welche Labortests dort durchgeführt werden und ob die Behandlung auf dem TSH-Test oder dem T4-Test aufbaut. Fragen Sie, ob dort reverses T3 oder Antikörper gemessen werden. Möglicherweise sollten Sie sich auch an einen Heilpraktiker wenden. Er kann Ihnen mit seinem naturbezogenen Ansatz in einer Art und Weise helfen, wie ein Schulmediziner dies nicht vermag. Es gibt diverse Heilpraktikerverbände. Suchen Sie sich einen Heilpraktiker, der auf Nahrungsergänzungsmittel und Schilddrüsenprobleme spezialisiert ist. Im Dachverband deutscher Heilpraktikerverbände (*www.ddh-online.de*) sind fünf große Heilpraktikervereinigungen zusammengefasst. Dort hilft man Ihnen sicher gerne weiter.[5]

Jedes beim Heilpraktiker erarbeitete Behandlungskonzept sollte allerdings eng mit Ihrem Arzt abgestimmt werden.

---

5 Fachverband Deutscher Heilpraktiker e.V. (FDH): www.heilpraktiker.org
Freie Heilpraktiker e.V. (FH): www.freieheilpraktiker.com
Freier Verband Deutscher Heilpraktiker e.V. (FVDH): www.fvdh.de
Union Deutscher Heilpraktiker e.V. (UDH): www.udh-bw.de
Verband Deutscher Heilpraktiker (VDH): www.heilpraktiker-vdh.de
Selbst suchen können Sie mit der Direktfunktion des Fachverbands Deutscher Heilpraktiker: http://www.heilpraktiker-direktsuche.de

2. Wandeln Sie T4 in T3 um!

Dies ist Schritt 2. Er ist absolut unumgänglich. Unterbleibt er, bleiben Sie schilddrüsenkrank. Sie kommen also nicht darum herum. Nur wenn die Umwandlung stattfindet, haben Sie ausreichend T3, das biologisch aktive »Hallo wach«-Hormon. Verschiedene Mineral- und Nährstoffe unterstützen diese Aktivierung. Es sind sogenannte adaptogene Kräuter wie Ashwagandha.

Nährstoff-verarmung	Stress	Alterung	Alkohol	Fettleibigkeit
Chemo-therapie	Zigaretten	Diabetes	Hungern	Soja
Medikation	strumigene Substanzen	Pestizide	Strahlung	Operation
Nieren- und Leberleiden	Schwer-metalle	Wachs-tumshor-monmangel	niedriger Progeste-ronwert	Jodüber-schuss

* Dr. David Brownstein: *Overcoming Thyroid Disorders, www. DrBrownstein.com*

3. Ersetzen Sie fehlende Nährstoffe!

Das ist Schritt 3. Sie müssen Ihrem Körper zurückgeben, was ihm fehlt. Industrielle Nahrung, Raffineriezucker, Kaffee, Wein und Medikamente rauben Ihrem Körper Nährstoffe. Bestimmte Medikamente schaden Ihrer Darmflora. Das fährt die Aktivierung Ihres Schilddrüsenhormons um gut 20 Prozent zurück. Daher ist es so wichtig für Ihre Schilddrüse – und erst recht für Ihren Darm –, dass Sie die »guten« Bakterien auffüllen!

Doch Medikamente reduzieren auch andere Nährstoffe im Körper. Nehmen Sie zum Beispiel ein Medikament ein, das Ihren Vitamin-B- und Mineralstoffspiegel senkt, können Sie keine Schilddrüsenhormone mehr herstellen oder in seine aktive Form umwandeln. Sie werden schilddrüsenkrank, wenn Sie die »geraubten Güter« nicht zurückgeben. In Kapitel 7 finden Sie diverse Listen mit Medikamenten, die für ihre negative Wirkung auf Nährstoffe bekannt sind. Mehr dazu finden Sie in meinem Buch *Vorsicht Nährstoffräuber!*

Das Ganze ist nicht so einfach, wie es auf den ersten Blick aussieht. Es genügt nicht, ein oder zwei Pillen zu schlucken. Sie müssen sich genau überlegen, in welchem zeitlichen Abstand zu Ihren Schilddrüsenhormonen Sie die Vitalstoffe einnehmen. Außerdem sollten Sie hochwertige Qualität kaufen, sonst ist das Einzige, was Sie produzieren, sehr teurer Urin.

Sollten Sie den ganzen Tag über Kaffee, Limonade oder Energydrinks konsumieren, müssen Sie wissen, dass diese Sie ebenfalls Ihrer Mineralstoffe berauben – jener Mineralstoffe, die Sie brauchen, um Schilddrüsenhormone herzustellen und zu aktivieren. Es kann Sie sehr schnell wieder munter machen, wenn Sie auf solche Nährstoffräuber künftig verzichten.

4. Interpretieren Sie Ihre Laborwerte korrekt!

Hier nun Schritt 4: Sie müssen mehr über Ihre Laborwerte und deren Interpretation wissen. Wenn Ihr Arzt zum Beispiel sagt: »Ihr TSH ist völlig normal, es liegt bei 3«, dann ist dies eine falsche Einschätzung der Gesamtsituation und Sie werden sich weiterhin schlecht fühlen.

Ich habe mich in diesem Buch ausgiebig mit den Tests und ihren Resultaten beschäftigt. Nun sollten Sie genug Informationen besitzen, um sich selbst helfen zu können. Vermutlich haben Sie sich schon Jahre den Kopf über der Frage zerbrochen, warum es Ihnen so schlecht geht. Sie haben resigniert, weil man Ihnen ständig sagte, Ihre Schilddrüsenwerte seien normal. Der Arzt hat Ihnen das schwarz auf weiß gezeigt. Sie sind in die Apotheke gegangen, haben Medikamente erworben, die Sie nicht benötigen (Schmerzmittel, Antidepressiva, Stimmungsaufheller, Medikamente gegen Fibromyalgie), dabei hätten Sie eigentlich nur Schilddrüsenhormone gebraucht. Schluss damit!

Ich möchte, dass Sie sich jetzt auf den Hosenboden setzen, all Ihren Mut zusammennehmen und für angemessene Schilddrüsentests eintreten. »Ich habe ein Schilddrüsenproblem!« Dies sollte fortan Ihr Motto sein. Verlangen Sie, dass Sie korrekt getestet und Ihre Werte richtig interpretiert werden. Wird das nicht gemacht, suchen Sie sich einen anderen Arzt. Aussagekräftige Studien zeigen, dass der TSH-Test allein nicht ausreichend ist. Außerdem müssen die Laborwerte korrekt interpretiert werden, sonst ist alles umsonst.

5. Schützen Sie Ihre Schilddrüse vor Allergenen und Antigenen!

Schritt 5: Hier geht es um den Schutz Ihres kostbaren Organs. Ich schlage vor, dass Sie sich so ernähren, dass Ihr Körper nicht belastet wird: hauptsächlich mit biologischem Obst und Gemüse, Nüssen, Samen und »sauberem« Fleisch. Mit »sauber« meine ich mageres Fleisch von Tieren aus biologischer Tierhaltung ohne Hormongaben. Gut wären gelegentlich selbst hergestellte Frischsäfte. Und dazu ein paar pflanzliche Proteine aus Reis, Erbsen oder Hanf in Smoothies. Der wichtigste Punkt aber, der alle anderen in den Schatten stellt, ist die Vermeidung von Nahrungsmittel-Antigenen, die Ihrer Schilddrüse schaden können. Casein aus Milchprodukten, Gluten von Getreideprodukten stehen hier ganz oben auf der Liste. Dazu kommt noch Soja, weil es strumigen (also kropfbildend) wirkt und die Hormonproduktion der Schilddrüse beeinflusst. Außerdem enthält die weltweite Sojaproduktion heute meist gentechnisch veränderte Organismen. Sollten Sie weiterhin Gluten und Milchprodukte essen wollen, dann ziehen Sie die Einnahme von Enzymen wie DDPIV in Betracht. Diese sorgen dafür, dass die Antigene kaum über den Darm aufgenommen werden. Ich habe in meiner schilddrüsengesunden Mischung *ThyroScript* ebenfalls DDPIV verwendet, dazu noch essenzielle Vitamine und Mineralstoffe. Diese Mischung wirkt gegen Pilzbefall und enthält Verdauungsenzyme, sodass Ihre Schilddrüse vor Nahrungsmittelallergenen wie Gluten und Casein geschützt ist. Vermeiden Sie auch »Gifte« wie Chloride, Fluoride und Bromide (siehe Seite 121 ff).

6. Sorgen Sie für einen reibungslosen Transport der Schilddrüsenhormone in die Zelle!

Schließlich folgt Schritt 6. Gleichgültig, wie viele Hormone Ihre Schilddrüse produziert, die Hormone müssen letztlich in Ihre Zellen (Gewebe) gelangen. Es nützt Ihnen nicht viel, wenn sie im Blutstrom schwimmen, Sie brauchen sie IN den Zellen. Ihr Körper verfügt über ein aktives Transportsystem. Die Hormone werden hineingeschleust, sie wandern nicht einfach so durch die Zellwand. Das dachte man früher, aber es stimmt nicht.

Sie können diesen Transportmechanismus unterstützen, indem Sie Nahrung mit hoher Nährwertdichte zu sich nehmen bzw. Nährstoffe einnehmen, die die Zellwand unterstützen. Dazu gehört zum Beispiel Lecithin aus Sonnenblumenkernen, das sojafreies Phospatidylcholin liefert. Wussten Sie, dass jede Zelle in Ihrem Körper Cholesterin für die Zellwand braucht? Es unterstützt das Transportsystem. Wenn Sie Ihren Cholesterinwert zu weit herunterfahren, nehmen Ihre Zellwände Schaden. Außerdem werden Herzkrankheiten nicht durch einen hohen Cholesterinspiegel verursacht, sondern durch Entzündungen in den Arterien. Wenn Sie wenig Vitamin C im Körper haben, kann dieser kein Kollagen bilden. Dann repariert Ihr Körper die von der Entzündung geschädigten Stellen mit Cholesterin statt Kollagen und in den Adern bilden sich Plaques. Herzinfarkte kommen also nicht von einem Mangel an Statinen (Cholesterinsenkern). Vitamin C hält Ihre Arterien elastisch und gesund. Eine Vitamin-C-Einnahme ist hier sicher sinnvoller als Medikamente, welche die Cholesterinproduktion senken (was Ihre Arterien nicht reinigt). Für die Zellwand ist außerdem natürliches Astaxanthin gut, da es ein extrem stark wirkendes Antioxidans ist, das die Zellen von innen und außen schützt.

Ein Heilpraktiker oder Ernährungsberater kann Ihnen bei der Auswahl der für Sie richtigen Nährstoffe sicher helfen.

Wie Sie Ihre Schilddrüse »runderneuern«

Jetzt, da Sie mein Programm kennen, will ich Ihnen noch ein paar Tipps für Veränderungen hinsichtlich einer schilddrüsengesunden Lebensweise geben. Ich möchte, dass Sie so schnell wie möglich gesund werden. Was Sie hier lesen, ermöglicht Ihnen, Ihre Schilddrüse rundum zu erneuern.

- Nehmen Sie mit jeder Mahlzeit Proteine zu sich. Diese können Sie als Bestandteil einer Mahlzeit verzehren (Fleisch, Meeresfrüchte, Eier, Hülsenfrüchte, Nüsse) oder sich jeden Morgen einen Proteinshake einverleiben. Das geht auch, wenn Sie vegan leben wollen. Es gibt hervorragende pflanzliche Proteine aus Erbsen, Reis oder Hanf. Proteinpräparate sind heutzutage nicht nur aus Weizen und Eiern wie früher.

- Lassen Sie die Kohlenhydrate weg. Wenn Sie ganz getreidefrei (Paleo) essen könnten, ist das noch besser. Eine Studie zeigt, dass die Reduktion von Kohlenhydraten mit hohem glykämischen Index (wie Weißmehlprodukte) schon hilft, Heißhungeranfälle zu vermeiden. Industriell verarbeitete und raffinierte Produkte oder einfache Kohlenhydrate stimulieren bestimmte Gehirnregionen, was diese unglaublichen Gelüste auslöst. Die dann entstehenden starken Schwankungen des Blutzuckerspiegels sind schlecht für Sie.

- Lassen Sie das Koffein weg oder reduzieren Sie es. Möglicherweise brauchen Sie es im Moment noch, doch wenn Sie es zumindest vermindern könnten, werden Sie sich bald besser fühlen. Wenn Sie den stimulierenden Effekt brauchen, trinken Sie stattdessen Yerba-Mate-Drinks oder grünen Tee. Auch Tulsi-Tee schenkt Ihnen neue Energie. Mein Tipp: Frisch gepresster Karottensaft mit Grünkohl oder Mangold, einem Apfel und einem kleinen Stück frischem Kurkuma (Gelbwurz) ist ein echter Kick.

- Entspannen Sie sich. Lassen Sie sich massieren. Bitten Sie Ihren Partner um 15 Minuten Massage. Oder legen Sie sich in ein dunkles Zimmer, das nur von einer schwach glimmenden Lampe erhellt wird, dazu ein bisschen beruhigende Musik. Auch ein heißes Bad wirkt manchmal Wunder. Es geht vor allem darum, für einige Minuten dem Stress zu entfliehen. Ihre Schilddrüse und Nebennieren brauchen gelegentlich eine Pause.

- Stärken Sie Ihre Nebennieren. Mir ist durchaus klar, dass wir alle unter Stress leiden. Wenn ich mit dem Flugzeug aufsteige und auf die Häuser unter mir blicke, die zu kleinen Würfeln werden, denke ich immer daran, dass jeder, der dort lebt, seine eigene Geschichte zu erzählen hat. Jeder hat irgendeinen Kampf auszufechten und sich mit dem einen oder anderen gesundheitlichen Problem auseinanderzusetzen. Und wenn es nicht Sie selbst sind, dann jemand, den Sie lieben. Das Leiden ist universell. Jeder erfährt es in der einen oder anderen Form. Und auch wenn Ihnen im Leben noch nichts wirklich Schlimmes widerfahren ist, dann sind da immer noch die kleinen Stresssituationen des Alltags, die einen entsprechend mitnehmen. Chronischer Stress reduziert die Fähigkeit der Zellen, Schilddrüsenhormone aufzunehmen, um 50 bis 79 Prozent. Je mehr Stress Sie haben, desto schlechter funktioniert Ihre Schilddrüse. Die ewigen E-Mails, Termine, ehemaligen Partner, vor sich hergeschobenen Aufgaben, der Wäschestapel auf der Couch, das Buch, das Sie längst hätten zurückgeben sollen, die Nachrichten auf dem Anrufbeantworter, die Danksagungskarten, die noch zu schreiben sind, die Flugtickets, die unbedingt bestellt werden müssen, der Schnee vor der Haustür etc. Nichts Dramatisches, aber alles zusammen wird doch zur Last. Das lässt Ihren Adrenalinspiegel nicht so in die Höhe schnellen wie beispielsweise in der Situation, in der Sie auf der Straße fast einen Hund angefahren hätten, aber im Grunde ist es noch schlimmer, denn die Alltagsbelastungen hören niemals auf. Sie sind eine Art Hamsterrad der eigenen Verpflichtungen. Das kann die Nebennieren ganz schön belasten. Ich versichere Ihnen, es gibt keinen schnelleren Weg, Ihre Schilddrüsenfunktion zu normalisieren, als Ihre Nebennieren zu entlasten. Übernehmen Sie nicht gar so viel Verantwortung, sonst gefährden Sie Ihre Gesundheit. Manchmal müssen Sie auch die Schilddrüsenmedikamente eine Zeit lang absetzen. Nehmen Sie ein oder zwei Wochen lang Hydrocortisonpräparate und fangen Sie dann mit Ihren Schilddrüsenmedikamenten wieder an. Das gilt besonders für Menschen mit niedrigen Nebennierenhormonspiegeln.

Zehn mögliche Gründe, warum es Ihnen vielleicht nicht besser geht

Ich starte jetzt den Countdown und fange mit dem zehnten Grund an, warum es Ihnen vielleicht nicht besser geht.

10. Sie nehmen jeden Tag Gluten oder gentechnisch veränderte Organismen zu sich, ohne es zu wissen. Viele Schilddrüsenmedikamente verwenden als Füllmittel Maisstärke bzw. Gluten. Dieses sorgt dafür, dass sich Ihre Schilddrüse entzündet. Dazu müssen Sie noch nicht einmal besonders empfindlich gegenüber diesen Stoffen sein. Gentechnisch veränderte Organismen und Gluten können jedem Menschen schaden.

9. Ihre Gene spielen Ihnen einen Streich. Wenn Sie eine genetisch bedingte Methylierungsstörung haben, kann Ihr Körper nicht genügend Glutathion herstellen. Dieses Antioxidans aber bewirkt eine tiefe Reinigung Ihres Körpers. Vielleicht brauchen Sie noch ein wenig Folsäure zur Ausleitung von Toxinen. Es ist ein gewaltiger Unterschied, ob die Leiterbahnen in Ihrem Körper frei sind oder versperrt. In dem Fall kann es sein, dass Sie bestimmte Nahrungs- und Nahrungsergänzungsmittel weglassen müssen, zum Beispiel alles, was Schwefel enthält.

8. Sie nehmen Nahrungsmittel und Chemikalien zu sich, die Fluor, Brom oder Chlor enthalten. Lesen Sie dazu Kapitel 8.

7. Sie haben Ihre Antikörper nicht reduziert und nicht das Feuer in Ihrer Schilddrüse gelöscht, während Sie Ihre Nebennieren gestärkt haben. Lassen Sie einen Test auf Schilddrüsen-Antikörper vornehmen. Diese können

sehr hohe Werte zeigen, während TSH und T4 absolut im Normalbereich bleiben.

6. Sie haben sich nicht ausreichend entgiftet. Haben Sie vielleicht Verstopfung? Dann wird der Abfall nicht rausgebracht. Oder haben Sie nicht genug Wasser im Körper? Dann konzentrieren sich die Giftstoffe im Blut und Ihre Nieren müssen mehr arbeiten. Oder arbeitet Ihre Leber schlecht?

5. Sie nehmen Nahrungsmittel zu sich, die Ihr Körper für Gluten hält. Diese Art von Kreuzreaktivität ist ein großes Problem. Aus diesem Grund bitte ich die Menschen immer, dass sie sich getreidefrei ernähren. Manche Menschen wissen, dass sie allergisch auf Gluten sind, und lassen die Finger davon. Doch andere Getreidesorten (Reis, Mais, Amaranth, Dinkel, Quinoa) verhalten sich im Körper genauso wie Gluten und reizen die Schilddrüse ebenso. Casein, das Protein der Milchprodukte (Riesenproblem!), und Kaffee hält die entzündete Schilddrüse auch für Gluten. Das liegt daran, dass die kreuzreaktiven Nahrungsmittel glutenähnliche Proteine enthalten. Sie lösen im Körper die gleiche Immunreaktion aus wie Gluten.

4. Sie essen Getreideflocken und Brot/Brötchen zum Frühstück. Diese enthalten nicht nur Bestandteile, die ich Ihnen nicht empfehlen würde, sie jagen auch den Blutzuckerspiegel entsprechend hoch. Nehmen Sie zum Frühstück Proteine zu sich, frisches biologisches Obst und Gemüse. Oder machen Sie sich wenigstens mehrmals in der Woche frischen Saft. Achten Sie darauf, genug Vitamin A und Mineralstoffe zu bekommen. Ich mache mir gerne einen Frischsaft aus Cantaloupemelonen, Karotten, einer Orange, ein paar Salatblättern und einem Grünkohlblatt. Oder Sie geben das Ganze in einen guten Mixer und machen einen Smoothie daraus. Diesen können Sie auch mit Hanfproteinen oder Mandelmilch anreichern.

3. Sie leiden unter Mineralstoffmangel. Wenn Sie Kaffeetrinker sind, können Sie davon ausgehen, dass Sie nicht genügend Mineralstoffe haben,

also Selen, Magnesium, Zink, Eisen und andere Spurenelemente, die Sie brauchen, um Ihre Schilddrüse zu aktivieren. Magnesium ist wichtig für die Produktion von ATP. Trinken Sie regelmäßig Kaffee, sollten Sie sich ein gutes Mineralstoffpräparat besorgen. Nehmen Sie dieses jedoch nicht zusammen mit Ihren Schilddrüsenmedikamenten ein, sondern frühestens zwei Stunden später. Mineralstoffe aktivieren Ihr T3 und kurbeln das Transportsystem an, damit es auch in die Zelle gelangt (wo Sie es ja brauchen).

2. Sie erhalten nicht das richtige Schilddrüsenmedikament. Es gibt viele verschiedene davon. Mit dem passenden Medikament kommen Sie innerhalb weniger Tage auf die Beine. Ich finde es immer wieder erstaunlich, wie unterschiedlich Menschen auf Medikamente reagieren. Ich wünschte, ich könnte Ihnen sagen, welches für Sie passt, doch jeder von uns ist einzigartig. Ich weiß nur, dass Sie sich sofort besser fühlen werden, wenn Sie diesen Teil Ihres Lebens in Ordnung bringen.

1. Ihre Nebennieren sind überlastet! Wenn Sie Ihre Nebennieren nicht über ein paar Wochen oder Monate stärken, werden Ihre Schilddrüsenmedikamente nicht wirken. Gerade wenn Sie unter Stress leiden, ist die Wahrscheinlichkeit groß, dass Ihr Zündfunke ausgegangen ist und Sie auf die Schilddrüsenmedikamente nicht mehr ansprechen. Da können Sie die Dosis noch so oft erhöhen, es wird nichts nützen. Dies ist meiner Ansicht nach der Hauptgrund, weshalb Menschen nicht auf Schilddrüsenmedikamente ansprechen. Die Nebennieren sind von allergrößter Wichtigkeit. In meinem Buch *Headache Free* zeige ich, wie sich dies auf die Entstehung von Migräne und den typischen Kopfschmerzen zur Zeit der Menstruation auswirkt.

Falls Sie sich noch weiter zu dem Thema Schilddrüse informieren wollen: Ein weiteres ausgezeichnetes Buch über Schilddrüsenprobleme wurde von Mary J. Shomon verfasst. Es heißt: *Die gesunde Schilddrüse* (München 2013).

Über die Autorin

Suzy Cohen hat ihr Studium der Pharmazie abgeschlossen und ist als Apothekerin tätig. Sie ist Beraterin für Functional Medicine und schreibt eine wöchentliche Kolumne zu Gesundheitsthemen für den Apothekerverband (Dear Pharmacist), die mittlerweile mehrere Millionen Leser hat. Sie können diesen Newsletter unter *www.SuzyCohen.com* abonnieren. In der amerikanischen Fernsehsendung *Know the Cause*, die sich Gesundheitsthemen widmet, hat Suzy Cohen eine eigene Rubrik und schreibt außerdem noch Blogs für die *Huffington Post*. Sie ist in zahlreichen amerikanischen Talksendungen zu Gast. Suzy Cohen hat ScriptEssentials gegründet, ein Unternehmen, das sich auf bioaktive Nahrungsergänzungsmittel spezialisiert hat.

Sie ist Mitglied folgender Organisationen:

- The American College for Advancement in Medicine (ACAM)
- The Institute of Functional Medicine (IFM)
- The American Academy of Anti-Aging Medicine (A4M)
- American Pharmacist's Association (APhA)
- International Lyme and Associated Diseases Society (ILADS)
- The Academy of Comprehensive Integrative Medicine (ACIM)

Weitere Bücher von Suzy Cohen:
Diabetes heilen ohne Medikamente, Rottenburg 2014
Eczema: Itchin' for a Cure, DPI 2012 (nur als Kindle)
Headache Free: Relieve Migraine, Tension, Cluster, Menstrual and Lyme Headaches, DPI 2013 (nur noch als Kindle)
The 24-Hour-Pharmacist: Advice, Options, and Amazing Cures from America's Most Trusted Pharamacist, New York 2009
Understanding Pancreatitis & Pancreatic Cancer, DPI 2012 (nur als Kindle)
Vorsicht Nährstoffräuber!, Rottenburg 2011

Literatur

Ahima RS et al.: Role of leptin in the neuroendocrine response to fasting. *Nature* 382: 1996; 250–252.

Akçay M, Akçay G: The presence of the antigliadin antibodies in autoimmune thyroid diseases. *Hepatogastroenterology*. 2003 Dec; 50 Suppl 2: cclxxix–cclxxx.

Altomonte L et al.: Serum levels of interleukin-1alpha, tumor necrosis factor-alpha and interleukin-2 in rheumatoid arthritis. Correlation with disease activity. *Clin. Rheumatol* 1992; 11 (2): 202–205.

Andra G et al.: Serum leptin in children with obesity. Relationship to gender and development. *Pediatrics* 1996; 98: 201–203.

Araujo RL, Andrade BM, da Silva ML et al.: Tissue-specific deiodinase regulation during food restriction and low replacement dose of leptin in rats. *Am J Physiol Endocinol Metab* 2009; 296: E1157–E1163.

Arem R, Wiener GJ, Kaplan SG, Kim HS et al.: Reduced tissue thyroid hormone levels in fatal illness. *Metabolism* 1993; 42 (9): 1102–1108.

Baumgartner A, Graf KJ, Kurten I, Meinhold H.: The hypothalamic-pituitary-thyroid axis in psychiatric patients and healthy subjects. *Psychiatry Research* 12988; 24: 271–332.

Beard J et al.: Impaired thermoregulation and thyroid function in iron-deficiency anemia. *Am J Clin Nutr*. 1990 Nov; 52 (5): 813–819.

Benker G, Raida M, Olbricht T et al.: TSH Secretion In Cushing's Syndrome: Relation To Glucocorticoid Excess, Diabetes, Goiter, And The ›Sick Euthyroid Syndrome‹. *Clin Endocrinol* 1990; 33 (6): 777–786.

Bianco AC, Nunes MT, Hell NS, Maciel RMB: The Role of Glucocorticoids in the Stress-Induced Reduction of Extrathyroidal 3,5,3 – Triiodothyronine Generation in Rats. *Endocrinology* 1987 120: 1033–1038.

Bianco AC, Salvatore D, Gereben B, Berry MJ, Larsen PR: Biochemistry, Cellular and Molecular Biology, and Physiological Roles of the Iodothyronine Selenodeiodinases. *Endocrine Reviews* 2002; 23 (1): 38–89.

Brabant G, Brabant A, Ranft U, Ocran K et al.: Circadian and Pulsatile Thyrotropin Secretion in Euthyroid Man Under the Influence of Thyroid Hormone and Glucocorticoid Administration. J Clin *Endocrinol Metab* 1987; 65: 83–88.

Brent GA, Hershman JM: Thyroxine therapy in patients with severe nonthyroidal illnesses and low serum thyroxine concentration. J *Clin Endocrinol Metab* 1986; 63 (1): 1–8.

Campos-Barros A, Hoell T, Musa A, Sampaolo S et al.: Phenolic and tyrosyl ring iodothyronine deiodination and thyroid hormone concentrations in the human central nervous system. *J Clin Endocrinol Metab* 1996; 81: 2179–2185.

Cavalieri RR, Castle JN, McMahon FA: Effects of dexamethasone on kinetics and distribution of triiodothyronine in the rat. *Endocrinology* 1984; 114: 215–221.

Cettour-Rose P, Burger AG, Meier CA, Visser TJ et al.: Central stimulatory effect of leptin on T3 production is mediated by brown adipose tissue type II deiodinase. *Am J Physiology Endocrinol Metab* 2002; 283 (5): E980–987.

Chatenoud L et al.: Whole grain food intake and cancer risk. *Int J Cancer*. 1998 Jul 3; 77 (1): 24–28.

Cheron RG, Kaplan MM, Larsen PR: Physiological and pharmacological influences on thyroxine to 3,5,3'-triiodothyronine conversion and nuclear 3,5,3'-triiodthyroidne binding in rat anterior pituitary. *J Clin Invest* 1979; 64: 1402–1414.

Chopra IJ, Chopra U, Smith SR et al.: Reciprocal changes in serum concentrations of 3,3',5-triiodothyronine (T3) in systemic illnesses. *J Clin Endocrinol Metab* 1975; 41: 1043–1049.

Chopra IJ, Williams DE, Orgiazzi J, Solomon DH: Opposite effects of dexamethasone on serum concentrations of 3,3_,5_-triiodothyronine (reverse T3) and 3,3_,5-triiodothyronine (T3). *J Clin Endocrinol Metab* 1975; 41: 911–920.

Chopra IJ.: A study of extrathyroidal conversion of thyroxine (T4) to 3,3',5-triiodothyronine (T3) in vitro. *Endocrinology*. 1977 Aug; 101 (2): 453–463.

Clausen P, Mersebach H, Nielsen B et al.: Hypothyroidism is associated with signs of endothelial dysfunction despite 1-year replacement therapy with levothyroxine. *Clinical Endocrinology* 2009; 70: 932–937.

Cole DP, Thase ME, Mallinger AG et al.: Slower treatment response in bipolar depression predicted by lower pretreatment thyroid function. *Am J Psychiatry* 2002; 159: 116–121.

Considine RV, Sinha MK, Heiman ML, Kriauciunas A et al.: Serum immunoreactive-leptin concentrations in normal-weight and obese humans. *New England Journal Medicine* 1996; 334: 292–295.

Cooper DS, Biondi B: Subclinical thyroid disease. Lancet. 2012 Mar 24; 379 (9821): 1142–1154.

Croxson MS, Ibbertson HK: Low serum triiodothyronine (T3) and hypothyroidism in anorexia nervosa. *J Clin Endocrinol Metab* 1977; 44: 167–174.

Croxson MS, Ibbertson HK: Low serum triiodothyronine (T3) and hypothyroidism. *J clin Endocrinol Metab* 1977; 44: 167–174.

Dagogo-Jack S: Human Leptin Regualtion and Promis in Pharmacotheroapy. *Current Drug Targets* 2001; 2: 181–195.

Dagogo-Jack S, Tanellis C, Paramore D, Brother SJ, Land TM: Plasma Leptin and Insulin Relationships in Obese and Nonobese Human, *Diabetes* 1996; 45: 695–698.

De Groot Leslie J: Non-thyroidal illness syndrome is a manifestation of hypothalamic-pituitary dysfunction, and in view of current evidence, should be treated with appropriate replacement therapies. *Crit Care Clin* 2006; 22: 57–86.

De Jong M. Docter R, van der Hoek HJ, Vos RA: Transport of 3,5,3'-tri-iodothyronine into the perfused rat liver and subsequent metabolism are inhibited by fasting. *Endocrinology* 1992; 131 (1): 463–470.

De Marinis L, Mancini A, Masala R et al.: Evaluation of pituitary-thyroid axis response to acute myocardial infarction. *J Endocrinol Invest* 1985; 8: 507–511.

DeGroot LJ: Non-thyroidal illness syndrome is functional central hypothyroidism, and if severe, hormone replacement is appropriate in light of present knowledge. *J Endocrinol Invest* 2003; 26: 1163–1170.

Diane T: Thyroid-stimulating autoantibodies may yield relevant biomarkers for pediatric Graves' disease. *J Clin Endocrinol Metab*. 2014; doi: 10.1210/jc.2013–4026.

Doyle D: Benzodiazepines inhibit temperature dependent L-[125I] triiodothyronine accumulation into human liver, human neuroblast, and rat pituitary cell lines. *Endocrinology* 1992; 130: 1211–1216.

Drutel A, Archambeaud F, Caron P: Selenium and the thyroid gland: more good news for clinicians. *Clin Endocrinol (Oxf)*. 2013 Feb; 78 (2): 155–164.

du Pont JS: Is reverse T3 a physiological nonactive competitor of the action of T3 upon the electrical properties of GH3 cells? *Neuroendo* 1991; 54: 146–150.

Duick DS, Warren DW, Nicoloff JT, Otis CL, Croxson MS: Effect of single dose dexamethasone on the concentration of serum triiodothyronine in man. *J Clin Endocrinol Metab* 1974; 39: 1151–1154.

Duntas LH: Resveratrol and its impact on aging and thyroid function. Endocrinol Invest. 2011 Nov; 34 (10): 788-792.

Duval F, Mokrani MC, Bailey P, Correa H et al.: Thyroid axis activity and serotonin function major depressive episode. *Psychoneuroendocrinology* 1999; 24: 695–712.

Effects of obesity, total fasting and re-alimentation on L-thyroxine (T 4), 3,5,3-L-triiodothyronine (T3), 3,3,5-L-triiodothyronine (rT3), thyroxine binding globulin (TBG), transferrin, 2-haptoglobin and complement C3 in serum. *Acta Endocrinol* 1979; 91: 629–643.

Ellingsen DG, Efskind J, Haug E, Thomassen Y, Martinsen I, Gaarder PI: Effects of low mercury vapour exposure on the thyroid function in chloralkali workers. *J Appl Toxicol*.2000; 20 (6): 483–489.

Elliot DL, Goldberg L, Kuehl KD, Bennett WM: Sustained depression of the resting metabolic rate after massive weight loss. *Am J Clin Nutr* 1989; 49: 93–96.

Enia G et al.: Subclinical hypothyroidism is linked to micro-inflammation and predicts death in continuous ambulatory peritoneal dialysis. *Nephrol Dial Transplant*. 2007 Feb; 22 (2): 538–544. Epub 2006 Nov 2.

Escobar-Morreale HF, Escobar del Rey F, Obregon MJ, Morreale de Escobar G: Only the combined treatment with thyroxine and triiodothryoidine ensures euthyroidism in all tissue… *Endocrinology* 1996; 137: 2490–2502.

Escobar-Morreale HF, Obregon MJ, Escobar del Rey F, Morreale de Escobar G: Replacement therapy for hypothyroidism with thyroxine alone does not ensure euthyroidism in all tissue. *J Clin Invest* 1995; 96 (6): 2828–2838.

Everts ME, Lim C-F, Moerings EPCM, Docter R et al.: Effects of a furan fatty acid and indoxyl sulfate on thyroid hormone uptake in cultured anterior pituitary cells. *Am J Physiol* 1995; 268: E974–E979.

Everts ME, Visser TJ, Moerings EM, Docter R et al.: Uptake of triiodothyroacetic acid and its effect on thyrotropin secretion in cultered anterior pituitary cells. *Endocrinology* 1994; 135 (6): 2700–2707.

Fekete C et al.: Differential Effects of Central Leptin, Insulin, or Glucose Administration during Fasting on the Hypothalamic-Pituitary-Thyroid Axis and Feeding-Related Neurons in the Arcuate Nucleus. *Endocrinology* 2006; 147 (1): 520–529.

Fontana L, Klein S, Holloszy JO, Premachandra BN: Effect of long-term calorie restriction with adequate protein and micronutrients on thyroid hormones. *J Clin Endocrinol Metab* 2006; 91 (8): 3232–3235.

Forhead AJ, Curtis K, Kaptein E, Visser TJ, Fowden Al: Developmental Control of Iodothyronine Deiodinases by Cortisol in the Ovine Fetus and Placenta Near Term. *Endocrinology* 2006; 147: 5988–5994.

Forman-Hoffman V, Philibert RA: Lower TSH and higher T4 levels are associated with current depressive syndrome in young adults. Acta Psychiatry Scand 2006; 114: 132–139.

Franceschi, S et al.: Diet and thyroid cancer: a pooled analysis of four European case-control studies. *Int J Cancer*. 1991 May 30; 48 (3): 395-398.

Francon J, Cantoux F, Blondeau JP: Carrier-mediated transport of thyroid hormones into rat glial cells in primary culture. *J Neurochem* 1989; 53: 1456–1463.

Friberg L et al.: Association between increased levels of reverse triiodothyronine and mortality after acute myocardial infarction *Am J Med*.2001; 111 (9): 699–703.

Germain DL: Metabolic effect of 3,3 ,5-triiodothyronine in cultured growth hormone-producing rat pituitary tumor cells. Evidence for a unique mechanism of thyroid hormone action. *J Clin Invest* 1985; 76 (2): 890–893.

Girvent M, Maestro S, Hernandez R et al.: Euthyroid sick syndrome, associated endocrine abnormalities, and outcome in elderly patients undergoing emergency operation. *Surgery* 1998; 123: 560–567.

Gitlin M, Altshuler LL, Frye MA, Suri M, Huynh EL et al.: Peripheral thyroid hormones and response to selective serotonin reuptake inhibitors. *J Psychiatry Neurosci* 2004; 29 (5): 383–386.

Giynas A et al.: The prevalence of depression and anxiety disorders in patients with euthyroid Hashimoto's thyroiditis: a comparative study. *Gen Hosp Psychiatry*. 2014 Jan-Feb; 36 (1): 95–98.

Gold MS, Pottash LC, Extein I: Hypothyroidism and depression. *JAMA* 1981; 245 (19): 1919–1922.

Goldner WS et al.: Pesticide use and thyroid disease among women in the Agricultural Health Study. *Am J Epidemiol.* 2010 Feb 15; 171 (4): 455–464.

Gomez C, Bandez MJ, Navarro A: Pesticides and impairment of mitochondrial function in relation with the Parkinsonian syndrome. *Front Biosci* 2007; 12: 1079–1093.

Grossmann M et al.: Measuring thyroid peroxidase antibodies on the day nulliparous women present for management of miscarriage: a descriptive cohort study. *Reprod Biol Endocrinol.* 2013 May 14; 11–40.

Krenning EP, Docter R, Bernard HF et al.: The essential role of albumin in the active transport of thyroid hormones into primary cultured rat hepatocytes. *FEBS Lett* 1979; 1; 107 (1): 227–230.

Haddow JE et al.: Maternal thyroid deficiency during pregnancy and subsequent neuropsychological development of the child. *N Engl J Med.* 1999 Aug 19; 341 (8): 549–555.

Hak AE et al.: Subclinical hypothyroidism is an independent risk factor for atherosclerosis and myocardial infarction in elderly women: the Rotterdam Study. *Ann Intern Med.* 2000 Feb 15; 132 (4): 270–278.

Hashimoto H, Igarashi N, Yachie A, Miyawaki T et al.: The relationship between serum levels of interleukin-6 and thyroid hormone in children with acute respiratory infection. *J Clin Endocrinol* Metab 1994; 78: 288–291.

Hatterer JA, Herbert J, Jidaka C, Roose SP, Gorman JM: CSF transthyretin in patients with depression *Am J Psychiatry* 1993; 150: 813–815.

Heimeier RB, Buchholz DR, Shi YB: The xenoestrogen bisphenol A inhibits postembryonic vertebrate development by antagonizing gene regulation by thyroid hormone. *Endocrinology* 2009; 150 (6): 2964–2973.

Hennemann G, Docter R, Friesema EC, De Jong M et al.: Plasma membrane transport of thyroid hormones and its role in thyroid hormone metabolism and bioavailability. *Endocrine Reviews* 2001; 22 (4): 451–476.

Hennemann G, Krenning EP, Bernard B, Huvers F et al.: Regulation of influx and efflux of thyroid hormones in rat hepatocytes: Possible physiologic significance of plasma membrane in the regulation of thyroid hormone activity. *Horm Metab Res Suppl* 1984; 14: 1–6.

Hennemann G, Vos RA, de Jong M et al.: Decreased peripheral 3,5,3'-triiodothyronine (T3) production from thyroxine (T4): A syndrome of impaired thyroid hormone activation due to transport inhibition of T4- into T3-producing tissues. *J Clin Endocrinol Metabol* 1993; 77 (5): 1431–1435.

Hennemann G, Everts ME, de Jong M et al.: The significance of plasma membrane transport in the bioavailability of thyroid hormone. *Clin Endo* 1998; 48: 1–8.

Holtorf Kent: www.NAhypothyroidism.org

Iglesias P, Bayón C, Méndez J, Gancedo PG, Grande C, Diez JJ: Serum insulin-like growth factor type 1, insulin-like growth factor-binding protein-1, and insulin-like growth factor-binding protein-3 concentrations in patients with thyroid dysfunction. *Thyroid*. 2001 Nov; 11 (11): 1043–1048.

Isogawa K, Haruo Nagayama H, Tsutsumi T et al.: Simultaneous use of thyrotropin-releasing hormone test and combined dexamethasone/corticotropine-releasing hormone test for severity evaluation and outcome prediction in patients with major depressive disorder. *Journal of Psychiatric Research* 2005; 39: 467–473.

Jackson I: The thyroid axis and depression. *Thyroid* 1998; 8 (10): 951–956.

Jenning AS, Ferguson DC, Utiger RD: Regulation of the conversion of thyroxine to triiodothyronine in the perfused rat liver. *J Clin Invest* 1979; 64: 1614–1623.

Kantor MJ, Leef KH, Bartoshesky L et al.: Admission thyroid evaluation in very-low-birthweight infants: association with death and severe intraventricular hemorrhage. *Thyroid* 2003; 13: 965–969.

Kaplan MM: The Role of Thyroid Hormone Deiodination in the Regulation of Hypothalamo-Pituitary Function Progress in Neuroendocrinology. *Neuroendocrinology* 1984; 38: 254–260.

Kaptein EM, Kaptein JS, Chang EI et al.: Thyroxine transfer and distribution in critical nonthyroidal illness, chronic renal failure, and chronic ethanol abuse. *J Clin Endocrinol Metab* 1987; 65: 606–616.

Kaptein EM, Robinson WJ et al.: Peripheral serum thyroxine, triiodothyronine, and reverse triiodothyronine in the low thyroxine state of acute nonthyroidal illness. A noncompartmental analysis. *J Clin Invest* 1982; 69: 526–535.

Kirkegaard C, Faber J: Altered serum levels of thyroxine, triiodothyronines and diiodothyronines in endogenous depression. *Acta Endocrinologica* 1981; 96: 199–207.

Kirkegaard C, Faber J: Free thyroxine and 3,3',5'-triiodothyroidnine levels in cerebralspinal fluid in patients with endogenous depression. *Acta Endocrinologica* 1991; 124: 166–172.

Kirkegaard C: The thyrotropin response to thyrotropin-releasing hormone in endogenous depression. *Psychoneuroendocrinology* 1981; 6: 189–212.

Kjellman BF, Ljunggren JG, Beck-Friis J, Wetterberg L: Reverse T3 levels in affective disorders. *Psychiatry Research* 1983; 10: 1–9.

Koenig RJ, Leonard JL, Senator D, Rappaport N: Regulation of thyroxine 5'-deiodinase activity by 3,5,3'-triiodothyronine in cultured rat anterior pituitary cells. *Endocrinology* 1984; 115 (1): 324–329.

Kozlowska L, Rosolowska-Huszcz D: Leptin, Thyrotropin, and Thyroid Hormones in Obese/Overweight Women Before and After Two Levels of Energy Deficit. *Endocrine* 2004; 24 (2): 147–153.

Krenning E et al.: Characteristics of active transport of thyroid hormone into rat hepatocytes. *Biochim Biophys Acta* 1981; 676: 314–320.

Krenning EP, Docter R, Bernard HF et al.: Decreased transport of thyroxine (T4), 3,3 ,5-triiodothyronine (T3) and 3,3 ,5-triiodothyronine (rT3) into rat hepatocytes in primary culture due to a decrease of cellular ATP content and various drugs. *FEBS Lett* 1982; 140: 229–233.

Krenning EP, Docter R, Bernard HF et al.: The essential role of albumin in the active transport of thyroid hormones into primary cultured rat hepatocytes. *FEBS Lett* 1979; 1; 107 (1): 227–30.

Krotkiewski M, Holm G, Shono N: Small doses of triiodothyronine can change some risk factors associated with abdominal obesity. *Inter J Obesity* 1997; 21: 922–929.

Krotkiewski M: Thyroid hormones and treatment of obesity. *Int J of Obesity* 2000; 24 (2): S116–S119.

Krulich L, Giachetti A, Marchlewska-Koj A et al.: On the role of central noradrenergic and dopaminergic systems in the regulation of TSH secretion in the rat. *Endocrinology* 1977; 100: 496–505.

Kucharzewski M, Braziewicz J et al.: Concentration of selenium in the whole blood and the thyroid tissue of patients with various thyroid diseases. *Biol Trace Elem Res*. 2002 Jul; 88 (1): 25–30.

Kvetny J: Thyroxine binding and cellular metabolism of thyroxine in mononuclear blood cells from patients with anorexia nervosa. *J Endocrinol.* 1983 Sep; 98 (3): 343–350.

Larsen PR, Silva JE, Kaplan MM: Relationship between circulation and intracellular thyroid hormones: physiological and clinical implications. *Endocr Rev* 1981; 2: 87.

Leibel RL, Jirsch J: Diminished energy requirements in reduced-obese patients. *Metabolism* 1984; 33 (2): 164–170.

Lema SC, Dickey JT, Schultz IR, Swanson P: Dietary exposure to 2,2′,4,4′-tetrabromodiphenyl ether (PBDE 47) alters thyroid status and thyroid hormone-regulated gene transcription in the pituitary and brain. *Environmental Health Perspectives* 2008; 116: 1694–1699.

Lim C-F, Bernard BF, De Jong M et al.: A furan fatty acid and indoxyl sulfate are the putative inhibitors of thyroxine hepatocyte transport in uremia. *J Clin Endocrinol Metab* 1993; 76: 318–324.

Lim C-F, Docter R, Krenning EP et al.: Transport of thyroxine into cultured hepatocytes: effects of mild nonthyroidal illness and calorie restriction in obese subjects. *Clin Endocrinol* (Oxf) 1994; 40: 79–85.

Lim C-F, Docter R, Visser TJ, Krenning EP, Bernard B et al.: Inhibition of thyroxine transport into cultured rat hepatocytes by serum of non-uremic critically ill patients: Effects of bilirubin and nonesterified fatty acids. *J Clin Endocrinol Metab* 1993; 76: 1165–1172.

Lim VS, Passo C, Murata Y, Ferrari E et al.: Reduced triiodothyronine content in liver but not pituitary of the uremic rat model: demonstration of changes compatible with thyroid hormone deficiency in liver only. *Endocrinology* 1984; 114: 280–286.

Linnoila M, Lamberg BA, Potter WZ, Gold PW, Goodwin FK: High reverse T3 levels in manic and unipolar depressed women. *Psychiatry Research* 1982; 6: 271–276.

Linnoila M, Lamberg BA, Rosberg G, Karonen SL, Welin MG: Thyroid hormones and TSH, prolactin and LH responses to repeated TRH and LRH injections in depressed patients. *Acta Psychiat Scand* 1979; 59: 536–544.

Lomax P, Kokka N, George R: Thyroid activity following intracerebral injection of morphine in the rat. *Neuroendocrinology* 1970; 6 (146): 152.

Lomenick JP, El-Sayyid M, Smith WJ: Effect of levo-thyroxine treatment on weight and body mass index in children with acquired hypothyroidism. *The Journal of Pediatrics* 2008; 152 (1): 96–100.

Loucks AB, Heath EM: Induction of low-T3 syndrome in exercising women occurs at the threshold of energy availability. *Am J Physiol Regul Integr Comp Physiol* 1994; 266: R817–R823.

Lowe J et al.: Effectiveness and safety of T3 (triiodothyronine) therapy for euthyroid fibromyalgia: a double-blind placebo-controlled response-driven crossover study.: *Clinical Bulletin of Myofascial* Therapy, 2 (2/3): 31–58, 1997.

Lowe JC ,Reichman AJ, Garrison R, Yellin J: Triiodothyronine (T3) treatment of euthyroid fibromyalgia: a small-n replication of a double-blind placebo-controlled crossover study. *Clinical Bulletin of Myofascial Therapy*, 2 (4): 71–88, 1997.

Lowe JC, Reichman AJ, Yellin J: The process of change during T3 treatment for euthyroid fibromyalgia: a double-blind placebo-controlled crossover study.: *Clinical Bulletin of Myofascial Therapy*, 2 (2/3): 91–124, 1997.

Maffei M et al.: Leptin levels in human and rodent: measurement of plasma leptin and of NAN in obese and weight-reduced subjects. *Nature Medicine* 1995; 1; 1155–1161.

Magri F, Fioravanti CM, Vignati G et al.: Thyroid function in old and very old healthy subjects. *J Endocrinol Invest* 2002; 25 (10): 60–63.

Maldonado LS, Murata GH, Hershman JM et al.: Do thyroid function tests independently predict survival in the critically ill? *Thyroid* 1992; 2: 119–123.

Manore MM, Berry TE, Skinner JS, Carroll SS: Energy expenditure at rest and during exercise in nonobese female cyclical dieters and in nondieting control subjects. *Am J Clin Nutr* 1991; 54: 41–46.

Massart F, Massai G, Placidi G, Saggese G: Child thyroid disruption by environmental chemicals. *Minerva Pediatrica* 2004; 58 (1): 47–53.

McCormack PD: Cold stress, reverse T3 and lymphocyte function. *Alaska Med* 1998; 40 (3): 55–62.

Mebis L, Langouche L, Visser TJ, Van den Berghe G: The type II iodothyronine is up-regulated in skeletal muscle during prolonged critical illness. *J Endocrinol Metab* 2007; 92 (8): 3330–3333.

Meeker JD, Calafat AM, Hauser R: Di(2-ethylhexyl) Phthalate Metabolites May Alter Thyroid Hormone Levels in Men. *Environ Health Perspect* 2007; 115: 1029–1034.

Meier C et al.: Serum thyroid stimulating hormone in assessment of severity of tissue hypothyroidism in patients with overt primary thyroid failure: cross sectional survey. *BMJ*. 2003 Feb 8; 326 (7384): 311 f.

Melzer D et al.: Association between serum perfluorooctanoic acid (PFOA) and thyroid disease in the U.S. National Health and Nutrition Examination Survey. *Environ Health Perspect*. 2010 May; 118 (5): 686–692.

Lecomte P, Lecureuil N et al.: Age modulates effects of thyroid dysfunction on sex hormone binding globulin (SHBG) levels. *Exp Clin Endocrinol Diabetes*. 1995; 103(5): 339-42.

Meunier N et al.: Basal metabolic rate and thyroid hormones of late-middle-aged and older human subjects: the ZENITH study. *Eur J Clin Nutr.* 2005 Nov; 59 Suppl 2: S53–7.

Mi kiewicz P, K pczy ska-Nyk A, Bednarczuk T: Coeliac disease in endocrine diseases of autoimmune origin. *Endokrynol* Pol. 2012; 63 (3): 240–249.

Mitchell AM, Manley SW, Rowan KA, Mortimer RH: Uptake of reverse T3 in the human choriocarcinoma cell line, JAr. *Placenta*. 1999 Jan; 20 (1): 65–70.

Moriyama K, Tagami T, Akamizu T, Usui T et al.: Thyroid hormone action is disrupted by bisphenol A as an antagonist. *J Clin Endocrin Metab* 2002; 87 (11): 5185–5190.

Morley JE: The endocrinology of the opiates and opioid peptides. *Metabolism* 1981; 30 (2): 195–209.

Nicoloff JT, Fisher DA, Appleman MD: The role of glucocorticoids in the regulation of thyroid function in man. *J Clin Invest*. 1970; 49 (10): 1922–1929.

Nierenberg AA et al.: A comparison of lithium and T(3) augmentation following two failed medication treatments for depression: a STAR*D report. *Am J Psychiatry*. 2006 Sep; 163 (9): 1519–1530.

Okamoto R, Leibfritz D: Adverse effects of reverse triiodothyronine on cellular metabolism as assessed by 1H and 31P NMR spectroscopy. *Res Exp Med (Berl)*. 1997; 197 (4): 211–217.

Opstad PK, Falch D, Oktedalen O, Fonnum F, Wergeland R: The thyroid function in young men during prolonged exercise and the effect of energy and sleep deprivation. *Clinical Endocrinology* 1984; 20: 657–669.

Panicker V, Evans J, Bjoro T, Asvold BO: A paradoxical difference in relationship between anxiety, depression and thyroid function in subjects on and not on T4: findings from the Hunt study. *Clinical Endocrinology* 2009; 71: 574–580.

Panzer C, Wise S, Fantini G, Kang D et al.: Impact of oral contraceptives on sex hormone-binding globulin and androgen levels: a retrospective study in women with sexual dysfunction. *J Sex Med.* 2006 Jan; 3 (1): 104–113.

Papa S: Mitochondrial oxidative phosphorylation changes in the life span. Molecular aspects and physiopathological implications. *Biochimica Biophysica Acta* 1996; 87–105.

Peeters RP, Geyten SV, Wouters PJ et al.: Tissue thyroid hormone levels in critical illness. *J Clin Endocrinol Metab* 2005; 12: 6498–6507.

Peeters RP, Wouters PJ, Toor HV et al.: Serum 3,3_,5_-Triiodothyronine (rT3) and 3,5,3_-Triiodothyronine/rT3 Are Prognostic Markers in Critically Ill Patients and Are Associated with Postmortem Tissue Deiodinase Activities. *J Clin Endocrinol Metab* 2005; 90 (8): 4559–4565.

Premachandral BN, Kabir MA, Williams IK: Low T3 syndrome in psychiatric depression. *J Endocrinol Invest* 2006; 29: 568–572.

Reed HL, Brice D, Shakir KM, Burman KD et al.: Decreased free fraction of thyroid hormones after prolonged Antarctic residence. J *Applied Physiol* 1990; 69: 1467–1472.

Richter C: Oxidative damage to mitochondrial DNA and its relationship to aging. *Int J Biochem Cell Biol* 1995; 27(7): 647–653.

Riley WW, Eales JG: Characterization of 3,5,3-triiodo-L-thyronine transport into hepatocytes isolated from juvenile rainbow trout (Oncorhynchus mykiss), and comparison with L-thyroxine transport. *Gen Comp Endocrinol* 1994; 95: 301–309.

Romaldini JH, Biancalana MM, Figueiredo DI et al.: Effect of L-thyroxine administration on antithyroid antibody levels, lipid profile, and thyroid volume in patients with Hashimoto's thyroiditis. *Thyroid.* 1996; 6: 183–188.

Samuels MH, Schuff KG, Carlson NE, Carello P, Janowsky JS: Health status, psychological symptoms, mood, and cognition in L-thyroxine-treated hypothyroid subjects. *Thyroid* 2007; 17 (3): 249–258.

Santini F, Mantovani A, Cristaudo A et al.: Thyroid function and exposure to styrene. *Thyriod* 2008; 18 (10): 1065–1069.

Sarne DH, Refetoff S, Rosenfield RL, Farriaux JP: Sex hormone-binding globulin in the diagnosis of peripheral tissue resistance to thyroid hormone: the value of changes after short term triiodothyronine administration. *J Clin Endocrinol Metab*. 1988 Apr; 66 (4): 740–746.

Sasano H: Analysis of lectin binding in benign and malignant thyroid nodules. *Arch Pathol Lab Med*. 1989 Feb; 113 (2): 186–189.

Sasano H: An estimation of selenium requirements for New Zealanders. *Am J Clin Nutr* November 1999 vol. 70 no. 5, 896–903.

Schapira AHV: Mitochondrial disease. *Lancet* 2006; 368: 70–82.

Schilling JU, Zimmermann T, Albrecht S et al.: Low T3 syndrome in multiple trauma patients – a phenomenon or important pathogenetic factor? *Medizinische Klinik* 1999; 3: 66–69.

Schulte C, Reinhardt W, Beelen D et al.: Low T3-syndrome and nutritional status as prognostic factors in patients undergoing bone marrow transplantation. *Bone Marrow Transplant* 1998; 22: 1171–1178.

Selmer C et al.: The spectrum of thyroid disease and risk of new onset atrial fibrillation: a large population cohort study. *BMJ*. 2012 Nov 27; 345: e7895.

Sherer TB, Betarbet R, Greenamyre JT: Environment, mitochondria, and Parkinson's disease. *Neuroscientist* 2002; 8 (3): 192–197.

Silva JE, Dick TE, Larsen PR: The contribution of local tissue thyroxine monodeiodination to the nuclear 3,5,3'-triiodothyroinine in pituitary, liver and kidney of euthyroid rats. *Endocrinology* 1978; 103: 1196. Location of D2

Silva JE, Larsen PR: Hormonal regulation of iodothyronine 5-deiodinase in rat brown adipose tissue. *Am J Physiol* 251: E639–E643.

Silva JE, Larsen PR: Pituitary nuclear 3,5,3'-triiodothyronine and thyrotropin secretion: an explanation for the effect of thyroxine. *Science* 1977; 198: 617–620.

Sintzel F, Mallaret M, Bougerol T: Potentializing of tricyclics and serotoninergics by thyroid hormones in resistant depressive disorders. *Encephale* 2004; 30 (3): 267–275.

Spencer CA, Lum SMC, Wilber JF et al.: Dynamics of Serum Thyrotropin and Thyroid Hormone Changes in Fasting. *J Clin Endocrin Metab* 1983; (5): 883–888.

St Germain DL, Galton VA: Comparative study of pituitary-thyroid hormone economy in fasting and hypothyroid rats. *J Clin Invest* 1985; 75 (2): 679–688.

Stavrovskaya IG, Kristal BS: The powerhouse takes control of the cell: is the mitochondrial permeability transition a viable therapeutic target against neuronal dysfunction and death? *Free Radic Biol Med* 2005; 38 (6): 687–697.

Steen SN, Opplieger RA, Brownell KD: Metabolic effects of repeated weight and regain in adolescent wrestlers. *JAMA* 1988; 260: 47–50.

Stipcevic T, Pivac N, Kozarie-Kovacic D, Muck-Seler D: Thyroid activity in patients with major depression. *Coll Antropol* 2008; 32 (3): 973–976.

Stump CS, Short KR, Bigelow ML et al.: Effect of insulin on human skeletal muscle mitochondrial ATP production, protein synthesis, and mRNA transcripts. *Proc Natl Acad Sci* 2003; 100 (13): 7996–8001.

Sullivan GM, Hatterer JA, Herbert J, Chen X, Rosse SP: Low levels of transthyretin in CSF of depressed patients. *Am J Psych* 1999; 156: 710–715.

Szybiński Z: Iodine prophylaxis in Poland in light of the WHO recommendation on reduction of the daily salt intake. *Pediatr Endocrinol Diabetes Metab*. 2009; 15 (2): 103–107.

Szymanski PT: Effects of thyroid hormones and reverse T3 pretreatment on the beta-adrenoreceptors in the rat heart. *Acta Physiol Pol* 1986; 37: 131–138.

Tennant F: Hormone Treatments in chronic and intractable pain. *Practical Pain Management* 2005; 57–63.

Tetsuyuki Y et al.: Serum vitamin D levels are decreased and associated with thyroid volume in female patients with newly onset Graves' disease. *Endocrine*. 2012 December; 42 (3): 739–741.

Thompson FK: Is there a thyroid-cortisol-depression axis? *Thyroid Science* 2007; 2 (10): 1.

Turker O et al.: Selenium treatment in autoimmune thyroiditis: 9-month follow-up with variable doses. *J Endocrinol*. 2006. Jul; 190 (1): 151–156.

Unden F, Ljunggren JG, Kjellman BF, Beck-Friis J, Wetterberg L: Twenty-four-hour serum levels of T4 and T3 in relation to decreased TSH serum levels and decreased TSH response to TRH in affective disorders. *Acta Psychiatr Scand* 1986; 73: 358–365.

Van der Heyden JT, Docter R, van Toor H et al.: Effects of caloric deprivation on thyroid hormone tissue uptake and generation of low-T3 syndrome. *Am J Physiol Endocrinol Metab* 1986; 251 (2): 156–E163.

van der Poll T, Romijn JA, Wiersinga WM, Sauerwein HP: Tumor necrosis factor: a putative mediator of the sick euthyroid syndrome in man. *J Clin Endo Metab* 1990; 71: 1567–1572.

Vaughan GM, Mason AD, McManus WF et al.: Alterations of mental status and thyroid hormones after thermal injury. *J Clin Endocrinol Metab* 1985; 60: 1221–1225.

Virili C, Bassotti G, Santaguida MG et al.: Atypical celiac disease as cause of increased need for thyroxine: a systematic study. *J Clin Endocrinol Metab*. 2012 Mar; 97 (3): 419–422.

Visser TJ, Kaplau MM, Leonard JL, Larsen PR: Evidence for two pathways of iodothyroinine 5'-deiodination in rat pituitary that differ I kinetics, propylthiouracil sensitivity, and response to hypothyroidism. *J Clin Invest* 1983; 71: 992.

Visser TJ, Lamberts WJ, Wilson JHP, Docter WR, Hennemann G: Serum thyroid hormone concentrations during prolonged reduction of dietary intake. *Metabolism* 1978; 1978; 27(4): 405–409.

Visser WE, Friesema EC, Jansen J, Visser TJ: Thyroid hormone transport in and out of cells. *Trends Endocrinol Metab*. 2008 Mar; 19(2): 50–56.

Vos RA, de Jong M, Bernard BF et al.: Impaired thyroxine and 3,5,3 -triiodothyronine handling by rat hepatocytes in the presence of serum of patients with nonthyroidal illness. *J Clin Endocrinol Metab* 1995; 80: 2364–2370.

Wassen FWJS, Moerings EPCM, van Toor H et al.: Thyroid hormone uptake in cultured rat anterior pituitary cells: effects of energy status and bilirubin. *J Endocrinol* 2000; 165: 599–606.

Watanabe C, Yoshida K, Kasanuma Y, Kun Y, Satoh H: In utero methylmercury exposure differentially affects the activities of selenoenzymes in the fetal mouse brain. *Environ Res* 1999; 80 (3): 208–214.

Weinsier RL, Nagy TR, Hunter GR, Darnell BE, Hensrud DD, Weiss HL: Do adaptive changes in metabolic rate favor weight regain in weight-reduced individuals? An examination of the set-point theory. Am *J Clin Nutr*. 2000 Nov; 72 (5): 1088–1094.

Wekking EM, Appelhof BC, Fliers E, Schene AH et al.: Cognitive functioning and well-being in euthyroid patients on thyroxine replacement therapy for primary hypothyroidism. *European J Endocrinol* 2005; 153: 747–753.

Whybrow PC, Coppen A, Prange AJ, Noguera R, Bailey JE: Thyroid function and the response to liothyronine in depression. *Arch Gen Psychiatry* 1972; 26: 242–245.

Yandell SD, Harvey WC, Fernandes NJ, Barr PW, Feldman M: Radioiodine studies, low serum thyrotropin, and the influence of statin drugs. *Thyroid.* 2008 Oct; 18(10): 1039–1042.

Yellin BA, Reichman AJ, Lowe JC: The process of Change During T3 Treatment for Euthyroid Fibomyalgia: A Double-Blind Placebo-Controlled Crossover Study. *The Metabolic Treatment of Fibromyalgia.* McDowell Publishing 2000.

Zoeller RT, Bansal R, Parris C: Bisphenol-A, an Environmental Contaminant that Acts as a Thyroid Hormone Receptor Antagonist in Vitro, Increases Serum Thyroxine, and Alters RC3/Neurogranin Expression in the Developing Rat Brain. *Endocrinology* 2005; 146 (2): 607–612.

Register

R

S

T

U

V

W

Z